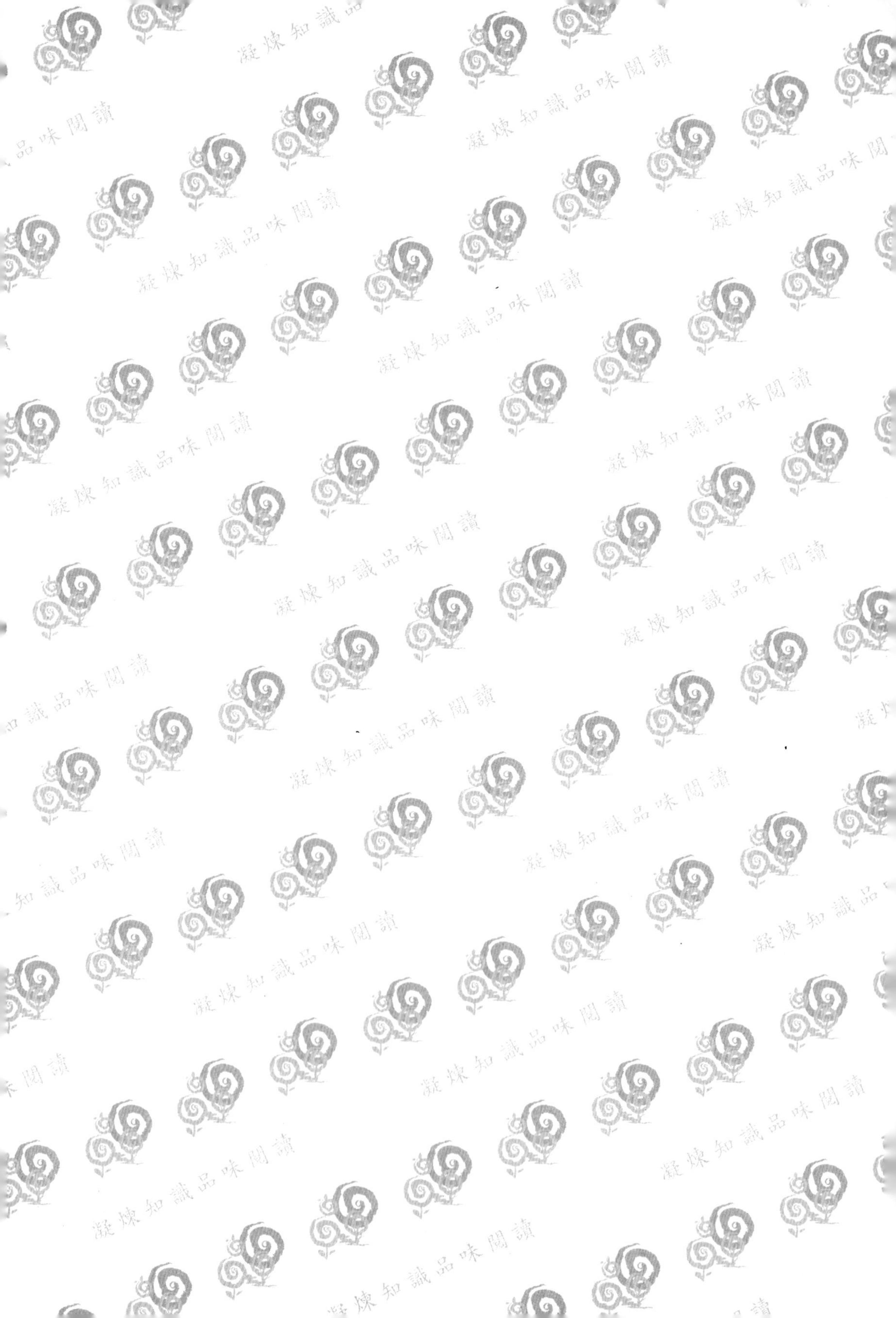

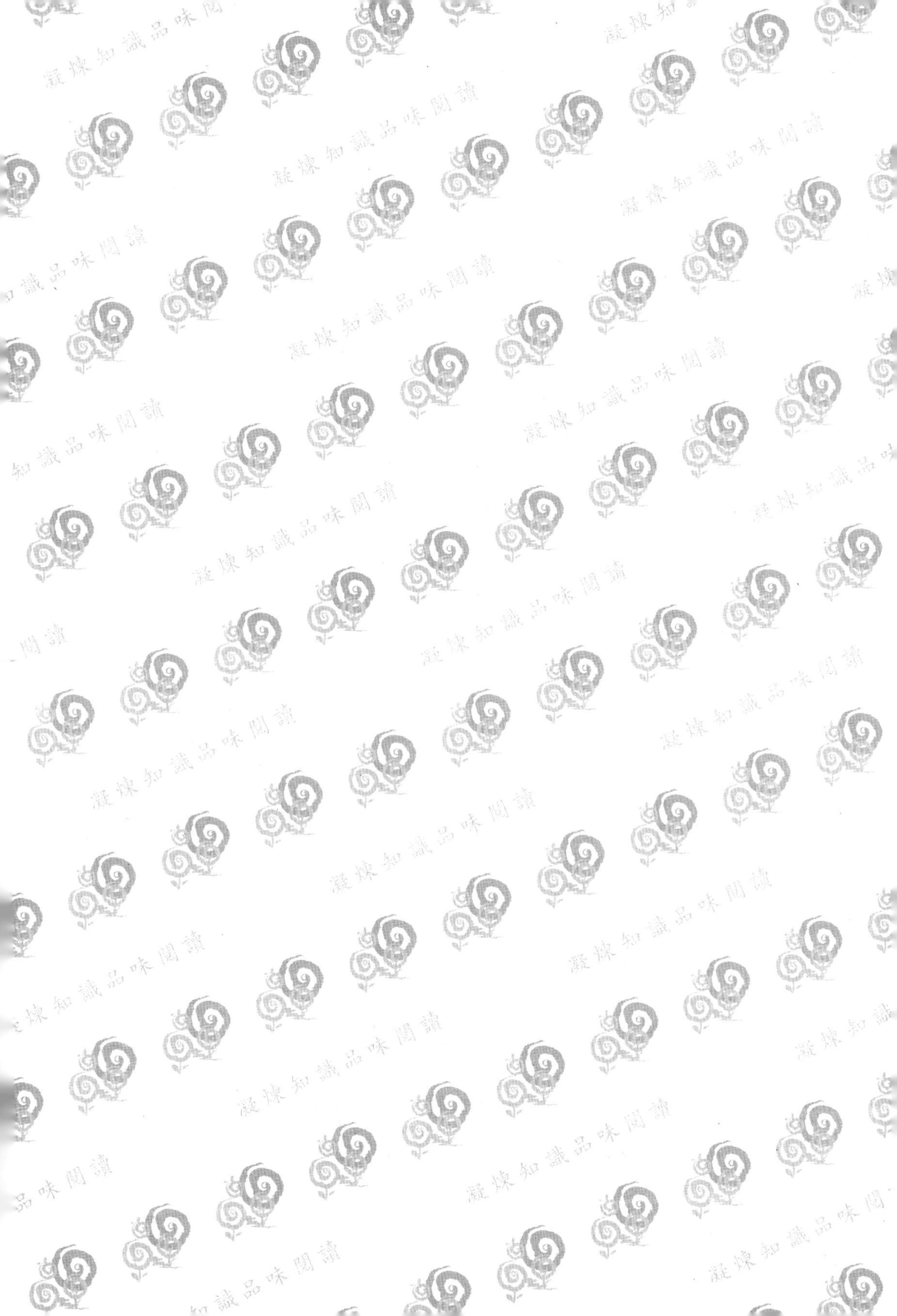
凝煉知識品味閱讀

五南5KB3《倫理手藝》勘誤表

頁	行	原內容	更正內容
12	1	方照護理念的發展，……	照護理念的發展，……
66	參考文獻第3項	黃榮村。我對婦女問題的……	黃榮村（1978）。我對婦女問題的……
99	參考文獻第1項	北野武（2018）……	應為第六章的參考文獻，誤植於第五章
115	參考文獻		新增兩篇： 北野武（2018）。*北野武的下流哲學*（邱香凝譯）。新北市：不二家。 余玉眉、王美惠、蔣欣欣（2018）。自我疼惜正念（Mindful Self-compassion）研習會及工作坊後記。*中華團體心理治療*，24(4)，22-36。
122	第二段 倒數第3行	……增進自我與他人的了解（蔣、馬，1994），藉著團體中的自我觀照，出現生命的轉化（蔣、許、曾、余，2001；蔣、陳、許，2003）	……增進自我與他人的了解，藉著團體中的自我觀照，出現生命的轉化（蔣、馬，1994；蔣、許、曾、余，2001；蔣、陳、許，2003）
158	倒數第7行	……感通（黃，2011）。	本章有兩篇（黃，2011）之參考文獻，為不同作者，增加全名以利查閱： ……感通（黃冠閔，2011）。
165	倒數第6行	（黃，2011）……	本章有兩篇（黃，2011）之參考文獻，為不同作者，增加全名以利查閱： （黃冠閔，2011）……
325		內容綱要	內容綱要

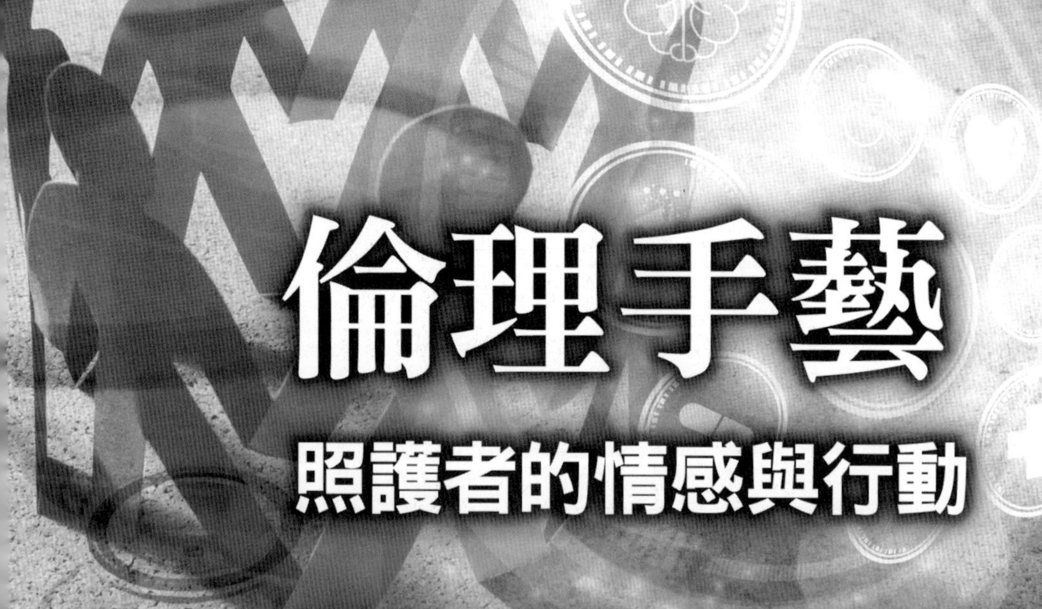

倫理手藝

照護者的情感與行動

Ethical Practice:

Reflection on Emotion and Action of Caregiver

五南圖書出版公司 印行

蔣欣欣 著

自序

醫護人員與病人相逢時，時常在處理疾病症狀，而忽略病人主觀的受苦經驗；或是忙碌於回應病人的受苦經驗，而忘了釐清自己「爲他人受苦而苦」的感受。

談論倫理議題時，時常落入一種是非對錯的判斷；但是倫理不是法律條文，倫理是依情境而生的，具有個別性與開創性。在複雜的照顧情境中，醫療專業人員若要找到安身立命的位置，需要對自身的不斷自我覺察，以及對具體情境有的反思意識。

本書共有五篇，前四篇分別選取三至五章相關的文獻，提供讀者一個思考的方向，並在每章之後加註引導反思，拓展議題的深度與廣度。情境自我、情緒工作兩篇屬於對自身的意識，是關於生命的反省，促進鍛鍊自己；照護立場、實務探究兩篇則是對具體情境的意識，促進情境的感知，強化人文關懷的倫理知識。第五篇爲案例賞析，以實務案例幫助讀者回顧相關的經驗，進行倫理思量。

本書的篇章，多數已發表於國內雜誌並稍作修訂，各篇章的文義深淺不同，讀者可依個人興趣或需要選讀。以下分別簡述書內各篇的重點。

一、情境自我篇

我們都生活於各種情境之中，負起照護責任的醫療人員需要覺察自己在情境中的樣貌。

《莊子．齊物論》的「非彼無我，非我無所取」，意指「我」是對應於「彼」而生，沒有對方的存在，我就無從而生，沒有我，那對方種種情態就無從呈現。我是能夠作選擇、擁有自主性的主體，帶出一種相互而生，又有發展的空間。

護理人員執行角色功能時，實際上涵蓋著生活經驗中的自己、專業智能塑造的立場，以及現場互動時的處境於一身。談論人性化照護時，先要清楚專業自我的處境，同時，需要了解面對生病經驗的人性情懷。因此，本篇透過解析憤怒的情緒，由一位病人對自己的不滿，了解身體與情緒行爲的關係；再以照護的實例分析專業自我的樣貌，理解我們總是生活於情境中，並且我們與情境是相互影響著。

二、情緒工作篇

面對生老病死，我們自然而然會有人性的「喜怒哀樂愛惡欲」，身爲醫療專業人員，更需要覺察自己的情緒。

照護專業的辛苦，並不只在於身體的勞碌，更深層的是於照顧情境中，面臨無法逃避的內心掙扎。由於這種受苦經驗，使得生命的感覺更眞實，而擁有超越自身的機會。

我們對病人的理解，最初是由自身的經驗出發，把自己對病人角色的想法投射於對方，提供照顧；但是發現病人不是依自己認定的形式作反應，而出現責怪病人、自責、不自在的情緒，這些情緒經由不同情境，照現出彼與我的不同，可能經由對話，使得這些不同得以逐漸澄清與發展。因此本篇介紹情緒與關係，身心安頓的方法，以及說明對話中的反思形式，促進照護者提升自我照護的能力。

三、照護立場篇

處於照護專業的文化之中，基於專業知識的訓練，難免落入某種知識體系中，形成一些妄想，誤以爲病人是依據自己的期望而生存。無形中，讓自己習於成爲一個預言家，這個預言家，常在自己的知識價値體系下，進行所謂的照顧工作。只是在使用這些專業知能時，必須小心謹愼地審視自我，注意到自己的怯懦與慌亂。否則，照顧者的角色會在自己無意識中，變爲造成他人不幸的加害者。

因此，本篇探究照顧的立場，說明異於同理心的感通，以及人己之間的照顧倫理，促進照護者由照護行動中不斷反省與修正自身。

四、實務探究篇

伴隨著醫療科技專業化的趨勢，醫護人員常成爲執行科學技術的工具。依海德格對科技的觀點：「技術是工具和手段，不是目的。」、「只由技術角度看待事物，容易否認事物的其他面貌……」。醫療的場域，生病的人可能被化約成某個治療的器官，或是某項治療技術活動的對象，技術可能不僅限定了事物，也可能反過來限定人自身，當治療者被困於技術的視野，世界的豐富也被遮蔽，人的豐富性也被剝奪。

基於照護角色深受照護情境之影響，因此本篇以產前母血篩檢爲例，省察醫療科技的使用；探討護理人員面對執行不施予心肺復甦術所遭逢的難題；由產房護理人員面對死嬰的情境，探究與初生生命的道別；由護理人員分享照護臨終病人的經驗，說出難以呈顯的感受；並且，由照護性加害者的情境，考量照護者個人價値觀所面對的挑戰。

五、案例賞析篇

透過案例的省察與反思，檢視個人對人性的信任、價值的釐清以及自我的塑造，進而培養深層理解的能力，使護理人員能由照顧行動陶養自身。

本篇的案例均取材自實際現場經歷，護理人員的訴苦情、憤怒老伯與護理人員的互動，介紹挫折與憤怒的關聯，探究照護的苦境與美感；由助人者的立場，省察是否越幫越忙；由產前母血篩檢，討論醫療科技衍生的照護倫理議題；由面對死亡的案例思考眞相告知，以及臨終照護；由不對等關係的案例，觀看護病間的權力關係，以及自殺事件中的人我關係。

本書的前四篇，均取材自已發表於各期刊的論文，且爲觀察照護現場之質性研究成果。感謝余玉眉教授在護理學與質性研究的指導，陳珠璋教授在團體治療的引領、與外子喻永生醫師的支持與啓發，以及一路走來許多師長的帶領、好友的共學、護理人員及護生提供寶貴的經驗與智慧。在出版的過程中，首先感謝五南圖書王副總編輯及編輯群的專業支持，巧婷、美惠協助內文匯集與編校，以及各雜誌社慨然允許轉載。

目錄

實務探究篇：照護情境的探索

案例賞析篇

圖目錄

表目錄

第一章 緒　論

倫理之意義非常深遠。離開倫理，個人固然亦可有高卓一面的道德成就，而令人尊崇仰贊；但只有在倫理關係中（如朋友、夫婦），才有互相內在的意義，才有最高的道德。

——唐君毅．〈人學〉．《人生之體驗續編》

照護的倫理手藝，是由他人的面容，看到其需求，而抉擇於如何伸出救援之手。這不是要求對他人的受苦立即作回應（suffering of the other），而是要探究照護者爲他人受苦而苦（suffering for the other）的處境（Levinas, 1981）。由關懷他人中，發現自己、定義自己與引導自身給出更合宜的照護。基於人的存在經驗與生活世界，釐清臨床照護倫理事件，而非僅以倫理原則或規範與權益作判定（Marx, 1992; Anderson, 2000）。照護者（自身）倫理態度的建構仰賴著被照護者（他人）的在場。經由照護活動的見證受苦（witnessing suffering）與承受見證（bearing witness），而培養倫理的手藝（翁、彭，2018）。

照護倫理學的發展受到時代思潮的影響，包括照護理念、生命倫理、女性主義、現象學，以及儒道思想等（蔣，2006）。

照護倫理的相關概念

一、照護理念

綜合上述，了解**倫理手藝**，是依情況而生，具有個別性、開創性。

方照護理念的發展，始自十九世紀中葉，當時受理想主義及基督教苦行僧主義的影響，強調拯救他人而自我犧牲；十九世紀末時受文藝復興浪漫主義的影響，講求入世，聽命於權威；進入二十世紀時，在實用主義的影響下，護理實務進入重視工作效率的階段；及至第二次世界大戰後，具有人文色彩的存在主義成為思潮的主流，人們開始重視及思考人存在的意義與價值。在這些不同時代背景與思想潮流下所產生的護理理念，包括犧牲奉獻、聽命服從、講求效率，以及重視人的存在價值與主觀經驗，或多或少都影響著照護倫理的發展。

二、生命倫理學

當哲學家們開始討論生命倫理的議題時，早期的由義務論（denotology）與效益論（utilitarian）立場出發，希望藉此發展醫學倫理的基礎。但是，這種理論太廣泛又缺乏應用價值，無法用於臨床倫理抉擇與政策的參考，因此，原則主義（Principlism）受到重視，指出生命倫理學的四項原則，尊重自主（respect for autonomy）、不傷害原則（nonmaleficence）、慈悲原則（beneficence）與正義原則（justice）。然而，應用原則主義於醫療照護倫理時，各原則間出現內在衝突。因此出現一種建立分析能力與個人德行的倫理思考方向，而不是偏重倫理抉擇。分析力涉及合理性、想像力、洞悉力（insight），個人的能力包括與道德相關的知識、自我的知識，以及注意到道德分析是受到社會文化的影響。

三、女性主義

女性主義學者Gilligan指出女性道德發展不同於男性之正義取向而較注重關懷的部分。相較於正義倫理中強調倫理原則的掌握，注重人際相處之關懷倫理（ethic of caring）是比較適合於照護實踐，甚至主張關懷是照護倫理抉擇中重要的依據與指引，這與醫學倫理強調道德判斷是截然不同的。醫療倫理重視抉擇判斷，「救不救這個嬰兒？」照護倫理重視關係，「如何照護面對新生兒死亡的家庭？」然而，這種重視關懷倫理的女性倫理（feminine ethics）最近又被認爲並不能解決護理倫理的實際問題，而有女性主義倫理（feminist ethics）觀點的萌生。持此觀點的人士認爲關懷倫理的立場過於強調護病的人際動態關係，忽略機構或制度對護病關係的影響；認爲護理人員在倫理抉擇時出現的無力感，是由於組織機構中結構化的社會秩序影響女性關懷的表達；並且主張反省照顧的經驗，可以爲複雜的照護倫理情境提供豐富的參考資料。

四、現象學

現象學關注於人的存在狀態，發展照護倫理學時，重視與人相處態度行爲經驗的描述，分析生活世界中倫理事件存在的現象，而非重視倫理原則或規範與權益的判定。這種現象學描述與詮釋倫理的方式，使得道德意識更具開放性，讓照護倫理在面對難以預料的環境下，有更大的發展空間。基於重視文化的差異，重視自己與他人的個別或群體如何去經驗（experience）、相信（believing）、重視（valuing）、意願（willing），透過一種互爲主體的關係發展，進而形成護理實踐中的「投身、反身、對話」的反省態度。

五、中國哲學思想

論語的憲問篇，提到「古之學者爲己，今之學者爲人」，其中「爲己」，是重視克己復禮，成就君子之人；若是強調「爲人」，因其志在用世，容易陷於急功近利（傅，1993）。強調修養自己之後，才可能合宜地幫助別人，做到「己所不欲，勿施於人。」

莊子指出的人我關係是「非彼無我，非我無所取。」他人的存在，成就了我的存在；同時，我的起心動念，左右自己觀看的角度。此外，也以鏡子做比喻的「至人用心若鏡」，提出君子之人對應外物的不抵抗、不迎合，毫不隱藏的給予反映，因此能夠承載事物而不受傷害。老子的「生而不有，爲而不恃，長而不宰。」指出大地提供自身孕育萬物，卻不求回報。這種無條件給予的關懷立場，正是促成倫理實踐的重要智慧。

專業照顧活動是發生在人與人之間，專業人員是很難置身事外，無法忽略倫理關係。照顧的現場中，專業人員的我自身，是帶有許多自己過去的經驗、對自己未來的期許，以及對當下應合所展現出的「我自身」。如何發展照顧關係中的「專業自我」，需要具備屬己的知識（personal knowledge）。

倫理，**不是法律**，法律是根據倫理關係而發展的具體條文，屬於不易變化的外在規定。107年行政院通過「醫療事故預防及爭議處理法」草案，送請立法院審議。該法案以「保障病人權益、促進醫病和諧、提升醫療品質」爲目標，含「醫療事故即時關懷」、「醫療爭議調解先行」、「預防除錯提升品質」三大原則（https://www.mohw.gov.tw/cp-16-40687-1.html），全文共計四十二條，其中第一部分「醫療事故即時關懷」，具體指出100床以上醫院應設置醫療事故關懷小組，意指溝通必須由關懷出發。法律規定必須成立關懷小組，但關懷，源自內在高貴的抉擇，是內生的而不是外在強加於上的。這種內生的抉擇需要一個自由對話的空間，此對話的空間是彼此尊重且相互聆聽、互相學習的社群，共同努力找出倫理實踐的智慧。所以法律上指稱的關懷小組的運作，是難以標準化，而要依情境而變化。

人性化照護

談論人性化照護，不能忽略人性情懷與人文關懷。人文關懷（humanity）需要基於對人性情懷（humaneness）的覺察，人性情懷是自己逢事的最初生命感受，記住這個生命感受，進行反省，逐漸形成人的道德能力；在每個互動現場，產生情境感受的人文關懷，塑造彼此關懷的倫理關係（Macklin, 1977）。人格的鍛鍊與改造，需要勇敢強悍地面對不斷變動的世界，它不可能是僵化頑固的態度，而是在不同社會條件、不同歷史階段，表達深切溫暖的關懷（陳，2011）。生活於科技時代的我們，更需立足於人文關懷，以維持人性存在之上升而求聖化之精神，以挽救下墜而物化之人類命運（唐，1980）。

生命的現象，是龐雜繁複的，永遠建立在與某種特殊時空的具體情境的某種連結之上，這種連結，源自生命的反省與情境的感受，情境的感受是先於生命的反省（柯，2000）。在臨床照顧場域，見到受苦（suffering）的情境，產生悲憫（compassion）的生命反省。由覺知情境的客觀狀況，產生對狀況的主觀反應，然後覺知這種主觀的自我反應，更而覺察自我所潛藏的內在本性，繼而尋求自我與世界之適當關係。由存在自覺產生倫理抉擇，助於促進道德（morality）發展（Newham, 2016；柯，2000）（圖1-1）。近代醫學科技之發展，重視精確性的製造（production），忽略生命經驗的不確定性（汪文聖，2014），更忽略專業人員的情緒，無意間使人背離整個人文，以致物化人生。

依據日本哲學家湯淺的藝道理論，每個技藝，其實不僅是技術，也是心的鍛鍊，是修行（湯淺，2018）。自照護他人的技藝中，產生發現自身、定義自身與引導自身的倫理態度。他人，是檢視自身欲望與質疑自身權力自由的評論者。經由他人的在場，發現自身的有限性，定義自身的有

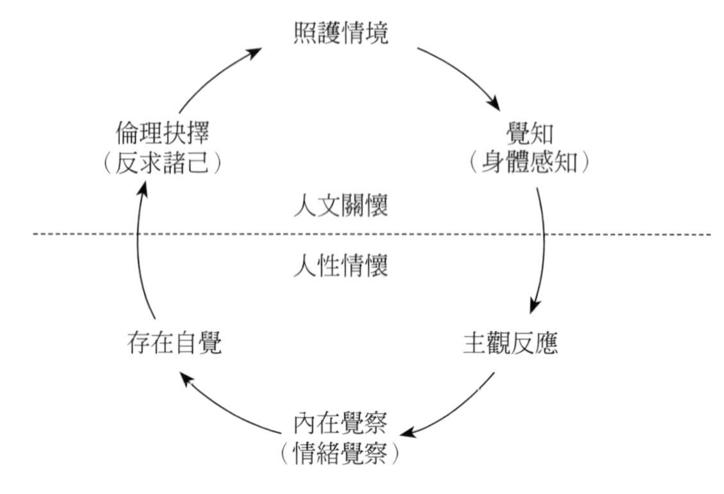

圖1-1　照護情境與倫理抉擇

所爲而有所不爲，可以引導自身邁向更好的自我。

自我認識是個人發展眞誠完整自我的內在經驗，涉及個人自己的自我與他人的自我。足夠的自我認識、充分的覺察自己及他者，方得在衝突的情境中穩定情緒，發揮療癒性的功能。這個覺察自己與他人的過程，是透過與個人內在、與他人之間，以及超個體的與至高者(higher being)之間建立的締結關係（connectedness-with）（Reed, 1992），不僅是能夠理解人性，且最終達到個人心一身一靈合諧一致，能夠破除原先自我的領域和疆界，具有擴大自我能力的超越性（余，2010）。因此，自我的認識是要經由與外界互動的情境，才可能獲得自己與他人的全貌。在小組討論的場合，談自己的經驗與想法，是一種發展自我意識及與自己親密的工具，也是與他人溝通的一種方式；寫日記或冥想的自我專注，也利於認識自己。當能夠面對眞正的自我後，就容易開放自我與他人分享自己，並由他人的反應與自我的觀照，增進對自我與他者的體認。認識到自己具有人性的情緒或情感，也會出錯，就容易對他者擁有更多的包容與接納。擁有這種謙沖自持的人性情懷，就能善用自己，擔負起促進健康的療癒性角色。

對臨床倫理情境的了解或分析，不在於做道德判斷，而是給予同樣的關注，以陶養專業者的人性情懷與人文關懷。如同我們吃水果時，不論斷橘子或蘋果哪種好吃，而是在吃每種水果時都賦予相當的專注，以沉浸了解的方式（反省性的態度），去體會該種水果的味道；不是只有吃的動作（非反省性的態度）（Tocantins & Embree, 2001）。當個體以眞誠且開放性地面對事物，形成內生而不是外在規範強加於上的高貴抉擇，可稱之爲「人學」。這種學問的語言不是指示式的，也不是宣傳式的，而是啓發式的。指示式的語言只要指一物件即可，宣傳式的語言也可用來說服或暗示，而啓發式的語言則必須清楚，必須找出一個東西以供印證（唐，1991）。如果僅採用生命倫理的自主、行善、不傷害、公平正義四原則去驗證照護現象，容易落入指示或宣傳式的語言，無法對混沌的實然現象論斷啓發與深入的理解。

人文關懷的倫理實踐，需要身體感知、情緒覺察、以及反求諸己。此過程中，採用團體對話教學，可促進倫理實踐以及倫理知識的發展。

一、身體感知

人的存在，是結合著其原有的身體意象（body image），同時也不斷地想脫離此意象的固定性，而有轉化的動機（Schilder, 1978）。我們對外的感知，是內在身體經驗的投射；對世界的經驗，也會內化於身體感知之中。這種心理社會現象，可由生物學上的鏡像神經元（mirror neuron）加以解釋，此位於腦皮質的運動前區及頂葉的鏡像神經元，在腦中直接映射（mirror）所觀察的現象，當下心領神會，開啓奠定人與人之間相互交流之互爲主體性的神經生理學基礎（Brunori, 2003；Rizzolatti, Fogassi, & Gallese, 2006；劉、朱，2014）。透過身體活動及身體與世界的接觸，使我們對自己身體產生新的知識，轉化而生新的身體意象。

身體是心靈的安居之所，身體受苦迫使心靈離開其安居之所，反而能放下自我的獨斷，正視他人面容所要訴說的東西（王，2014）。彰顯身體能有所感，進而我知我有所感，但此時不知其內容的知（knowing），是處在尚未反思的被動狀態的知。經過意念或意向活動，出現語言主動的宣告、公布此感受，產生我知我有所感的內容，進入了解（understanding）（Levinas, 1981）（61-64頁）。外界事物通過感官而進入內心，生活中模糊不清的感覺，透過字語（word）才能被指認出來。

當我們要認識所處的世界，需要回到身體知覺，知覺是身體與心靈交匯之處。知覺透過我的身體來組織及與世界打交道，經歷著人的有限限定與無限超越（岳，2009）。人類藉著身體主動地與世界發生關係，又經由身體感性的直觀，而被動地了解世界事物存在的狀態（湯淺，2018）。身體的主動性，超乎我們的控制，但是透過身體經驗的感知，可以回到意識層面的修練。在體驗性課程中，學習者描述著自己的行爲與身體經驗：

身體的行爲

「小時候會想說，我長大一定不要像我媽一樣這樣子罵我之類的，或是媽媽情緒管理不好，可是現在長大就有時候情緒不好，那一瞬間就會覺得其實我跟媽媽很像，……。」

「我覺得當媽媽都會碎碎唸，……發現我跟我女兒的對話是從碎碎唸開始：妳功課做了沒？妳洗澡了沒？……剛聽（大家的經驗）想到，我跟我女兒的對話，是不是可以有不同的話題開始，……像我們對話都是從提醒，那提醒就變成碎碎唸，有沒有可能換個話題開始。」（林、蔡、蔣，2017）

身體的經驗

「我覺得就是好像身體的感覺不能自己控制，它會換來換去，你也沒什麼辦法去調整。」

「我覺得，身體的感覺是還滿誠實的，而且比較容易被察覺到……有時候，可能你遇到一些事情，你可能覺得沒什麼，但其實你是很難過的，那時候如果你有感覺到身體的感覺跟平常不一樣，或許可以幫助我們去回想，然後處理那件事情。」（蔣，2018）

二、情緒覺察

感受（feelings）是道德生活的指標（Zaner, 2003），當身體對某一情境出現某種感受，此感受提供出一種反省的線索，提醒自己存在的狀態，而引發對自身情緒的觀看。情緒，透過身體感受得以覺察，幫助我們意識到內在的情緒主體（情意我）以及由外而引發情感的體驗（陳，2006）（15頁）。在此存在的害怕、焦慮等情感是介於知與行之間的媒介，透過對自身情感的觀看與探問，逐漸發現自我情緒與個人價值觀、信念、經驗的關係，調整原有的立場，當下找出合於對應他人的方式。照顧者最初是透過自己身體行動引起外物的變化，促動他人身體的康復，間接影響其心靈感受的變化，達成「拔其苦以濟其生」（唐，1991）。照顧者藉由投身情境的身體經驗與情緒經驗，進而檢視這些內在經驗，透過對話尋找出路。此種身體與情緒經驗是倫理實踐的重要成分。

護理人員投身照顧的過程，存在無法避免的情緒工作（emotion work）（Bolton, 2000；De Raeve, 2002；Henderson, 2001；Mann & Cowburn, 2005）。雖然醫護人員的經驗是「看到病人受苦，心裡還是悽悽然」，然而，他人的苦是一種召喚（Clancy & Svensson, 2007）。如果疼痛與受苦是交織成護理專業的基質（matrix）（Lanara, 1996），那麼我們更要思考如何不對抗此痛苦，而是活化與豐富此內在資源，使之成為超越現實苦難的動力。

在一次正念的體驗活動中，護理人員提到由身體感覺察自己的情緒，

「也許你在照顧精神科病人上，可能他的一句話或是哪個舉動，默默的已經可能是傷到你了，可是那時候的你並沒有自覺，然後就順著這個情緒，完成一天的事情。」

「剛剛在這個活動中，自己想難過的事情的時候，體驗一下身體的感覺……我覺得就是可以藉此來發現自己可能有受傷，或者是難過的感覺的發現，然後，不只給對方一點體諒，也給自己一點體諒。」（蔣，2018）

三、反求諸己

反求諸己，是東西方學者共同關注的課題。從前的中國，不是以上帝或客觀眞理來限制自己，而是用反求諸己，來陶養自己。一旦反求諸己，人的聰明就不只是一直往外流，而是向自己內心與生活裡去。另一方面，反求諸己時，即空出心靈前面的道路，而讓人能行走或接待他人。擁有外非責人、內非執己的謙德（唐，1977，1991）。

我對他者的責任，呈現高出於照顧自己的照顧他人，才是眞正的照顧自己（Cohen, 2006）。一個人在意識中將自己同時設為觀察者與被觀察者，當此意識出現矛盾與衝突，就能化育出反省的思維。人在自身中映照自身，擺脫知識與欲望的控制，進行一種超越對立的絕對自由意志的反省，使人由小立場往大立場推移，由實踐自我建立起知識自我，使精神生活得以自我更新（西田幾太郎，1911/1984；黃，2010a，2010b，2011，2013）。

反省的思維，是自己對自身的映照，涵蓋實境的鍛鍊（training in reality）與思想的鍛鍊（training in thought），檢視外界實際與內在想法之

間、現實規則與思考方式之間，以及自己掩藏的想法（hidden thought）與內在的不潔（inner impurity）（Foucault, 1997）。反思，不純然是抽象思維，也存在於身體經驗，包括根植於身體感受的體知，與源自個人內在想像與對話的推論（第七章）。

角色扮演與自我書寫，提供著實境與思考的鍛鍊。在一次社會劇的課程中，護理人員由觀察組員扮演學姊與學弟的角色，由扮演學弟者表情的實境，反思自己的行爲，由自我書寫鍛鍊自己的思考：

「當我以第三者角度看著輔角（學姊）對著主角（學弟）怒吼、咆嘯時，我感到被指責的一方的不舒服感。從主角的角度看著輔角的表情，我才驚覺，在他的臉上我看到以往對著他人怒罵的我，原來是這樣的可惡和可憐，即使我過去會在指責完後反省，但沒有當場感受的震撼，這樣的身體感受遠比過去自己在腦海中反省更爲眞實，我開始改變自己的講話技巧和態度，這幾次之後，我繼續過我的生活，在生活中一樣遇到不順心的事情……我在怒罵或指責之前，會退一步思考和停頓，站在對方的角度，收起可惡面具，以妥協的方式從中達到平衡。」（林、蔡、蔣，2017）

反省的態度落實於照護實務中，就是反思實踐，包括發生在行動當下的行動中反省（reflection-in-action），及發生於事件之後的行動後反省（reflection-on-action）（Schon, 1983）。透過投身、反身、對話的反思實踐，探詢照護行動中的經驗、信念、價值、意願（圖1-2），以免落入不去審視自我的習慣性防衛（defensive routine），或不會因爲過於關注醫療技術，而呈現「熟練的無能（skilled incompetence）」，才能避免使所提供的照顧變成對他人的傷害或負擔。

這種反求諸己的心靈境界，是專業人員依著自己所存在的生活脈絡、專業知識、以及病人處境而調整自身。調整自身是一種邁向「內聖」的進路；照護他人的態度，是一種「外王」的實踐。由內聖而外王是透過盡心、養氣、知言。盡心與養氣是由實踐中陶養自身；知言，聽懂與表達，則涉及與他人互動，協助他人。無論內聖或是助人（外王），都需注意個體與他人所處的時空脈絡。

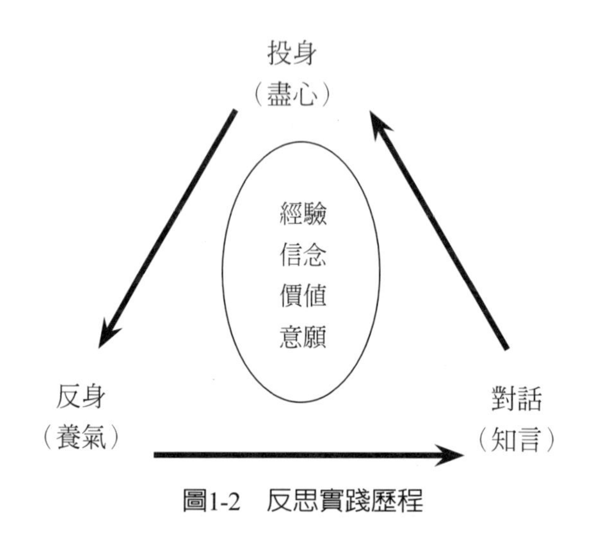

圖1-2 反思實踐歷程

照顧的現場中，專業人員的角色運作，是一個帶有許多自己過去的經驗、對自己未來的期許，以及對應當下所展現出的「我自身」。自身與個案之間存在一種「你泥中有我，我泥中有你」的互為主體關係，促進調整自身與照顧行動不斷地交織運作。專業自我在這複雜互動關係的反思實踐，呈現保存自己、以己度人、由人觀己、或超越自我的不同面貌，而發展出不同形式的照顧（第四章）（圖1-3）。

清明的自我，能夠看到己之所欲或不欲，破除原先自我的領域和疆界，意識到「己所不欲，勿施於人」，超越自我原先所能認識到的意識範圍和行事領域，消彌自我現實所建立的自我和他者的界線（余，2010），讓自己具有開放性，產生締結性照護，進而能逐漸融入至大我，建構反思型照護，才容易產生良善負責的照顧。過程中蘊含著不僅是利他，也是自我的轉化。

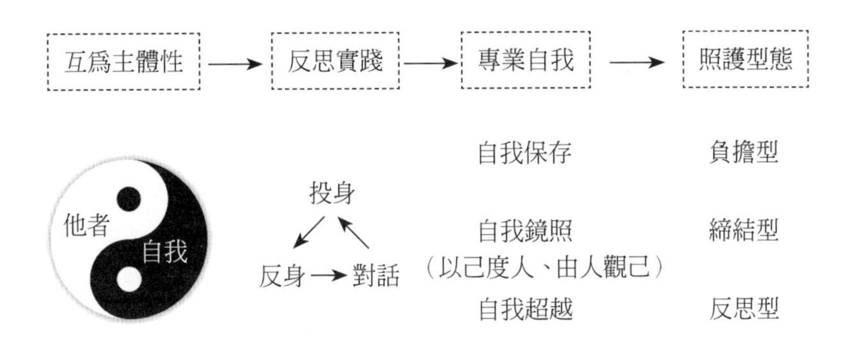

圖1-3　倫理實踐的自我與照顧型態（蔣，2006）

團體對話

團體分析（group analysis）的對話，是以自由發言的方式開始，經由每個人自由表達自己的觀察、想法、感覺（Denzin, 1990; Morrall, 2006; Pines, 1984），從中學習傾聽與表達，同時從別人身上的鏡照（mirror reaction）發現從未被自己注意到的部分，或過去一直被潛抑的自我，也可由他人對自己的反應發現新的自己（Foulkes, 1984; Gormley, 2008）。唐太宗在失去魏徵這位良相時，曾感嘆道，「以人為鏡，可以明得失。」即是指稱一種經由與他人互動中，得到對自己的認識，反映出人與人之間的鏡照。而莊子的應帝王篇，也曾引用鏡子的比喻，提到「至人之用心若鏡，不將不迎，應而不藏，故能勝物而不傷。」可用於說明團體對話帶領者的一種不抵抗、不逢迎、不藏私的回應態度，對於團體的進展過程，既不會去主宰也不逢迎，僅如實反應，且不讓外物殘留在裡面，所以可以觀照世界萬物而自身不會有任何的損傷。當彼此之間以開放的心胸相互映照與激發，就能出現新的視野與共融的態度。

團體不僅提供訴說的機會，同時也藉由投射至團體的情緒，開展反省的空間，跳出你與我的立場，彼此相互地療癒或是相互學習（Friedman,

2014），產生了悟與期許的共同超越（Parse, 2004；蔣，2013）。

一、團體運作方式

基於團體對話是促進相互了解與共同合作成長，因此可應用於組織管理、教育以及臨床照護等。以下將介紹本書所著重的自由談對話團體運作方式，使用者則依據個人的情境狀況而做調整。例如團體互動就是經由參與觀察與彼此對話，了解病人需求、活化病友主體性，以促進醫病共享決策（Shared decision making, SDM）（林、李，2018）、提升照護品質。

關於團體的運作過程有兩種，一是持續性，如在學校就可以學期爲單位，每週一次，進行四次以上的團體，較能顯現初期、中期、結束期的轉變歷程。另一是單次的團體運作，如在門診的團體需要因應參與者的時間。

每次自由談團體的時間是50分鐘或至三小時，包括準備、鬆身靜坐、自由談、對話、結束五個階段。每次團體前的準備期，是帶領者的團體前準備工作，其他均爲彼此共同參與。

（一）準備期

1. 團體前準備

(1) 團體對話的次數，根據團體目標與性質而定。例如精神衛生護理學的課室教學，以講授爲主，問題導向的案例只安排四次分組討論；臨床實習課程，則每週一次小組討論。課程討論的案例，由教師提供；實習的小組討論案例，則來自學生提供的實習經驗。

(2) 團體對話的形式，無論是閱讀團體或是經驗性團體，都需要不同的事前準備。閱讀團體需要選定文獻，經驗性團體則可事前了解成員背景或整理前次團體摘錄，奠定對話的平台。

2. 團體前活動

(1) 文章導讀與討論。

(2) 自我介紹或前次團體的摘錄整理或團體後的迴響。

（二）鬆身靜坐

團體是由個人組成，每個人的經驗構築成團體的內容。一個具有功能的團體是需要成員的投入，唯有人與人保持著輕鬆自在，才能交會。放鬆自身，靜坐，返回本心，有助於處於當下的互動。

（三）自由談

自由談主要發生於團體的前10分鐘，此時帶領者的引導語爲：請述說此刻腦海呈現的意念，這個時段也不需要對別人的話語做回應，之後逐漸形成對話主題。自由談的話題，可能是下階段對話的素材，也可能是準備自己進入對話。是一個爲自己發聲的時機，培養聆聽自己的習慣。

（四）對話

對話的話題，是由現場成員話語中自然形成。現場出現的話語，是來自成員親身的體驗與接受團體的引導。由團體現場的體驗，產生情境的感知；由團體帶領者的引導，產生意念的覺察。團體中的體驗，包括聆聽他人的經驗、自己身體的感覺、自己當下的行動。團體帶領者的引導，包括陳述實例、跟隨話題、相互映照（蔣，2015）。

（五）結束

回顧當次團體歷程，最後給團體一個名稱的命名。命名活動，不僅是共同回顧當次團體，也是爲了日後可以區分每次團體的性質，回憶團體中曾經的交流。例如，初相見：溫暖與安靜，是描述某讀書會團體的第一次相聚，彼此陌生的靜默以及關愛的擁抱。

二、團體對話與倫理教育

倫理態度的培育，是需要來自對話的社群（dialogical community），若僅偏重專家或教師的責任與權利，或僅重視學生的意見，都易落入我與它（I and it）的互動關係，不容易建立起相互尊重的我與汝（I and Thou）的關係，就難以產生倫理的對話。作爲一個學習情境的營造者與多元觀點的觸發者，若一味地受制於大環境的要求，忙著做（doing），而躲避著個人的信念，無法信任自己的專業能力，就無法給自己與他人一種自由的時空。唯有自由的時空，能促進無懼的溝通、深度的傾聽、創造意義。

團體對話的引導者，如同一位交響樂團的指揮（conductor, Foukles, 1984），促成各種樂器的奏鳴，交織出美麗的樂章；又如同老子的自然無爲，一種「不去領導的領導者」（Anthony, 1991）；呈現著莊子的「至人無己、神人無功、聖人無名」，放下身段，不求表現，不求名利，以素樸、謙卑、耐心的立場存在於團體現場（Heider, 1991）。對話團體中的帶領者與成員具有平等的關係，帶領者以無爲與無不爲的方式，依著團體具有的體驗與引導之功能，促成學習者由對客觀現象的觀察，進入主觀界的反思，達到超越客觀與主觀的倫理抉擇（表1-1），產生具有反省（reflection）與行動（action）的實踐（praxis）。

表1-1 團體對話與照護的存在境界

客觀界	主觀界			超主客界
團體的功能	帶領者	反思型態	反思內容	倫理抉擇
體驗 他人的經驗 身體的感覺 當下的行動	無為	體知型反思	情境的感知 情緒的覺知 行動的覺知	謙遜自持 (內觀) (鬆身)
引導 陳述事例 跟隨話題 相互映照	無不為	推論型反思	意念的覺察 沉重的期許 掌控的意圖 說教的規範	放下框架 耐心等候 陪伴同行

結語

人文關懷的倫理實踐，是在每個互動的現場，保持一顆清明的心，照現自身與他人的處境。當醫護人員成爲「尊貴生命的護衛者」，在病人的周圍創造一個心靈成長的空間，讓他身心安頓，得以生養孳息，逐漸恢復健康。這種促進身心安頓的倫理技術，需要由學習照顧自身開始，由自己身上認識人的困境與需求，進而鍛鍊出照顧他人的倫理手藝。

這種本眞的照顧，儘管每個人的資質會有不同，有些人是生而知之，有些人是學而知之，有些人是困而知之。但是，教學時，正可以基於這些差異，豐富彼此的對話，依著身體感知、情緒覺察，促成反求諸己的倫理實踐。

參考文獻

Heider, J.（1991）。*領導之「道」*（戴瑞嬌譯）。臺北：方智。

王心運（2014）。考量身體倫理的醫療照護專業。*護理雜誌*，*61*(5)，7-12。doi: 10.6224/jn.61.5.7

西田幾太郎（1911/ 1984）。*善的純粹經驗*（鄭發育、余德慧譯）。臺北：臺灣商務印書館。

汪文聖（2014）。從古希臘的「技藝」概念重新對護理倫理的反思。*護理雜誌*，*61*(5)，13-18。doi: 10.6224/jn.61.5.13

余德慧等（2006）。*臨終心理與陪伴研究*。臺北：心靈工坊。

余德慧、余安邦、李維倫（2010）。人文臨床學的探究。*哲學與文化*，*37*(1)，63-84。

岳璐（2009）。道成肉身 —— 梅洛龐蒂身體理論初探。*文藝評論*，*2009*(5)，2-6。

林千惠、蔡孟涵、蔣欣欣（2017）。社會劇中的身體感。*中華團體心理治療*，*23*(1)，3-19。

林瑞祥、李佩芬（2018）。從獨白到對話 —— 糖尿病自我管理教育的演變。*護理雜誌*，*65*(5)，20-26。

柯慶明（2000）。文學美的意義：論欣賞文學美綜論。臺北：大安。

唐君毅（1977）。*生命存在與心靈境界*。臺北：學生書局。

唐君毅（1980）。*精神與現代人類人文精神之重建*。臺北：學生書局。

唐君毅（1991）。*人生之體驗續編*。臺北：學生書局。

翁士恆、彭榮邦（2018）。以「非我」爲引探究受苦經驗與療癒實踐行動：從現象學取徑。*中華心理衛生學刊*，31(3)，253-274。

陳來（2006）。*有無之境 —— 王陽明哲學的精神*。北京市：北京大學出版社。

陳芳明（2011）。*台灣新文學史*。臺北：聯經。

湯淺泰雄（2018）。*身體論——東方的心身論與現代*（黃文宏譯）。新竹市：國立清華大學出版社。

黃文宏（2010a）。西田幾多郎的「直觀」論。*臺大文史哲學報*，*73*，173-196。

黃文宏（2010b）。西田幾多郎場所邏輯的內在轉向。*政治大學哲學學報*，*23*，1-31。

黃文宏（2011）。論日本現代哲學中的「感性論」傾向——以中村雄二郎的「共通感覺」爲例。*臺大文史哲學報*，*75*，217-241。

黃文宏（2013）。論西田幾多郎中期「絕對無」的意義——以〈睿智的世界〉爲線索。*臺大文史哲學報*，*78*，117-142。

傅佩榮（1993）。*儒家哲學新論*。臺北：業強。

劉斐玟、朱瑞玲（2014）。導論。*同理心、情感與互爲主體——人類學與心理學的對話*。臺北：中央研究院民族學研究所。

蔣欣欣（2006）。*護理照顧的倫理實踐（59-80頁）*。臺北：心理。

蔣欣欣（2013）。經驗性團體中的話語。*中華團體心理治療*，*19*(1)，17-23。

蔣欣欣（2015）。自由談的督導團體運作——精神衛生護理人員的經驗。*護理雜誌*，*62*(3)，41-48。

蔣欣欣（2015）。團體對話中的自我反思——精神衛生護理人員的經驗。*護理雜誌*，*62*(4)，73-81。

蔣欣欣（2018）。身體感知：正念團體的反思。*中華團體心理治療*，*24*(2)，23-30。

Anderson, G. (2000). Nursing, ethic and genetics: calling for a multiplicity of voices in our ethical discourse. *Nursing Ethics*, *7*, 187-190.

Anthony, E..J. (1991). The dilemma of therapeutic leadership: The leader who does not lead. In S. Tuttman (Ed.), *Psychoanalytic group theory and therapy: Essays in honor of Saul Scheidlinger* (pp. 71-86). Madison, CT, US: International Universities Press.

Bolton, S. C. (2000). Who cares? Offering emotion work as a 'gift' in the nursing labour process. *Journal of Advanced Nursing*, *32*(3), 580-586. doi: 10.1046/j.1365-2648.2000.01516.x

Brunori, L. (2003). Relational goods in society, mind and brain: between neurons and happiness. *Group Analysis*, *36*(4), 515-525.

Chiang, H. H., Chen, M. B., & Sue, I. L. (2007). Self-state of nurses in caring for SARS survivors. *Nursing Ethics*, *14*(1), 18-25.

Chiang, H. H., Lu, Z. Y., & Wear, S. E. (2005). To have or to be: ways of caregiving identified during recovery from the earthquake disaster in Taiwan. *Journal of Medical Ethics*, *31*(3), 154-158.

Clancy, A., & Svensson, T. (2007). 'Faced' with responsibility: Levinasian ethics and the challenges of responsibility in Norwegian public health nursing. *Nursing Philosophy*, *8*(3), 158-166. doi:10.1111/j.1466-769X.2007.00311.x

Cohen, R. A. (2006). Introduction. In E. Levinas (Ed.), *Humanism of the other* (pp. vii-xliv). Urbana, IL: Illinois University Press.

Cohn, H. W. (1988). Phenomenological elements in group therapy: Papers from continental Europe. *Group Analysis*, *21*(4), 283-287.

Cohn, H. W. (1993). Matrix and intersubjectivity: Phenomenological aspects of group analysis. *Group analysis*, *26*(4), 481-486.

De Raeve, L. (2002). The modification of emotional responses: a problem for trust in nurse-patient relationships? *Nursing Ethics*, *9*(5), 465-471.

Denzin, Norman K. (1990). On understanding emotion: The interpretive-cultural agenda. In Theodore D. Kemper (Ed.), *Research Agendas in the Sociology of Emotions*. Albany, New York: State University of New York.

Foucault, M. (1997). *Ethics: subjectivity and truth* (R. Hurley, Trans.). New York: The New Press.

Foulkes, S. H. (1984). *Therapeutic group analysis*. London: Maresfield Reprints.

Friedman, R. (2014). Group analysis today—Developments in intersubjectivity. *Group Analysis*, *47*(3), 194-200.

Gormley, L. (2008). Through the looking glass: The facilitation of mirroring in group process. *The Journal for Specialists in Group Work*, *33*(3), 207-220. doi: 10.1080/01933920802205038

Henderson, A. (2001). Emotional labor and nursing: an under-appreciated aspect of caring work. *Nursing inquiry*, *8*(2), 130-138.

Kirk, M. (2000). Genetics, ethics and education: considering the issues for nurses and midwives. *Nursing Ethics*, *7*, 215-226.

Lanara, V. A. (1996). *Herosim as a nursing value: a philosophical perspective*. Athens: Sisterhood Evniki.

Levinas, E. (1974/1981). *Otherwise than being: Or beyond essence*. (A. Lingis, Trans.). Pittsburgh, PA: Duquesne University Press.

Macklin, R. (1977). Moral Progress. *Ethics, 87*(4), 370-382.

Mann, S., & Cowburn, J. (2005). Emotional labour and stress within mental health nursing. *Journal of Psychiatric & Mental Health Nursing*, *12*(2), 154-162.

Marx, W. (1992). *Towards a phenomenological ethics: echos and the life-world.*

New York: State University of New York.

Morrall, P. (2006). Psychiatry and psychiatric nursing in the new world order. In J. Cutcliffe & M. Ward (Eds.), *Key Debates in Psychiatric and mental Health Nursing*. New York: Elsevier.

Newham, R. A. (2016). The emotion of compassion and the likelihood of its expression in nursing practice. *Nursing Philosophy*, *18*(3), e12163. doi:10.1111/nup.12163

Pagis, M. (2009). Embodied self-reflexivity. *Social Psychology Quarterly*, *72*(3), 256-283.

Parse, R. R. (2004). A human becoming teaching-learning model. *Nursing Science Quarterly*, *17*(1), 33-35.

Pines, M. (1984). Reflections on mirroring. *International Review of Psycho-Analysis*, *11*(1), 27-42.

Reed, P. G. (1992). An emerging paradigm for the investigation of spirituality in nursing. *Research in Nursing & Health*, *15*(5), 349-357.

Rizzolatti, G., Fogassi, L., & Gallese, V. (2006). Mirrors in the mind. *Scientific American*, *295*(5), 54-61.

Schilder, P. (1978). *The image and appearance of the human body: Studies in the constructive energies of the psyche*. New York: International University.

Schön, D. A. (1983). *The Reflective Practitioner: How Professionals Think in Action*. New York: Basic Books.

Shalof, T. (2004). *A nurse's story: Life, death, and in-between in an intensive care unit*. Toronto: McClelland & Stewart.

Tocantins, F. R., & Embree, L. (2001). Phenomenology of nursing as a cultural discipline. In S. Crowell, L. Embree, & S. J. Julian (Eds.), *The reach of reflection: Issues for phenomenology's second centry* (pp. 364-383). Florida: Center for advanced research in phenomenology.

Zaner, R. M. (2003). *Ethics and the clinical encounter*. Lima, Ohio: Academic Renewal Press.

小品賞讀：團體帶領者的無爲與無不爲

有一次我們全班在教導團體治療時，老師將我們班分爲兩組，一組作爲團體觀察者，一組作爲團體治療參與者，以內外圈的方式進行討論，當時老師並未有引導參與者說話的情形，只是靜靜的看著，當下我認爲這就是無爲的。

以前我學過莊子的課程，所謂的無爲指的是經過有爲的思考，以時勢、趨勢的判斷做出順勢而爲的行爲，即順應自然的變化規律，使事物保持其天然的本性而不人爲做作，從而達到「無爲而無不爲」的境界，我想這便是帶團體的至高境界，順應人性，團體的人心境是流動的，我們在那段時間開始自言自語，想說什麼就說什麼，這或許跟以往有所不同，當下成員間是不自在的，我們會不自覺的側耳傾聽對方說些什麼，也會想與之對話，但因爲團體規則的限制必須壓抑自己的舉動，團體帶領者並沒有插話，而是讓參與者自己去互動，參與者在第二部分能與他人互動時開始說出自己在第一部分內在的掙扎與特別的體驗，其實我認爲是非常有趣的，無爲是參與者自行激盪出的火花，團體帶領者透過眼神與簡單的規則說明、傾聽並保持沉默，順應而爲，這是需要很深的功力的，那好像是看似什麼都沒做，其實什麼都做了的感覺，就好像老子所說的道常無爲而無不爲。

另外，無不爲的團體是我在病房中自尊重建團體體會到的，其中有一個學姊帶團體的方式，我認爲非常符合無不爲的精神，團體帶領者會關心每一個團體的參與度，在做美工時關心每一個參與者的進度並給予鼓勵，在最後讓每個參與者分享自己的作品，深入去觀察每一個參與者的內在，並適時給予鼓勵及稱讚，讓每一個參與者都能樂在其中，另外在參與者的互動上，也會鼓勵團體參與者多多互相幫忙，促進每一個成員的互動，團體參與者與帶領者的關係是緊密的，而團體成員的互動是刻意爲之的，團體間的火花也是帶領者點燃的，我認爲這也是一項成功的帶討論方法。

兩者沒有所謂的優劣之分，一切皆需看團體帶領者的功力，有些團體適合透過無不爲的帶領方法、而有些則是透過無爲就能激盪出火花的。（曉珍，大學四年級）

情境自我篇：情境中覺察自我

人本身必須處理自己，安排自己。在此，人當該用點心。要把精神收回來，不要兩眼只朝外看。先要建立自己，要自己通體透明，全體放光才行。

——牟宗三

第二章 挫折感與憤怒

而我們深知：

憎惡，縱使是憎惡下流，

也會扭曲臉孔，

憤怒，即使是憤怒不公不義，

也會讓聲音變的刺耳。

啊，想要替友善打造基礎的我輩，

我們自己就無法友善。

而你們，當黑暗時代最後成爲過去，

也變成人的救助者，

這時請想到我們

帶著寬容的態度。

——Bertalt Brecht，給其生世晚的人

前言

憤怒，是每個人都會有的一種情緒反應，但是表達方式卻有很大的不同。有些人稍不高興，就破口大罵；有些人遇事不順心，就不言不語，獨生悶氣；有些人……。此等差別的產生，主要是由於個人的年齡、生活

原文出版於：蔣欣欣（1979）。認識自己——挫折與憤怒。*護理雜誌*，*26*(4)，63-68。

背景、人格特質及當時所處的環境等因素之影響。我們都知道，一個身體有病痛的人，特別容易動怒，此外，癌症病人在接受「我是快死的人」之前，大多有一段「憤怒」的時期。憤怒，到底是怎麼產生的？它有什麼功用？如何去適當的處理它呢？如果對此有深入的認識，在護理病人時，才能眞正的幫助病人。

憤怒的成因及其發展過程

憤怒的身體反應是由自主神經系統支配表現出怒髮衝冠、面紅耳赤、心跳加速、呼吸變快等等。此處所著重的是其思想、情感的變化及發展。

既生而爲人類，就有不同程度、種類的需求；不僅是吃得飽、穿得暖、住得舒服、出門有車代步等生理上的滿足，更進一步的是，個人在其所處環境中，能感受到這是個安全的地方，領受被愛、被關懷，屬於這個團體，受到他人的尊重、接受及自尊、自重，最後希望能達成自我實現以及更深層的自我超越（Maslow, 1993）。但是，現實環境中，時常存在許多因素，影響這些需要的滿足；如果基本需要未被滿足，就會侵犯到一個人的生存與安全（survival and security）的權利，因此，產生焦慮感，爲了處理內在的衝突、挫折，本身必自然會採取一些行動。其中，最常出現的是憤怒的情緒，所以，憤怒是來自挫折感，而憤怒可能會增強挫折。挫折與憤怒，兩者互爲因果，如何打破這些因果關係？情緒的反應，是包含思想、情感及生理上的變化。

我們已了解，「憤怒」與「挫折」兩者之間的關係，現僅就其發展過程，做一詳細的描述：

一、期望未能達成或需要未被滿足（unmet expectations or unsatisfied needs）

時常，我們對周圍的人、事、物存有一些期望（常爲本身生理上、心理上、社會上的需要）；當它們無法被實現（或滿足），就感受到挫折，而有了一連串的變化，如圖2-1：

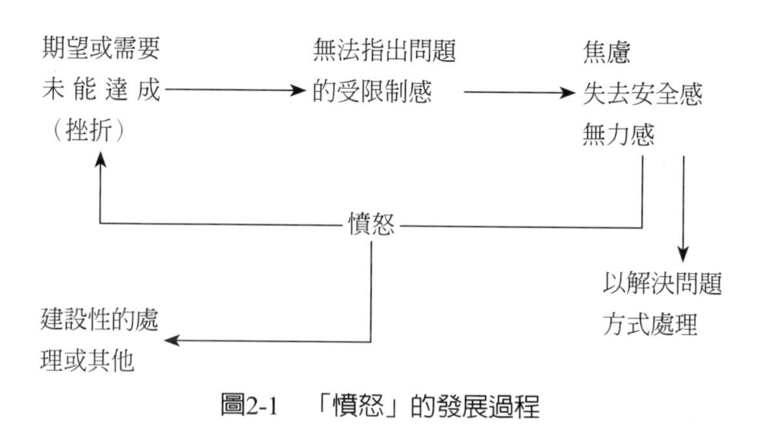

圖2-1　「憤怒」的發展過程

醫護人員的職責或目標是促進病人身心健康，爲了能滿足實現目標的需要，期望自己能減輕病人身體上的病痛、心理上的障礙，幫助糖尿病的患者能恢復正常的血糖，高血壓的患者恢復正常的血壓；酒精中毒的病人不再嗜酒；精神分裂的病人，出院後能夠與人建立良好關係。但，有些糖尿病患者耐不住飢餓，私自補塡「營養」；高血壓的病人，無法忍受「沒有鹹味」的飯菜；酒精中毒的病人，習慣了藉酒消愁的生活態度，把摻著酒的清水帶入病房；精神疾病的患者，出院後不被社會家庭接納，又再度入院。凡此等等，讓期望無法達成，使醫護人員容易落入受限制感。

二、受限制感（trapped feeling）

當我們對自己或周圍的人、事、物所做的期盼未能實現；或環境對我們的要求非能力所能達到的，就產生了被限制住或被壓迫的感受。如同一位剛從學校畢業的新進護理人員，常感受到理想與現實的衝突，一方面是期望扮演好護士的角色，給病人整體性的護理，但另一方面要應對工作的緊湊、病情的多變、同事的相處、家屬的要求等現實狀況，使自己覺得無法發揮所學。

三、無法指出問題的癥結（inability to pinpoint the problem）

由於期望未能實現，產生被拘限的感覺，同時，本身對問題認識不清，或缺乏相當的知識去解決它，或沒有意識到自己的期望，因此無法指出問題的所在。外科病房中一個忙碌的夜晚，有位剛接受胸腔手術的病人，不斷地拉紅燈，一會兒要護士小姐看看他的傷口敷料，一會兒要求注射止痛針，一會兒又要……；因為疼痛，他更不願意聽從護士的勸導做深呼吸及翻身運動，即使給予止痛針劑，病人依然再次地拉紅燈，不停地呻吟，讓護理人員束手無策。

四、缺乏能力的感受（powlessness）

病人疼痛減緩的期望落空了，自己又找不出問題的所在，一直處在不知如何是好的境地，就感受到自己一無是處，沒有生存的意義、價值，將來也沒有希望。倘若，能認識環境的限制對自己能力的影響，或病人所焦慮的是些什麼，接受自己能力的有限性，試圖尋找其他的方式，則較能處理當時的情況。

五、憤怒（anger）

前面提到的四個步驟，都是有關受挫折的內在感受，累積這些感受，才發生強烈的情緒反應，而有行動的表現，這就是憤怒的作用；因此，我們可以把「憤怒」形容成是一個人對於挫折採取應付行為的原動力；亦即，憤怒取代了由無能爲力而生的焦慮感。即是以發怒，表現自己是擁有能力的。

處理憤怒的情緒，其方式很多。有的不僅解決當前的困擾，還增強日後解決困難的能力，是屬於建設性的；有的壓抑自己的憤怒，或在表達時傷害到其他人，則不僅問題未得到解決，甚至還增加自己的挫折感。譬如，前文提及的護士，除了忙碌的夜班工作，還要面對一位不知如何處理的病人，因此當其再拉紅燈時，就憤怒地走到病人床旁，瞪著他，「你又拉紅燈做什麼！」「整個晚上就是你害我跑來跑去，累個半死……。」「叫什麼！哪有開刀不痛的！」說畢，一轉身，走出病人單位；但是，當回到護理站時，自己內心的話語是「糟糕了！我剛才怎麼了？！對病人那種態度，眞該死！……。」此例顯示出，憤怒的表現，增加了自己的挫折。

憤怒的表現方式

同是憤怒，卻有各種不同的表達方式，爲什麼有如此多的差異？根據Sullivan H. S.的觀點，人格的特質、生理的狀況、環境的意義、角色的認識、過去的經驗、本身的年齡等，都會影響人們表達憤怒的途徑。譬如，當一個人生病的時候，對事情的應付能力減低，忍受挫折的能力也減少，因爲，生理上的疾病，帶來的不只是病痛，還威脅到一個人生存的問題，本身就處在一種焦慮的狀態，其反應是必然的。

現將各種表現方式，敘述如下：

一、外向性的憤怒（outward anger）

人們自幼所發展成的自我意識，會影響其表現憤怒的方式；採取此種向外攻擊的，多半是良心約束力較低（undersized conscience），他們把自己內在的敵意、憤怒，投射到外界環境中，認爲別人對不起自己，就責罵、毆打他人、破壞物品，甚至殺人等。

二、內向性的憤怒（inward anger）

此反應，多數來自良心約束力較強（oversized conscience）者，自小就接受許多社會規範，認爲對人要尊重、有禮貌，不能隨便發脾氣，因此，就把內在的敵意、憤怒壓制下來，內射到自己身上；有的人終日不語，自責很深，有的人抱怨身體的不適（somatic complaint），甚至有自殺的意圖等。

三、逃避（escape）

採取此種反應者，多半在其早年生活經驗中，從環境中遭受太多的拒絕、失望，沒有發展出對人類的信賴，缺乏安全感，以致常把一些無法被接受的情緒解離（dissociation），顯得較自我中心、自戀；或是對事情做了不合實際的解釋（fantasy），做些白日夢；或是表現出退縮的行爲，過分依賴別人等。

四、建設性的表現（constructive development）

採取此種反應者，多半是已發展出較適當且平衡的人格特質，他可以把內在的憤怒、敵意，經內省而外顯；即先思考自己的變化，收集相當的資料、找出問題，並尋求解決途徑，或是以取代（substitution）或昇華（sublimation），促使本身達到舒坦的境地，例如，哥德失戀之後，將其情感訴之於文，寫成了世界名著《少年維特的煩惱》。

如何處理挫折與憤怒

當人們面臨挫折，就會產生焦慮，進而使用各種方式來減輕自己內在的不適。現將此分為當事人及助人者的態度兩方面來闡述處理憤怒的方式：

一、當事人的態度

（一）幻想（fantasy）

當某些現實因素促使存在於本身的情緒無法被克服，有時候，使用此種方式，可讓我們解脫痛苦，得到舒暢，而能自然、愉快地面對當前的職責。一位職場的新人，面對老手的指責時，幻想有一天老手向自己求援時遭拒。或是想像這位老手一定是曾經遇到類似的困難，又非常不希望自己像她／他那樣受苦，想到她的苦口婆心，讓自己能虛心受教。由於使用這種幻想的方式處理挫折及內在的憤怒，使得她在現實工作中，能與同事相處。

（二）暫時離開刺激性的環境（leaving）

當不愉快的情境會引起本身很大的情緒波動，此刻，暫時離開是有助益的。因為這樣可使情緒平穩下來，同時，能夠思索一下應付問題的方式，即所謂「定、靜、安、慮、得」的功夫；或是變換環境後，與適當的人談論自己的感受，此跳脫情境採第三者立場，易釐清問題的癥結。

（三）自我表達（self-assertiveness）

當環境讓我們感到很不舒服，不妨把對方給我們的感受直接表達出來。譬如，「你當眾這樣批評我，讓我很尷尬。」這樣不僅自己內在的情緒得到疏導、宣洩；並且也讓對方有澄清或修正的機會；經過直接的溝通，對問題能有清楚、正確的認識。

（四）自我認識（self-awareness）

由於了解自己，才不致存有過高且不合現實的期望，如此則能減少挫折的產生。譬如，醫護人員容易自許是萬能的（omnipotent），要求自己必須能夠治療所有經手的病人，實際上可能嗎？如此的期望，導致的結果不言自明。

（五）宣洩（catharsis）

這是一種把內在的憤怒、不滿抒發出來，以減輕焦慮的方式。至於傾洩的方法很多，寫日記、對好朋友訴說、戶外運動等，都是方法，另外使用「空椅子（empty chair）」的技術，在心理治療的場域裡，此技術是由專人引導下進行，但在個人生活裡，它亦能使自己由激怒轉爲平靜，所需要的是一個不受干擾的環境、兩張椅子（分別代表自己與對象），自己經由分別坐在不同椅子（代表不同身分）上角色扮演（Role play），說出椅子主人的立場，來回數次的對話，再次經歷當時受挫的情境，了解對方的反應及感受，進而使本身得到調整（integration）。

使用「空椅子」技術宣洩情緒的步驟：

1. 選擇環境及設備。
2. 確定欲溝通的對象。
3. 開始角色扮演（如圖2-2）。
   a. 扮演「自己」，盡情地傾訴。〔坐著，並假設對方坐在面前（空椅子）〕
   b. 扮演「對方」，回答a的「自己」。（換椅子）
   c. 再扮演「自己」，統整a與b之後的體驗，並澄清自己的感受。（回到原來的椅子）

4. 依著上述次序（a→b→c→b→c……），直至情緒舒坦或是找到面對的方式爲止。

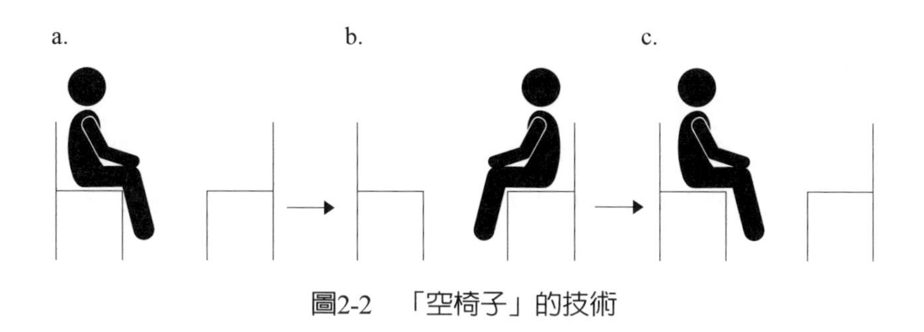

圖2-2　「空椅子」的技術

二、助人者的態度

（一）傾聽

這是一種不給予任何批評、建議的接受性態度，在此情況下，當事人不僅能儘量傾洩，以減輕內在的焦慮；同時，當事人可藉由這個時機，逐漸認清問題的所在，因爲思想被表達之前，必先經過自己的分析整理等思考過程；此外，傾聽的態度，能夠鼓勵當事人的表達，使協助者易於了解其困擾而給予必要幫忙。

（二）避免強行拉開問題

有時候，我們對於當事人的情緒，無法處理或不知如何協助或是並不關心他的感受，常會表現出這種反應。譬如：「別煩了，問題是永遠無法解決的。」如此，不僅未助其解決問題，反而造成更大的困擾、挫折。

（三）與當事人一同分析，但不替他做決定

這是一種誘導他思考，並助其學習應付問題的過程，且增強處理困擾的能力。

（四）不加入當事人的抱怨

時常，我們認爲在幫忙別人時，一切順著他，才能表達關懷，事實上，跟著訴說不是，無異於火上加油，也促使當事人更肯定自己的觀點。

（五）不是無限制的同情

一再地表示同情，易使當事人更感到自己的無助，而缺乏動機去面對挫折；所以，讓對方感到關懷之外，應引導他解決問題，如：「這種事的確很難，但你是不是想過怎麼做比較好呢？」

上述是有關個人或他人面臨挫折、憤怒時的可行態度或方式，以便使個人的情緒能有建設性的發展，而不致被其所撥弄，但任何一種態度或方法的使用，都是本著對人類的愛心及信心而斟酌處理。時常，一個人在工作上面臨的挫折，能得到上司及同事的了解、支持引導，才是最好的方法。

結論

護理專業常被人們形容成「燃燒自己、照亮別人」，具有偉大犧牲奉獻精神的神聖工作，如果，我們接受此種「讚美」，那麼我們也承擔了一些過高的「期望」，因此，工作中的挫折是無法避免的；倘若能認清自己的角色，澄清自己的目標，就比較容易減低工作帶來的挫折感。

「憤怒」是一種認識自己的工具（Thomas, Bakev, Estes, 1970）；由於憤怒的表現方式（生理、心理、行爲的變化），能使個體意識到自己所處的狀態，進而思考一己的改變，因此，有助於自我認識。若是我們有相當程度的自我了解，認識並掌握自己的情緒，則在護理病人時，更能發現病人的問題，以專業性的態度處理病人的情緒困擾及滿足其需求。

引導反思

雖然，憤怒是每個人遇到挫折的自然反應，但是反應的方式不同，有的是傷害別人，有的是傷害自己，有的是智慧老人。前兩種反應，常出現於生活中，有時只是造成人際關係的緊張，有時卻是疾病的潛在因素。至於智慧老人，想起在美國舊金山的團體治療國際會議工作坊遇到的一位團體帶領者Agazarine，她年近90歲，是美國系統導向之團體治療（SCT）的創始者。

當時，在約30人的會前工作坊中，她面對著團體成員們的挑釁、指責，始終沉穩地帶著微笑，引導團體的進展。之後，成員問到，爲何她不生氣？這位帶領者解釋自己的理念，提到儘管憤怒所表現出來的對象，是外在的人物，但是眞正憤怒的對象是內在的自己。當時正逢美國出兵攻擊伊拉克，團體的尾聲，她聽團體成員們批評政府時，也加入自己的想法：「面對這個社會，我能改變的，就是繼續教學，繼續帶團體。」

人生總有些無可奈何的事情，難以改變，但她的話提醒我們，認識自己的角色，做好份內的事。

什麼是內在的處境？

憤怒時，自己、親友、病人或家屬的內在處境是什麼？

身爲一個照護者，如何回應他人的憤怒？

身爲一個人，我們如何回應自己內在的挫折？

參考文獻

柯永河（1978）。*臨床心理學——心理治療*（頁147-176）。臺北：大洋出版社。

蔣欣欣（2013）。2006年美國團體心理治療國際會議心得。載於*團體心理治療*（頁286-288）。臺北：五南。

Benfer, B. A. (1979). Clinical Supervision as a Support System for the Care Giver. *Perspectives in Psychiatric Care*, *17*, 13-17.

Baker, J. M., & Estes, N. J. (1966). Anger in Group Therapy. *Journal of Psychosocial Nursing and Mental Health Services*, *4*(1), 50-63.

Gunderson, K., Percy, S., Canedy, B. H., & Pisani, S. (1977). How to Control Professional Frustration. *The American Journal of Nursing*, *77*(7), 1180-1183.

Irving, S. (1978). *Basic psychiatric nursing*. Washington: W.B. Saunders.

Maslow, A. H. (1993). *The Farther Reaches of Human Nature*. London: Penguin Arkana.

Thomas, M., Baker, J., & Estes, N. (1970). Anger: A Tool for Developing Self-Awareness. *The American Journal of Nursing*, *70*(12), 2586-2590.

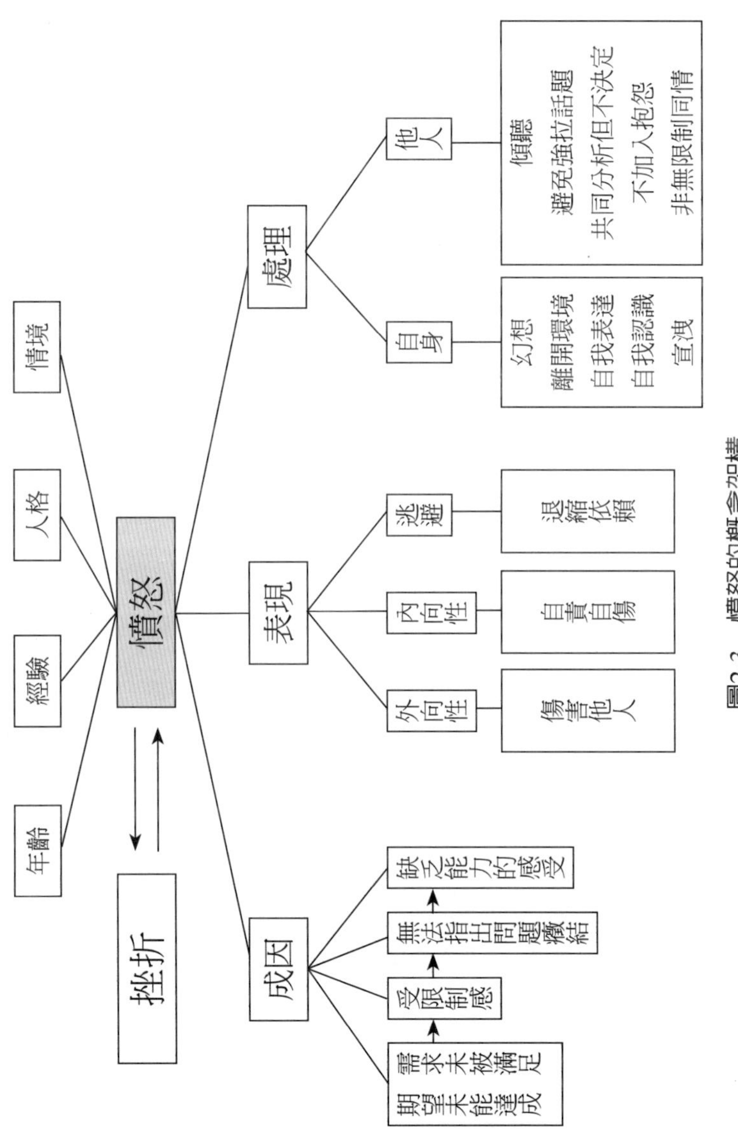
年齡
經驗
人格
情境
憤怒
挫折
成因
需求未被滿足
期望未能達成
受限制感
無法指出問題癥結
缺乏能力的感受
表現
外向性
傷害他人
內向性
自責自傷
逃避
退縮依賴
處理
自身
幻想
離開環境
自我表達
自我認識
宣洩
他人
傾聽
避免強拉話題
共同分析但不決定
不加入抱怨
非無限制同情

圖2-3　憤怒的概念架構

第三章 自我不滿——失去子宮婦女的個案研究

前言

人類是一種具有思考能力的生物，當身體產生疾病時，自然就出現許多相關的思想、意念；這些主觀的想法引起身體活動的改變，而直接或間接地影響治療效果，如果罹病的器官對身體含有特殊的意義，改變就更爲顯著了。

在女性的身體結構中，子宮常被視爲女性化（feminity）的一個重要的象徵（symbol），Richard（1973, 1974）研究接受過子宮切除術的患者，發現其中70%於手術後出現憂鬱症，因此，照護婦科病人時，需要由其所處的時空背景，積極地了解她們的生活世界。

爲了對婦科病人有更深入的了解，由臨床選擇一位婦科的病人做爲對象，主要在深入探討這位年輕女性失去子宮時，對其自我概念的影響，以及她自我不滿意識的內容。

個案簡介

王太太，臺南人，小學畢業，26歲，身高153.5公分，體重32公斤，

原文出版於：蔣欣欣、余玉眉（1982）。自我不滿意識行為——一位婦科病人的個案研究。*護理雜誌*，*12*(3)，303-306。

留著烏黑的短髮。三年前結婚，先生爲客家人，高工畢業，在成衣廠工作，結婚不久即懷孕，但卻是葡萄胎，至私人診所求治不癒，轉至某教學醫院接受子宮切除手術及化學藥物治療。這次住院是因爲自己摸到腹內有一腫瘤，而入院檢查，在門診時做過HCG test，其值在正常範圍，住院時曾做超音波檢查，發現瘤質有13公分長，因此決定手術切除，事後做病理檢查證明是卵巢部位的囊腫（chocolate cyst）；手術後第二天排氣，尿管、靜脈注射管拔除，Kanamycin、Lincocin等針劑改爲口服的Versapen S.M.P及Alugel，王太太在護士的協助下，開始下床活動；手術後第四天有頭痛現象，服用藥物panado止痛；手術後第六天拆線，並得知內部囊腫沾黏並未取淨，需續服用抑制其生長的藥物Donazol；手術後第八天出院，出院後返娘家休養，一個月後到門診做追蹤檢查。

王太太是家中次女，父親已逝，母親與長女同住在臺南，妹妹與她在北部同一家成衣工廠做事；婆家在高雄，公婆健在，以養蠶爲業，婆婆只會講客語，王太太很少與她溝通。

自我概念與女性特質

一、自我概念

這是指一個人對自己的看法，與個體的生長發育有關，不是天賦而成的。

郭爲藩（1975）將自我概念的發展分爲三個階段：（一）唯我中心期（ego centric stage），自1～3歲，此時主要是對軀體我（body self）及生理需要的認定；（二）客觀化時期（objectified stage），自3歲到青春期之前，此時主要是個人對社會中所擔任角色的認定；（三）主觀化時期（subjectified stage），自青春期到成年期，主要是對某些信念、意願及價值體系的認定。在這個過程中，由不能區別自身與周遭的未分化狀態（non-differentiation），藉著其視覺、觸覺、身體活動等神經系統的發展，逐漸認識自身與環境的不同，並與環境中人物建立客體化關係（objective relation），重視別人對自己的看法，納入社會的道德規範，形成個人的價值系統。

自我概念有時被稱爲知覺的自我（perceived self）。Combs及Syngg認爲對於個體行爲的探究，應該由行動者本身的觀點去了解，不能由旁觀者的立場妄加評鑑，因爲「人不是根據別人所見的事實去行動，而是根據自己知覺的事實而反應。」

Rubin（1968）以系統的觀點剖析自我概念，認爲在自我系統（self-system）中，包括理想形象（ideal-image）、自我形象（Self-image）、身體形象（body-image）；當眞實的自我身體形象，無法達到理想的形象時，就產生挫折，出現負向的自我概念。

由上所述可知，自我概念是一種內在的主觀感受，這是如何受到外在情境的影響呢？Cooley、Mead、Sullivan、Schilder等學者，都對此做過說明（郭，1975；Schilder, 1970）；Cooley提出他人是自己的「鏡中自我」（looking-glass self），認爲每個人對自己的知覺，是來自於他人本身的反應，這個過程中包括：

（一）想像他人心目中的自身形象。

（二）想像他人對此形象的批評。

（三）由此形象而生的自我感，如自貶、自卑、驕傲等。

Mead認爲自我概念是一個人關心他人如何對待自己的延伸，所謂他人，是指概括化他人（the generalized others），即包括許多的他人及其所屬的團體，社會學家將此稱爲參考團體（reference group），Sullivan則稱之爲重要他人（significant others），個體依據自己認定「重要他人」

的褒貶，形成對自身的反射性評價（reflexed appraisal），當這種人際互動的結果產生焦慮，就會形成「壞我」的自我概念。Schilder（1970）也提到我們對自己身體的態度，是受周圍人物的影響，經由別人的態度行爲所得到的經驗，會修改自己的身體意象（body image），這是一個認同（identification）、擬態（appersonalization）與模仿（imitation）的過程。

自我概念的建立是一種內在的作用，不僅受到外界人物的影響，同時本身的身體結構與功能的缺損、自我系統的不和諧、角色的衝突，都會改變其自我概念。Schilder（1970）提到生理的病變、情緒的衝突，使身體心像出現負向的改變，若能受到適當的照顧，是可以重建產生正向的自我形象；Rubin認爲每個人都期望自己在任何時、地，都能夠適當地表現自己（控制自己的功能與行爲），對自己身體適當的控制與功能的發揮，是一個人評鑑自己的依據，假若無法掌握自己，就會產生挫折感，認爲自己是失敗的，沒有價値的。柯氏由自我系統的觀點，指出一個人的理想自我若遠高於主觀自我，則將永無機會感受到自己的成就，且經常感到自己是很差勁的一個人；Gurr（1974）認爲這種理想與眞實的差距所造成的相對剝削（relative deprivation），是形成自我不滿意識的主要原因。

二、女性特質

許多學者認爲兩性氣質的差別，是由於彼此身體解剖結構與功能的差異所致，Erikson（1964）指出男女性器官結構的不同，因此男性傾於外向性（exterior），女性傾於內向性（interior），前者擅用分析，後者直覺敏銳；另外也有學者提到，除了生理關鍵期的因素外，大部分的差異是來自社會學習的結果，產生男性氣概或女性氣概的行爲；對女性心理有深入研究的精神科醫師Deutsch（1944）認爲，女性角色的發展，起於早年對母親的認同，到青春期第二性徵的發育，開始有月經，促使她特別注意身體內部的變化，因此形成她特別重視內在世界的特質（intensification of inner life）；Erikson對此也有相似的看法，他認爲當女性發覺自己的內在許多要注意的事，就把外在世界留給了男性，男女性各有其潛能與特質。

子宮（uterus）是維持女性特質及功能的一個重要器官，Drellich與Bieber（1958）曾調查接受子宮切除患者，她們對子宮的看法如下：（一）生小孩的器官，（二）排泄器官，（三）生理過程的調節與控制者，（四）性器官，（五）力量與活力的儲存者，（六）年輕與吸引力的維持者，其中生育是很重要的一個功能；Horney認爲求子爲母的意願，是暢流在婦女本質內重要的潛能；女性的價值體系中，給予及造就感（giving and making）是很重要的（Chao, 1977），生育行爲就具有這種特性，使女性能擔任母親的角色，達到理想的自我形象；蕭（1975）的研究指出，都市低教育及鄉村低教育的團體，對於子女的價值觀，偏向於傳宗接代及年老依靠。

此外，月經在女性特質中，也存在著某些象徵性的意義，它意味著生物性生命的成熟活躍（biologically alive），停經使她覺得生命泉源中斷，若是年輕的女性接受子宮切除術，更促使生命的凋萎，自覺是個沒有用的人，產生焦慮、憂鬱等情緒反應。

自我不滿意識

個案表現出的自我不滿意識行爲，其中包括：一、身體損傷感（sense of body impairment）；二、自我貶值感（sense of self-devaluation）；三、溝通阻斷行爲（broken communication），這些將在下一部分呈現出來。

一、身體損傷感

指個體自覺其身體功能與結構失去完整性。此包括個體的眞實經驗（real experience）與知覺經驗（perceptual experience）；前者爲實際遭遇的情況，如接受手術、靜脈注射、肌肉痠痛，後者爲個體對眞實經驗的主觀看法及猜測，如擔心失禁、貧血，自認手部不能移動、胃部功能不好等。現將其眞實與知覺經驗中，與身體損傷感有關的行爲，依身體功能與結構兩方面分述於下：

（一）身體功能方面，包括生理功能與肢體的活動。

生理的功能：飲食（水）、排泄、吸收、貧血。

肢體的活動：手的移動，換衣服、下床。

王太太在這一方面表現出，對自己身體功能特別努力地控制、限制、保護及批評、憂慮。

此次住院前，她曾做過數次超音波檢查，每次檢查前需喝大量的水（約1000c.c.），使膀胱脹大，其中有一次由於忍不住而在檢查臺上失禁，當時非常的尷尬，事後不太願意提起；住院第二天得悉要再做超音波檢查，立即緊張的詢問，「幾點鐘做？」然後計畫開始喝水的時刻，並且提到，「我以前做過好多次，現在小便都不好控制了……。」到了檢查之前，喝過水後由護士陪同到檢查室等候，當時，害怕自己膀胱不夠脹會受到檢查醫師的責怪，就在門口來回地走動著，後來，感到腹脹又輪到她，卻跑回去解小便，重新喝水，當又輪到她時，自覺仍不脹，讓別人先做，可是過幾分鐘卻感到很脹，害怕忍不住，不時地開門看看裡面的人是否做完了，終於輪到她做，可是一上檢查臺，就緊張的告訴護士，「好想解小便！」但是爲了檢查，努力地控制自己，緊緊地握住顫抖著的雙手，不時地看著醫師、望著護士，當聽到做完時，立即起身，未整理好衣服，就提著褲腰跑向廁所，後來，護士陪她走回病房時，談到「我剛才好緊張喔，現在頭好痛，全身都不舒服，腳步都不太穩……。」由於王太太過去的經驗，自覺膀胱功能不好，因此檢查前憂慮自己的膀胱無法達到可以檢查的狀態，檢查時又特別努力地控制其功能，導致事後身體的不適。手術前做完二次灌腸，見到護士就很憂慮地提到，「灌腸後，肚子有點不舒服……，裡面有點痛……會不會在手術時又解出來了……如果解出來會不會影響手術……。」又問到，「是不是因爲麻醉，手術時腸子才不會解大便？」。同時，靜脈注射之前，提到「以前打過很多藥，後來血管都不好打……」，此次換過數位醫師，好不容易才打入，因此，注射後她的手依然緊緊的握住，不敢移動，護士以被動性運動的方式協助她手部活動，然後，讓她自己動，卻只是以右手撥動一下左手（爲靜脈注射部位）的無名指；手術後，護士要幫她換衣服，起初不願意，經過再三保證才答應，在更衣的時候，很注意的觀察護士及在一旁協助的王先生，「慢慢地啦！我會害怕啦！如果針漏了怎麼辦？……」

由於王太太具有的身體損傷感，使她不僅限制肢體的活動，同時，也特別注意吃進去的東西，以保護自己的身體，任何她認爲不利於胃腸吸收的醫療活動或食物，都會提出疑慮而加以拒絕。在手術後第三天，知道針劑將改爲口服藥時，立即要求需有胃藥一起服用，當護士拿了抗生素與胃藥給她，又因爲尚未進食而拒絕服藥，後來雖勉強吃一口吐司，卻又吐出來，要等到喝過熱湯才願意吃藥，並且認爲豬肝是有毒的，對傷口不好，不能吃，出院返家後，仍認爲多數魚類影響傷口，而只吃某種魚，這些挑食的反應，都是因爲她自覺身體的功能已不如以往而表現出來的。

（二）身體結構方面，包括外表及內部的構造。

外表指身材、體重、皮膚等。

內部結構指瘤質、腸道、子宮等。

剛住院時，王太太就提到對自己容貌的不滿意，「我的臉跟我的身體都不配合……臉很老，可是身體瘦瘦的……同事也都這樣說……。」手術當天早上，望著自己的手臂，感嘆地說，「唉！這麼瘦！吃也吃不胖（又摸摸腰部。）妳看，這麼薄……，妳以前大概沒看過像我這麼瘦的人……出院後要補一補。」她期盼著出院後能改善這個不滿意的軀體。出院當天，她想知道自己體重的變化，但又怕面對它，「這麼瘦，有什麼好量的！」經過周圍人的鼓勵，到了護理站卻又退回來，「那麼多人在那裡，別人會看到啦！不要量啦！」，過一會兒，人少些才去量，「32公斤，比原來瘦一公斤……好瘦呀！這麼瘦，怎麼活呀！」認爲自己身體瘦弱到無法維持生命。

王太太婚後，尚未生子就失去子宮，對她是個很大的傷害，一直到目前，仍期盼著能恢復這個功能與結構，此次手術前，她問道，「現在有沒有可以裝一個人工的子宮……我同事說有，叫我來問問看。」

手術後，當她知道身體內部的瘤質未取淨，有一陣子躺在床上，不說話，過一會兒，才提到「生病眞不好，我就是怕裡面再長！……裡面怎麼會黏起來呢？……那些東西怎麼會黏起來呢……是不是上次沒拿乾淨？……」她不僅把這個情況與過去連接起來，同時也對未來充滿恐懼，「以後還會不會再長呢？……」手術後一個月，仍然害怕面對這個事實，「唉！醫師爲什麼要這樣講，他不告訴我就好了……」。

綜合上述可知，王太太的身體損傷感，不僅是因爲此次手術住院，影響其身體結構與功能，同時，上次手術的經驗，也強化了這種損傷感，而出現許多憂慮、限制、控制、保護等行爲。

二、自我貶值感

指個體自覺本身的能力，不能達到其價值水準、期望、理想。由於無法掌控自己的思考，以及無法發揮身體功能而出現無用感（useless）、無能力感（powerless）、無望感（hopeless）、自輕（self-demean）、自恨（self-hate）等行爲。

（一）無法掌控思考

王太太對自己的無用感、無能力感，明顯地表現在其思考過程中，她將許多內在豐富的想法，歸之於「亂想」、「想一些沒有用的事」，甚至企圖抑制這些思想活動，發現卻無法壓制，毫無能力控制自己的想法，只得一直痛苦著。手術前，她對於瘤質、腸道的功能等提出許多疑慮，卻又自評是「我又在亂想了」。出院日，曾落入沉思，想著自己出院後該如何面對婆婆、自己的母親等等日後適應的問題，可是當護士詢問時，卻自稱「沒想什麼啦！想一些沒有用的事。」後來，到門診檢查時，也談到這方面的感受，「……想多的時候，都快要發瘋了，有時候搖搖頭，想把它搖掉，可是沒有用，有時候用頭敲牆，想把它敲掉。但還是會想……我覺得活著比死還難受，活著腦子會想這麼多，不想都不行。」

（二）無法發揮功能

王太太除了認爲自己的思考活動是無用的，沒有能力控制的，對於擔任一位女性角色功能方面，也有一些自貶的感受。她曾提到，「……我好想要小孩，想得快死了，妳知道嗎？我先生是長子，鄉下人最重視長子，要有小孩，可是我現在不會生，我有時在想，要不要讓他再娶，可是又不願意。」、「我活著也沒什麼意思，只有兩個眼睛會看……活著沒什麼用，如果死了，他可以再娶，活著卻不會讓他再娶。」其中可以了解王太太意識到社會對她的期望——生小孩傳宗接代，可是自己無能力達到這個價值標準，就認爲自己是個無法發揮功能的人，對未來也沒有什麼希望，只能「過一天，算一天！」甚至自認活著沒有任何吸引力，只是在阻撓先生的再娶；住院期間，她曾問護士，「妳看我像不像瘋子？」「我沒有唸很多書，都笨笨的，……我很笨，腦子常亂想，妳看我是不是有點笨？」有時，她又把這些不滿歸咎於命運多舛，「……有時候，眞恨自己，命爲什麼那麼苦。」這種自恨、自輕的想法，雖然是受到環境中人物與個人價值觀的影響，但這些自我貶值感，主要仍是由於身體結構與功能的損傷。

三、溝通阻斷行為

指個體無法經由與環境互動的過程，表達本身的意願或得到適當的回饋。

（一）不表達自己的思想

主要表現在與先生的溝通方式，自從王太太切除子宮以後，發現王先生欲納另女爲妾，就奮力阻止，雖然達到目的，但卻仍害怕失去丈夫，因此導致她與王先生之間的溝通特別謹愼，避免某些消息傳入丈夫的耳朵，如她非常擔心出院後所面臨的社會、親人，可是在訴說這些憂慮時，卻不斷地留意王先生的去向，當丈夫走近了，她立即停止這方面的談話，「我們不要講了，他回來了！」且主動地把話題轉到身體的感覺。根據王太太表示，這種溝通情形在第一次手術出院後就存在著，王先生下班只是吃飯、看電視、睡覺，每當丈夫熟睡之際，她就開始思考一些問題，「我喜歡在夜裡很靜的時候想，所以每次都很晚睡，我先生不知道我晚睡，只怪我很晚起來、愛睡覺、不吃飯……有時候想多了，吃不下飯，就這樣愈來愈瘦。」，儘管這種互動方式無法解決問題，但她認爲「……睡覺的時候，可以忘掉很多事，不要去想它。」可見她許多的想法只存在於自己內在世界裡，不與外界溝通，當自己受不了時，就以「睡覺」來解決問題。

此外，在上班的時候，她想用講很多不關痛癢的話、與同事嬉鬧等方式來壓抑心中的憂愁，可是有時仍無法按捺住這些情緒，到工廠時，就借題與同事大吵一架，因此，同事們也都知道她的脾氣很壞；她妹妹雖然也在這所工廠做事，但王太太卻很少與其談到內心的憂慮。此外，爲了避免母親的擔心，所以許多事也不與她談；婆婆是客家人不會說臺語，更少溝通；至於鄰居們的善意關懷，「唉喲！你們家媳婦怎麼這麼瘦……身體不好，要多吃一點啦！」，她聽到心裡更是難受，卻又無法抗議別人的好意，只得把這些放在內心世界裡，不表達出來，以免傷害別人。

（二）未接到需要的訊息

主要是在手術前，她對身體內部的瘤質變化有許多疑問，當時無法得到答案，同時，她也不知道在上一次手術後，身體裡面缺少了哪些部分，由於未得到這些訊息，而呈現一種「亂想」的痛苦狀態。

人際間，經由彼此的互動，不僅表達自身的意願、情緒，同時經由他人的回饋，建立自我概念；當個體無法經由表達意見以解決問題或鬆弛情緒，也無法由外界的人物得到訊息，以了解自己的狀態，這種受挫的經驗，會加深其自我不滿意識。

疾病引發的漸減式剝削

個體經由過去的經驗、與人互動的過程，形成自己的理想、價值、期望，當她自覺本身的能力，一直無法達到該價值水準，就產生相對剝削感（relative deprivation）（Gurr, 1974）；若是期望（價值水準）沒有改變而本身能力遞減，則爲漸減式的剝削（decremental deprivation）（見圖3-1），王太太的自我不滿意識，正是由此產生的，她一直期望著自己能生個小孩，可是一年前切除了子宮，現在又因卵巢內瘤質，再度入院手術，接連著的身體結構與功能的改變，使她能力更微弱。這種自我不滿意識，主要表現在：身體損傷感、自我貶值感、溝通阻斷行爲，此三者之間存在著一種循環的關係（見圖3-2）。

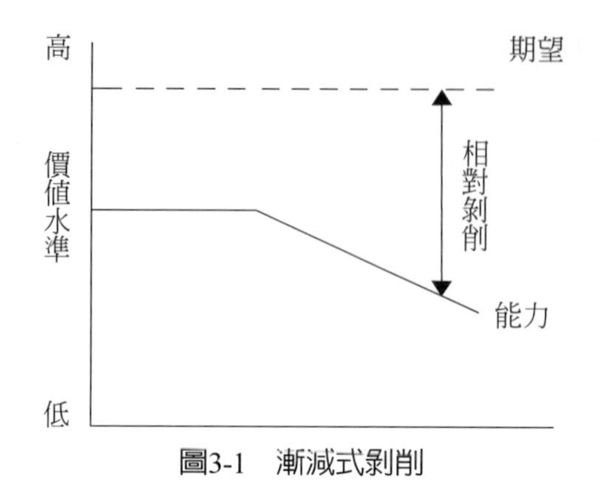

圖3-1　漸減式剝削

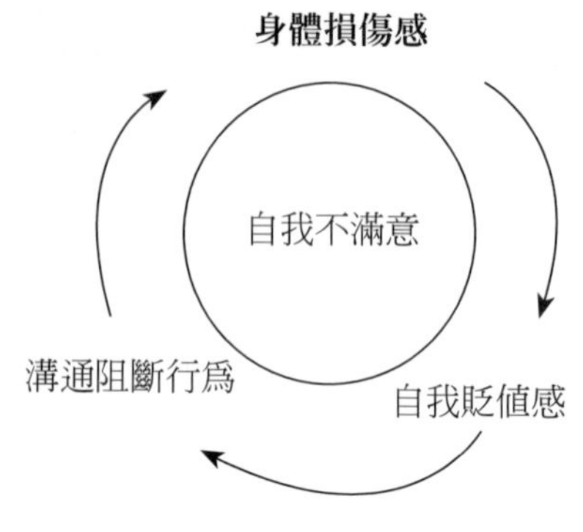

圖3-2　自我不滿意識之概念模式

王太太已失去子宮，無法生育，現在體內又長瘤質，身體完整性再遭破壞，加深身體損傷感，因此覺得自己不具任何女性的吸引力，成爲一個沒有用的人，認爲丈夫會不喜歡她，爲了保有丈夫，使自己不致成爲他口中笨得只會亂想的太太，促使她與先生的溝通特別戰戰兢兢，認爲許多的「亂想」只能存在自己腦海中，是不可告人的，而出現溝通阻斷的行爲，此種行爲，使內在的焦慮無法適當發洩，結果又產生失眠、缺乏食慾的現象，身體情況更差。這個循環的過程，印證了Schilder（1970）對疾病的理論，他認爲人的身體（body）與心理（mind）是相互影響的，有些時候此作用是向心的（centripetal），即身體器官的變化，造成自我心理的改變；有時是離心的（centrifugal），即自我心理的變化，影響身體的功能，前者多爲器質性的病變（organic disturbance），後者多爲心因性的病變（psychogenic disturbance），但是疾病的發生是在向心、離心兩個方向不斷地遊走著，很難判定疾病是獨屬於某一方向的，因爲人的心理與身體是分不開的。

Deutsch（1942）曾由心理分析的觀點，探究手術的意義，她不完全贊同Freud的看法：手術會帶來害怕被閹割（fear of castration）的感受，而認為成人對手術的態度，主要決定於：一、早年的兒童經驗，二、早期的精神傾向，對女性而言，手術好像生小孩一樣的痛苦，會出現類似的害怕與焦慮（fear of delivery），男性則由於手術的部位關係，產生被閹割的焦慮（castration anxiety）。王太太在一年前經歷切除子宮的手術，其中許多不愉快的經驗，於此次住院期間，陸續地被她由記憶中提出來，超音波檢查之前，回想起以前做此檢查時，控制不住膀胱而失禁；手術後第一次拿到口服藥物時，想起上次吃藥後胃不舒服；準備第一次下床時，想起上次下床時頭暈；上述這些經驗形成她知覺自我的一部分，確實影響當時的行為，如害怕做超音波、不肯吃藥、不願下床等。另外，手術之前，她想到過去麻醉後醒來，噁心嘔吐的情形，又想到上次手術後又做了化學治療，使頭髮掉了、皮膚乾裂、無人照顧的痛苦經驗，因此非常害怕這次的手術，她曾提到，「以前沒做過就比較不怕，我上次做過，這一次就比較害怕。」顯示出她過去經驗形成的精神傾向，影響對這一次手術的認知，由於她過去沒有生產的經驗，因此手術前出現的感受，並非類似「害怕生產」的焦慮，而是與她上次手術經驗有關。

王太太對自我的看法，除了根據過去經驗之外，環境中的參考團體也影響她的自我概念。王太太的母親、公婆都住在南部的鄉村中，她本身只接受到小學的國民教育，於永和一家成衣工廠擔任拷克的女工，王先生為高工畢業，也在成衣工廠做事，他們都認為傳宗接代是很重要的。回婆家時，鄰居會問到她的身體；上次住院後，丈夫在外結交女友，認為丈夫及其女友均看不起她；同事說她臉孔顯老、身體太瘦、脾氣不好；先生認為她國語講不好，笨笨的愛亂想；母親會擔心她的身體等等，這些重要人物的看法、態度，使她更不滿意自己。住院期間，也由醫護人員的態度、看法來認識自己，曾提到：「我好瘦喔！妳大概沒看過我這麼瘦的人！」此外，她會向外（醫護人員）收集資料，以了解自己的身體情況，例如要求護士告訴她現在傷口的情形等；工作人員對她的態度，也影響了她對自己的態度，她曾提到，「……你對我這麼好，沒有因爲生病而看不起我，我也就想要對自己好一點……。」這不僅證明Schilder所提的，人對自己身體的態度，會受周圍人物對她身體態度的影響，同時，也更是我們護理專業人員，可以發揮獨立性功能的場域。

曾經有一位43歲育有三個小孩的婦女，她認爲切除子宮是件愉快的事，因爲自此她不必再爲月經而煩惱，但是同樣的手術，對王太太的意義卻不同，甚至使她貶低自己，對自己不滿意，這些差異主要由於過去經驗、家庭及周圍重要人物的看法、社會道德價值觀念，以及本身當時的處境。當一個人失去自己認爲非常重要的身體器官或功能時，這種身體上的創傷，也造成心理或心靈的傷痛，進而產生了自我不滿意識。

結論

王太太成長於中國的農村家庭，婆家也是相同的情形，都認爲傳宗接代是非常重要的，可是王太太新婚不久就失去子宮，又再因內部瘤質而住院接受手術，使身體的能力更形衰弱，但是她的期望、價值觀卻一直沒有改變，產生日益加大的漸減式剝削，造成自我不滿意識，此種意識主要表現於：(1)身體損傷感，(2)自我貶値感，(3)溝通阻斷行爲，此三者互相影響，成爲循環的關係，使不滿意識一直存在著，由於她非常重視自己的生育能力，如今失去了，就認爲自己毫無用處，沒有生存的意義與價値，造成很大的傷害，因此要改變她這個自我不滿意識的循環鏈，是需要時間繼續探討的。

研究者於收集資料時，穿著護士服，以護理研究生的角色，進入照護場域，不僅直接護理病人，同時要把握住任何觀察的機會，注意力都在病人身上，自己的活動只是環境中的背景，個案表現才是主體。每個照護結束後的傍晚，隨即回顧一天中的照護活動，以護理過程的方式記錄下來，定期與指導教授討論，檢視自身與病人的互動，思考個案的處境（不停地反思照護活動），探索更合宜的照護方式。這種以個案爲中心的方式，不僅促成研究的產生，同時促進專業能力的發展。

引導反思

身處於1980年代臺灣社會，此案例面對傳宗接代的文化壓力，已切除子宮的她，當時提出一個問題，「現在，可不可以裝一個人工的子宮？」此問題於40年後的今日，依然無解，起而代之的是代理孕母、借腹生子等議題。雖然是不同年代，但都存在著對生育能力的關注。人工子宮的作用對象是自己的身體，代理孕母或借腹生子的作用對象是他人的身體。雖然，兩者都重視女性身體的生產功能，但這兩者的立場與心態截然不同。

無法生育的挫折感，影響自己的睡眠與生活型態、對自己的信心，甚至與人的互動方式。這種來自身體功能失序的挫折，進而影響自己的身心健康，使自身陷落於自我不滿的循環。護理人員如何破解這從身體損傷、自我貶值，以致溝通阻斷的惡性循環？

住院初期，先生來訪時，總會出現嘲弄她的言語，如國語不標準、身體不好……。護理人員只是觀察著這些夫妻互動方式，也不多說什麼，依舊專注傾聽病人，關注她的需要。卻在出院時，聽到先生主動表示要幫太太做一件衣服，並且不再以輕蔑的語氣對太太（病人）說話。這種夫妻關係的變化，讓年輕的護理人員看在眼裡，喜上心頭。這份喜樂與信心成爲日後持續學習與工作的動力。

兩週的照護行動，可以變化一個家庭互動？可以重建一個人對自己的看法？如果答案是肯定的，想繼續問，這種變化是來自言語的勸導？還是來自愛的行動？什麼又是愛的行動？

參考文獻

朱蒙泉（1976）。*家庭動態心理學*。臺中：光啓出版社。

柯永河（1980）。*心理衛生學*（頁28-29）。臺北：大洋出版社。

黃榮村。我對婦女問題的一些看法。*中國論壇*，*5*(11): 24-27。

郭爲藩（1975）。*自我心理學*。臺南：開山書店。

蕭崑杉（1975）。子女價値分析。*思與言*，*13*(1): 46-53。

Chao, Yu-Mei (1977). A Habitual Aborter's self-Concept During the Course of a Successul Pregnancy. *MCNJ*, *6*(3): 165-175.

Deutsch, H. (1944). *Psychology of Women (I, II)*. N.Y.: Grune & Stratton.

Deutsch, H. (1942). Some Psychoanalytic Observation in Surgery. Psychosom Med., *4*, 105-l15.

Disbrow, M. A.. Changing Roles & Self Concepts of People. In Clausen, J.P., et al (ed.): *Maternity Nursing Today*, *64*, 5-23.

Drellich, M. G. & Bieber, I (1958). The psychological Importance of the Uterus & Its Function. *J. Nerv. & Ment. Dis.*, *126*, 322-335.

Erikson, E. H.(1964). Inner & Outer Space: Reflection on Womanhood. *Daedalus*, Spring, 586-606.

Gurr, R. (1974). *Why Men Rebel*. New Jersey: Princeton Univ. Press.

Richards, D. H. (1973). Depression after Hysterectomy. *Lancet*, August 25.

Richards, D. H. (1974). A Post-hysterectomy Syndrome. *Lancet*, Oct. 26.

Rochilia, G. (1975). *Grief & Discontents*. Boston Little, Brown & Comphny.

Rubin, R. (1967). Attainment of the Maternal Role. *Nursing Research, 16* (3): 240.

Rubin, R. (1968). Body Image & Self-esteem. *Nursing Ontlook*, June, 20-23.

Schilder, P. (1970). *The Image & Appearance of the Human Body*. N.Y.: International Iniv. Press, Inc., 2nd. Printing.

Sullivan, K. A. (1973). Feminte Identity Development of the Adolescent Girl. *MCNJ*, Fall, 221-228.

第四章 照顧情境的專業自我

前言

照護倫理關係的發展，是立基於能清楚定位彼此所處的時空，因此，醫護人員需要具備清明敏銳的定位能力，區分自己與他人的經驗、價值、信念、意願。經由深切地明白自己的處境與所擔任的角色，能讓自身擔負起療癒性功能（therapeutic use of self）（Chinn & Kramer, 1999; Fredriksson & Eriksson, 2003）。

由於受苦（suffering）的被動性，使得關懷性對話呈現一種雙重的不對稱（asymmetrical）關係，這種雙重不對稱關係性是指，醫護人員一方面是擁有療癒能力的人，但另一方面，是無法眞正免除他人受苦的無能爲力。因此，醫護人員需要認識自己以及病人如何進入關係中自我詮釋的循環，發展能夠與病人談述其受苦經驗的承擔。此責任的承擔來自專業的自主性（autonomy）（Fredriksson & Eriksson, 2003），而自主性則與人的自信力（self-trust）有關（McLeod & Sherwin, 2002）。當相信或是感覺自己有能力做正確的判斷，就容易出現擔負起照顧責任的自主性。相信自己的能力，需要建立屬己的知識。建立個人屬己的知識時，需要問到「我是否知道自己在做什麼？我是否做出我所知的道理？」（Chinn & Kramer, 1999）。知道自己在做什麼，可以繼續追問，我如此做與他人的關係是什

原文出版於：蔣欣欣、陳美碧、蔡欣玲（2003）。建構照顧情境中的專業自我——自身與他者之間。*本土心理學研究*，*19*，201-226。

麼？

醫護人員的角色是因病人的存在而成立，兩者之間具有相互創造的互為主體關係（intersubjectivity）（蔣、余，2001），彼此在意識與潛意識上相互作用（Natterson & Friedman, 1995）。雖然自我與他者之間會出現排他性，但也有包容性以相互生發（mutually empowering）（Canales, 2000），其中蘊含「充滿內容且相互投入的我們關係（mutual tuning-in relationship）」（Yu, 1999）。莊子提到「非彼無我，非我無所取」，「我」的存在是因著「彼」而生，我是因他而存在；同時，「我」具有選擇性，我可以決定以什麼觀點看待自己，或對應他人。

相互投入治療活動的關係是動態的、屬於情境式的，隨機而發、沒有預設立場，眞理的經驗由雙方對話互動中逐漸被揭露，同時，不斷挑戰當下呈現的眞理經驗。這種不固守原有的，才能保持創造力，也就促成專業自我角色功能。此關係中的個體，是有各自存在的狀態，海德格稱為「此有」（Dasein）。護理照顧的場域中，護理人員與病人都有各自的「此有」與「存在的場所」，當發生互動關係時，彼此的「此有」構成一個由「時間歷程」與「空間位所」所交織的關係場域，也是一個提供自我超越的場域（汪文聖，2001a）。在此不同時空交織的場域，可以藉由觀看你與我之第三者（the third）的內化或內在劇像化，促成超越自身的可能性（Kernberg, 1997）。經過第三者檢視自己內在經驗，利於理解他人的經驗；體察外在世界，利於重構內在經驗世界（蔣欣欣、張碧芬、余玉眉，2001；蔣，2002）。透過沉浸於外在與內在世界裡的深入探索，才能深刻地發展專業人員心情與靈魂的深度。此專業自我的探索，需要每個人從個人生活中觀察自身觀看（投射）的角度，包括對生活中的事物、對其他人、以及對自身（項，1995），過程中需要時間的延遲與空間的距離，讓內存的第三者提供眞誠觀照以及反省的素材，助於探究專業自我的角色。

對於專業角色的探究，需要當事人眞誠面對自己的工作經驗，這種眞誠的對話，不僅促成研究的進行，也可讓當事人由對話中創生。不預設主題的團體對話，是在營造第三者出現的氛圍，產生鏡照（mirror reaction）功能，意指個人可以從別人身上發現過去從未注意到的部分自我（Foulkes, 1984; Kutter, 2001; Muller, l996; Pines, l998）。透過個人內在、人際之間、以及超個人之間運作而看清楚自身的處境。團體具有孕生（culture of embeddedness）與探詢（culture of enquiry）兩種文化。孕生的文化，使得團體成員能夠對其他成員、團體領導者、或團體情境產生強烈的依附關係（attachment），發展出自主性與連結感；探詢的文化，是彼此願意去接納、凝聽他人的觀點，體察自己的眞我，也關注其他成員的眞我。團體之孕生與探詢的文化，不僅使人清楚自己與他人的關連，也學習與他人的互動，但是照顧關係中護理人員專業自我如何跟他者互動？本章分析護理人員團體的對話，找出專業自我的樣態，作爲定位與調整自身的參照。

對話團體之簡介

本章的對話團體，包括病人及護士兩階段，分別在精神科與腫瘤科的單位。

此兩階段團體，每週一次，共進行十二次。先是病人團體（50分鐘），之後由原先擔任觀察員的護士進行團體對話（50分鐘）。兩階段式團體具有三種功能：一、教學：示範帶領病人團體的過程，二、服務：建立護理人員團體對話的時空，三、研究：經由觀察病人團體形成護士對話的共同素材，利於探究專業自我的進展。

參與團體之護理人員，護理工作年資平均爲7.1年，年齡爲23至48歲

（平均30.5歲）之二專、三專、大學或碩士畢業女性，在該單位工作0.2至10年（平均3.7年）。此外，成員半數無宗教信仰（占50%）。在腫瘤科護士團體每次有3至8位成員參加，平均每次有4位成員參加；在精神科護士團體每次有6至8位成員參加，平均每次有7.4位成員參加。

初步分析護士團體對話，精神科護士團體討論主題偏向自己、家庭、團體；腫瘤科護士則為自己、病人與護士、病人與家屬、病人與病人的關係（見表4-1）。根據此初步分析，再找出與專業自我有關的內容，將之區分為四種樣態。

專業自我的樣態

基於護理人員所處對於外來的召喚與質詢有不同的對應，可以將專業自我分為四種樣態：保存自己、以己度人、由人觀己、超越自身。

一、保存自己

面對困境時，受限於所處時空，以封閉自己或選擇離開。有時，不自覺地封閉自己，只關注於例行的技術；有時為保存自身，就更換工作環境。

某位第一年工作的護士這樣描述：「在腫瘤科很多病人每天都在打藥，接受化學治療，很難有空跟病人說話。因為很忙事情多，很多東西要做。剛來一個多月每天都延誤下班時間。後來病人說什麼，只有生理上的抱怨會記下來，但是心理上的問題就沒做，時間又不夠用，我就封閉自己，不會去表達，因為事情都做不完，時間久了，就會逃避。」

處於此種時空狀態，人失去眞誠存在為人的立場，而是被視為物的存在。使得護理人員每天三個班別之間的工作交班時，進行交班的重點大部

表4-1　護理人員團體對話的主題

團體主題	精神科團體	腫瘤科團體
相同	‧參加團體的動機、感受 ‧團體的隱密性 ‧團體對個人的影響	
相異	關於自己 ‧對生活中衝突事件的處理與情緒反應 ‧身體警訊與心理意念對健康維護的影響 ‧環境（人）給自己的啟發 關於家庭 ‧家人相處的衝突與化解方式	關於自己 ‧選擇安寧療護的原因 ‧一般人對護士的期許 ‧自己的人生方向 關於病人與家屬 ‧生病對一個家庭的衝擊 ‧護士如何化解病人與家屬間的心結
	關於團體 ‧團體中的沉默 ‧團體成員對團體主題之交集 ‧分享宗教的顧慮及影響	關於病人與護士 ‧護士對病人死亡的感受 ‧護士能給癌症病人什麼 ‧病人對護士的影響

分都是關於病人的身體症狀，很少交代病人生活上、情緒上的需求。

另一位曾經於手術室工作的護士，無法承受其過於重視技術操作的工作環境，因此決定調離該單位，她比較不同工作環境：「我覺得手術室很封閉，因爲憋在那邊一整天，我還是想要講話。我覺得在普通病房比較有機會跟病人講話，可以放鬆，自己也有機會練習與人溝通。」

上述兩例指出工作的情境造成自我封閉，由此引發的不安有不同的出口，其一是沉淪於被拋擲的世界，每天僅能應付著例行公事。另一是投身後的不安成爲尋覓出口的動力，建立外在環境與內在世界的通路，兩者以不同的方式保存自身。護理人員專業自我的發展歷程，時常面臨無法恰當發展良善照顧的道德壓力，內在的自責，最初常以不同的自我保護方式呈現，包括離開護理工作、責怪護理行政措施或醫院體制，以及避免與病人間的互動（Kelly, 1998），這些由外在制度或內在自我期許造成的受苦或自我疏離，卻可成爲發展專業自我的種子。

二、以己度人

護理人員在面對困惑的照顧情境，以己身的經驗、信念、價值、意願，評斷他（病）人的活動。這是人際之間常用於理解他人的一種方式，若停留於照顧者自身的立場而不思考對方的處境，容易形成一種自我中心的照顧。

某護士提到在照顧一位呼吸困難的臨終病人時，如何以自己的信念、價值評估病人的處境，而產生照顧方式的抉擇：「他就一直看著我，我不太記得他講的話，只要我去那邊他就告訴我，他覺得吸不太起來快斷氣，用氧氣也沒有改善，一直覺得吸不到氣，他（很痛苦）卻又是意識清醒，所以會想把他打昏，因爲家屬也很難過一直在旁邊哭，如果（意識）不清楚還好處理。」這位年輕護士雖然對臨終病人照顧經驗有限，但察覺到病人的呼吸及家人態度會徒增病人的不安，感受到爲他人受苦而苦，此時以己身的立場思考對病人較好的照顧。

某次團體治療時，一位躁鬱症的病人出現當場尿溼褲子的行爲。當精神科護士團體中討論病人行爲的不恰當時，一位具有多年照顧精神病人經驗的護士，提到：「這是因爲他症狀的關係，因爲他忙著聽……別人講，然後他太忙了，以至於像我們其他病人都會忘了吃飯、忘了喝水，他是忘了去尿尿。」

上述兩例中，對病人處境的評估，涉及自身經驗與視域的開展。相互交織的互為主體立場，能夠引發專業人員內在省察力，增進對病人的同感能力（Segalla, 1996）。

三、由人觀己

對方的處境，觸動自身內在的經驗，引發護理人員觀看內在自我。反思個體與自己、個體與他人間的關係，包括觀照與經驗再現。

（一）觀照

由病人的行為引發護士反思自己的信念、價值。

前述於治療時失禁的躁症病人，引起護士回憶一位罹患泌尿道感染的同事，進而反觀自己：「因為工作很忙常憋尿，就得了泌尿道感染。我們好像也常常忍住自己的需求，然後多給別人一點。」此言語促發團體討論給予或是照顧的意義。另位護士提到：「我們會自以為是的給別人很多東西，或是care（照護）別人，忽略掉自己身體一些反應，像病人忘了去吃飯，忘記去上廁所，我們應該要去想想自己怎麼了。」

除了對他人身體經驗的關注，引發內在經驗的觀照之外，也經由評斷他人的團體對話中引發自省。一位護士提到團體治療活動中，想要干預滔滔不絕的病人：「我坐在這裡（觀察員的位置），很想去踢踢他的椅子提醒他（少發言）。」經過一陣討論此不當行為之後，護士提出另一種觀點：「每個在團體當中的人，都有他想要表達的東西。沒有所謂的對或錯，但是他們就是把自己投入這個團體當中，也不會在乎外面有誰在看他，當時是暢所欲言的，沒有阻礙的。其實有時候我自己好像都會這樣子」，除了，以病人為鏡的自省之外，也發現病人不當行為的意義：「讓大家注意力轉移到他身上，然後有相同症狀的人，就這樣開始分享自己的症狀，促成團體互動。」

（二）經驗再現

病人的處境引發護士個人生活經驗的再現。

一位在安寧病房工作的護士，在團體中提到照顧一位臨終老太太的經驗。當時，她很擔心因爲自己休假而失去爲老太太送終的機會，護士對自己的擔心也感到好奇：「爲什麼我會期待幫她做這些事？」她後來想到，這個病人與自己奶奶年齡相仿，使她想起奶奶過世時，年幼自己的慌亂與無助；照顧這個病人時：「當時是有點難過過度了，突然覺得很疑惑的一點是，她剛好留到我上班（過世）或許是個緣分，她的遺容我也都有全部看到，覺得她很平靜，後來到我幫她擦身體、氧氣拿掉的時候，那時候我的心情比較平靜，因爲我覺得她算是解脫了。」這個病人勾起護士觀照與重整自己年幼的無助與無力感，透過此觀照與照顧行動，自身體驗到另一種面對死亡的平安與解脫。

四、超越自身

以開放的態度認識他人與自身兩方面的處境，突破原有的觀點找到存在的位所。護士面對照顧病人的困頓，提出個人的疑惑，透過團體對話明白病人的處境，成爲以個案爲中心的照顧者。

工作於癌症病房的一位護理人員在團體討論時提出她照顧一位末期癌患的挫折經驗：「其實我覺得那是一種掙扎，家屬的心情應該是兩邊，當他脆弱的時候，就想說算了放棄好了，不要讓他那麼痛苦，可是又不捨，又會游移回來，會隨著不同時間、不同情境的時候心境不一樣。」

另一位護士則提出照顧此病人的經驗：「後來，從他兒子那邊知道他心裡什麼都講開了，都交代了，有一些事情之前都沒交代，像一些什麼房地產啊，都交代好了，就覺得啊，他心中應該比較沒有牽掛了。」透過相互提供訊息的對話，放下對臨終病人與親人間的不捨，這種團體對話中的情感契和（attunement），讓護理人員能超越原有的想法、感受，但是，有時訊息交換不能解決照顧的困境，需要透過深入的對話。

有位護士談到某個在走廊上哭泣的母親，多年來，她一直陪伴照顧20多歲、罹患嚴重型再生性不良性貧血而無法下床活動的兒子。母親的傷心，是因爲病人怪罪母親把他生下來，卻又好像不甘願照顧他。護士初期採以己度人的態度，「病人好像比較自私，不會考慮別人，其實媽媽是整天陪伴他的。」

護士看到母親傷心的面孔，心中產生想要幫助她的念頭，接著提到：「我實在不知道該怎麼去輔導他（病人）……社工人員有沒有辦法……？」但是，由團體對話中開始考慮到社工人員的立場：「跟病人關係不夠的話……很難切入這個情況。」因此，開始探究自己該如何介入，團體成員提到：「其實，母子兩個人都在受煎熬。」、「他們兩個人應該都有一些想法，可是他們沒有互相對講。」

此時，護士開始不再責備病人的不孝，而注意到病人的感受：「也許之後他也很後悔，爲什麼對他媽媽講這些話！」因此，她想到提醒病人關心媽媽，準備向病人說：「唉！我那天看你媽媽很傷心喔！」

團體成員繼續探詢：「他不知道媽媽傷心……？」、「他的那種憤怒啊！其實到底是怎麼來的？」、「他對媽媽發出的那種憤怒，眞的是針對媽媽？或是對自己困境的一種抗爭？」經過一陣探究，護士跳脫對病人不孝的論斷，而能注意到母子雙方的處境，並且找到促進彼此溝通的方向。

影響專業自我的因素

護理人員爲他人受苦而苦的四種專業自我樣貌，顯現護理人員存有的「被拋性」、「投身或沉淪」以及「籌劃」（汪文聖，2001b），保存自己，是過去的我沉淪於被拋擲的情境；以己度人或由人觀己，是當下的我投身於人與物的交流；超越自身，是考量彼此的處境而對未來行動產生抉擇與籌劃。專業自我的建構，源自時空變換及彼此的動態關係。影響此專業自我的因素，包括科技制度、生活歷史以及他者的召喚（圖4-1）。

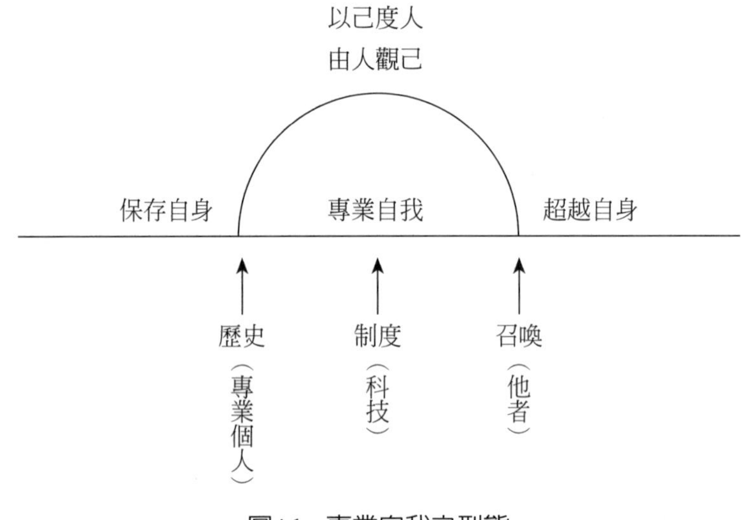

圖4-1　專業自我之型態

一、科技制度

科技發展改變醫護專業服務內容，但是專業人員需要小心檢視這些科技內容的進步，是否帶來更好的生活品質，也不能忽略科技制度對專業自我的影響（Bowden, 2000）。對科技的觀點，不僅需要由工程技術層面改進，也要注意技術人性化的提升（Barnard, 2002）。科技是無法消除地侵入我們的生活，我們無法遁形地生活其中。然而，依據海德格對科技的觀點：「只由技術角度看待事物，容易否認事物的其他面貌……」（滕，1996），如果持續偏重於技術層次，不僅病人不見了，照顧者的角色功能也將消逝（蔣、余，2001）。技術可能不僅限定事物的呈現，也限定照顧者的視域。當照顧者被困於技術的視野，世界的豐富性被遮蔽，人的豐富性也被剝奪。因此，照顧者的自我封閉，可能會使自己在無意識中變為造成他人不幸的加害者（蔣，2001）。

醫療場域過於重視科技，容易把病人物化成某個治療的器官，或是治療技術活動的對象。雖然將病人化約成需要治療的器官，才容易不帶個人情緒地穩定完成手術的過程。但是，要提醒自己，技術本身，只是方法，不是目的。

當前科技導向的社會，技術似乎超越人的價值。過於重視技術執行，無形中限定對人自身深藏奧祕的探求。這種情形如同海德格所指出的一種對他人的照顧，是為了自己的立場，不是幫助對方真誠面對自己內心之所繫；亦即照顧者可能宰制被照顧者，使被照顧者失去對自身牽掛之責；沒有牽掛，也就無法產生憂懼、不舒服，更難經由決斷、籌劃邁往存在自我超越之途（汪，2001a，2001b；Heidegger, 1962）。因此，執行專業照顧時，需要反省自身是否宰制受照顧者的生活。倘若照顧活動是僅在保存自身，或是存有個人的執著，掉入自己的陷阱，總是採取一種習慣性的防衛（defensive routine），無法審視自我的心智模式，因而養成「熟練的無能」（skilled incompetence）（Senge, 2001）。此種無能之苦，唯經返身內省，調整科技與我們的關係，才有機會超越科技的限制。

二、生活歷史

人是具歷史性的存在，常把過去生活史中經驗了解的東西移至現在

（唐，1984），因此，與時推移的生命感覺，深切地影響專業自我的形成。人是隨著時間展開自己的生命，最初站在自己的立場，依過去的經驗，保存自身或以己度人。若局限於此，則不僅失去開放自身眼光的機會，也易扭曲他人的經驗，限制其發展的可能性。此時注意到自身的有限性，由人觀己，調整自身，形成超越的態度，才容易進入他人或對象的空間。這種內在實質行動，是透過身體性及與之直接相關的生命感覺，探究一種自身「可觸及之世界」、「可再觸及之世界」、「可能觸及之世界」（游，1999）。心理學家羅哲斯指出：眞正的自我是可在自身體驗中找到的，而不必以外物強加於其身。此時，人需要對自己的體驗開放，開放地知覺自身的感覺與態度之後，也會敏覺於周遭的事物，而不再以自己過去的看法看待事物（Rogers, 1990）。透過對他人身體經驗的體察，注意到自己曾有的體驗，透過身體的體驗接觸世界，如此透過經驗去了解經驗，建構另一個可能的世界，走向我們共有的世界，進而形成對於「我」的整理功夫，對於「你」的尊重理解，以及對於「他」的開放性。

與時推移的生命感覺，能在專業自我的成長歷程中刻畫出痕跡，是基於一種眞誠屬己的投身、反身與對話（蔣，2002），產生一種發生於照顧活動當下的實見、此活動所勾起過去經驗世界的顧見，以及活動所隱含的未來方向的澈見（項，1995）。經過不同時間中實見、顧見，與澈見的觀己、觀人歷程，促成意識內容活躍地流動。因此，專業自我不是一個停滯的樣態，而是一個流動的過程。

三、他者的召喚

他人的受苦，召喚出我們的惻隱之心。每當看見他人的臉孔，就被這臉孔呼喚與質詢，引發對他人的無盡責任（劉，2002；Levinas, 1998）。當護理人員面對召喚時，實際上是統合著生活經驗中的自己、專業技能塑造的立場，以及現場互動時的處境於一身（蔣、張、余，2001）。以己度人，顯示面對他人時，個人內在被喚醒。由人觀己，是對他者的閱讀中看到隱約的自己。這樣一個複雜的角色運作，基本上是需要一個清明的自我，能夠看見我的觀點、清楚對你的責任，同時注意到現場當下我與你之間的關係與互動。案例中，病人母親的軟弱，喚醒護士對這位母親的責任，以及苦於不知如何化解母親的負擔。透過團體引發的不同觀點，探究事物的眞相。藉著對話中，自己與他人不斷地提問，事物的奧祕就逐漸向我們敞開。

他人的苦難召喚出「以己度人」的理解，透過清明的自我，能超越原有觀看的眼光，產生一種當下的自由與解放（超越自身），進入眞正了解他人。即是用內在知覺捕捉世間共有的情感，能夠把他人心中的經歷複製出來。因此，「觀照」或「看」不是用「肉眼」去看，而是用「思想」去看，或是用「精神的眼睛」去看（黃，2002）；是一種先把別人納入自己，自我產生變形，經過這個暫時性的內射，然後把這變形後的自我再向外投射，這是對他人心靈考察的必要條件（芮克，1980）。因此，召喚是透過身體的經驗，加以描述，再進行理解，引發感同身受，進而深化專業自我。

專業自我的陶養是一個由原初未檢視的接受、明瞭、連結、綜合、行爲的歷程，過程中需要了解自身或專業中受到的壓制（oppression），經由一些方式加以處理（catalyzed），促進本眞性的發展（Robert, 2000）。先認清存在的束縛，才能清明地立身於照顧情境，脫離自我中心的立場。順應著互動的處境，適切地展現自身，才可能發展人本的照顧方式。

若想解除專業或自身中的束縛，需要一個第三者或是過渡客體（transitional object），處理我（me）與非我（not me）、眞實與虛幻的緊張關係（Ogden, 1994；蔣、余，2001）。團體對話具有第三者或是過渡客體的位置，幫助參與者自由自在的觀照，其中語言越具自發性，越有益於當事人處境的康復，也就是能經由承認他者，調整自我與他者的關係（沈，1997）。同時，團體對話是一種離開現場的、具有時間的延遲與空間的距離，照顧者在述說個人照顧經驗時，是將自己的經歷客觀化，由主位嘗受者退爲站在客位的觀察者，此時利於第三者的進入，達成自我的展現與表達（劉，2002），促成同感性對話（empathic dialogue），由我自身，進入他者，同時又反觀自身，產生一種對他人的感通，使得我的經驗與他人的經驗在聚精會神之中往復迴流。此時的自我表達是一種有感覺的反應（felt-response），一種有感而發的，不能以強迫的方式進行，只能透過指引與邀約。同時是與利害無涉、物我兩忘、超離利害計較的一種無限自由（Garden, 1995；林逢祺，2000）。這種超越性的立場，脫離一種自我與他者互惠的存在，而融爲人我爲一（oneness）的存在（Osterman & Schwartz-Barcott, 1996）。這種忘我，卻又隨時觀察互動現場我的處境，能促進自我超越，產生一種本眞的（authentic）的照顧。

結論

當人無法逃避他人的苦難，自己內在不免也感受到痛苦、疏離，不滿等情緒，容易出現習慣性防衛或熟練性無能，挑戰著外在之規範與內在之自我期許。因此，健康照護專業人員需要時常調整自己，除了對生命外在事物做更多、更深的反思，也需要有清明的第三隻眼睛，用心認眞地審視自己。專業角色的展現是透過雙方互爲主體的動態關係而發展，專業人員透過動作、姿態、語言將意念擴散出去，同時，及時排除自我，把目光投向當下互動的對象，又能從旁關注自身所處專業角色的狀態；那是一個不斷生發的過程，而不是一個靜態定著的成品。在實踐當下能及時排除自己，抽身靜觀，保障自己身心不受到傷害，是需要來自專業實踐而建構的屬己知識。本章根據實際護士團體對話內容之分析，找出四種專業自我與他者互動的形態；依其自我的開放程度，分別爲保存自身、以己度人、由人觀己、超越自身。此專業自我的探究，偏向於他人與自身之間的關係，但是實際上兩者存在於社會歷史脈絡之中，受到科技、歷史經驗、召喚對專業自我的影響。作爲一個在現場的專業人員，時常有意識或未意識地遊走於不同的專業自我狀態，困頓中的封閉，或轉換以保存自己，並在歷史的經驗中，累積創造的泉源。正視自身在現場的身體經驗，無論是度人或是觀己都爲超越自身的基礎，由行動中明白自己存在的狀態，清楚地定位自身，得以發展良善、負責的照顧。然而，這些不同存在形式的專業自我，如何營造不同的照顧形態？如何藉由與他者互動時，建立本眞屬己的倫理關係，構成人我爲一的超越立場，是專業自我發展上值得繼續探討的議題。

引導反思

人都是生活於情境之中，所呈現的角色行爲，是配合情境的演出。個人的生活世界，存在著屬己的自我；專業活動裡，又扮演著合乎專業的自我。故文中指出從事專業活動時，自我游移於保存自我、以己度人、由人觀己、超越自身之間，其中的以己度人、由人觀己呈現著彼此的觀照，也可合併稱爲鏡照自我。在2003年SARS疫情爆發，這種不明病因、無藥治療且易致死的流行性疾病，讓社會大眾充滿恐慌。當時，有些護理人員離職，有些醫護人員遭感染而被隔離或不治，但也有些護理人員即使被鄰居或社區視爲「感染源」而遠避，仍基於「病人只有我們」的感知，超越自身安危而堅守崗位（蔣，陳，蘇，2006）。

唐君毅（1980）將人格區分爲自然人格與精神人格，自然人格是由社會文化陶養出來，精神人格則是不僅接受陶養，也能轉而陶養所生息的社會文化。當專業教育與生活經驗培養著自然人格，專業人員擁有的精神人格可以使世界更好，但是在創造更好的生活之際，是否時常反觀自身，隨時保持正確的方向？

參考文獻

沈清松（1997）。復全之道──意義、溝通與生命實踐。*哲學與文化*，24，725-737。

汪文聖（2001a）。精神病患之照顧存在性的現象學探討──理論的呼應與疏通。*國立政治大學哲學學報*，7，269-306。

汪文聖（2001b）。醫護倫理之存有論基礎初探：從海德格走向優納斯。*哲學雜誌*，37，4-35。

林逢祺（2000）。美感與道德教育：論道德教育的審美判斷。*教育資料集刊*，25，127-138。

芮克（著），孟祥森（譯）（1980）。*內在之聲*。臺北：水牛出版社。

唐君毅（1980）。*人文精神之重建*。臺北：台灣學生書局。

唐君毅（1984）。*人生之體驗續編*。臺北：台灣學生書局。

項退結（1995）。孟子與亞里斯多德對人的定義──從海德格對西方邏輯思考的批判說起。*哲學雜誌*，12，36-57。

黃文宏（2002）：現象學的觀念。淡江大學通識核心課程組主辦，第三屆「倫理思想與道德關懷」學術研討會，宣讀之論文。

游淙淇（1999）。論舒茲的實質行動概念。*台灣哲學研究*，2，281-299。

劉國英（2002）。*從德里達到來維納斯──他者的哲學與解構論說的倫理*

意涵。臺北：淡江大學。
滕守堯（1996）。*海德格*。臺北：生智出版社。
蔣欣欣（2001）。由性加害者的照顧反思護理倫理議題。*護理雜誌*，49，33-36。
蔣欣欣（2002）。由護理實踐建構倫理進路。*護理雜誌*，7，307-322。
蔣欣欣、陳美碧、蘇逸玲（2006）。照顧SARS病人的倫理與專業困境。*護理雜誌*，*53*(5)，28-34。
蔣欣欣、余玉眉（2001）。護病間的互為主體性。*國立政治大學哲學學報*，49，20-24。
蔣欣欣、張碧芬、余玉眉（2001）。從護理人員角色的創造探討護理倫理的實踐。*哲學雜誌*，37，88-103。
蔣欣欣、陳美碧、許樹珍（2003）。小組教學團體的對話與關懷。*應用心理研究*，18，207-225。
Rogers, C. R.（1990）。*成為一個人：一個治療者對心理治療的觀點*（宋文里譯）。臺北：桂冠圖書公司。
Senge, P. M.（2001）。*第五項修練——學習型組織的藝術與實務*（郭進隆譯）。臺北：天下出版公司。
Barnard, A. (2002). Philosophy of technology and nursing. *Nursing Philosophy, 3*, 15-26.
Bowden, P. (2000). An, 'ethic of care' in clinical settings: Encompassing 'feminine' and, 'feminist' perspectives. *Nursing Philosophy, 1,* 36-49.
Canales, M. K. (2000). Othering: Toward an understanding of differ ence. *Advances in Nursing Science, 22 (4)* 16-31.
Chinn, P, L., & Kramer, M. K. (1999). *Theory and nursing, Integrated knowledge development*. Missouri: Mosby.

Foulkes, S. H. (1984). *Therapeuic group analysis*. London: Maresfield.

Fredriksson, L., & Eriksson, K. (2003). The ethics of the caring. *Nursing Ethics, 10(2)*, 138-148.

Garden, S. (1995). Aesthetics. In A. C. Grayling (Ed.), *Philosophy: A guide through the subject*. Oxford: Oxford University Press.

Heidegger, M. (1962). *Being and time*. San Francisco: Haper.

Kelly, B. (1998). Preserving moral integrity: A follow-up study with new graduate nurses. *Journal of Advanced Nursing*, 28, 1134-1145.

Kernberg, O. F. (1997). The nature of interpretation: Intersubjectivity and the third position. *American Journal of psychoanalysis*, 57, 293-312.

Kutter, P. (2001). Direct and indirect mirror phenomena in group supervision. *Group Analysis*, 26, 177-181.

Levinas, E. (1998). *Entre nous: On thinking-of-the-other*. New York: Columbia University Press.

McLeod, C., & Sherwin, S. (2002). Relational autonomy, self-trust, and health care for patients who are oppressed. In C. Mackenzie & N. Stoljar (Eds.), *Relational Autonomy*. New York, Oxford University Press.

Muller, J. P. (1996). The ego and mirroring in the dyad. In J. P. Muller (Ed.), *Beyond the psychoanalytic dyad*. New York: Routledge.

Natterson, J. M., & Friedman, R. J. (1995). *A primer of clinical intersubjectivity*. New Jersey: Jason Aronson.

Ogden, T. H. (1994). Winnicott's intersubjective subject. In T. H. Ogden (Ed.), *Subjects of analysis*. London: Jason Aronson.

Osterman, P., & Schwartz-Barcott, D. (1996). Presence: Four ways of being there. *Nursing Forum*, 31, 23-30.

Pines, M. (1996). Self as group, Group as self. *Group Analysis*, 29, 183-190.

Pines, M. (1998). Mirroring and child development: Psychodynamic and psychological interpretations. In M. Pines (Ed.), *Circular reflections: Selected papers on group analysis and psychoanalysis*. London: Jessica Kingsley.

Robert, S. J. (2000). Development of a positive professional identity: Liberating oneself from the oppressor within. *Advanced in Nursing Science*, 22, 71-82.

Segalla, R. A. (1996). The unbearable embeddendness of being: Self psychology, intersubjectivity and large group experiences. *Group,* 51, 257-271.

Yu, C. C. (1999). Schutz on life world and cultural difference. *Schutzian Social Science*, 159-172.

情緒工作篇：面對自己的情緒

人與人失去眞誠的相處，就難以滋養出高貴的人性。

——尉天驄・《荊棘中的探索》・296頁

第五章 情緒與護病關係

前言

護病關係，是一種具有治療性功能的專業關係。治療性的護病關係，營造促進健康生活的情境，像是一位夠好的母親護衛著嬰孩的成長（Winnicott, 1971）。蔣及余（2001）指出關係中的兩個主體的意識與潛意識相互影響（Natterson & Friedman, 1995），因此護士的自我處境，影響著護病關係的建立以及提供的照顧型態（蔣，2006；Chiang, Lu, & Wear, 2005）。

關於同感心（empathy）的養成，主張理性的照顧病人，減少情緒的涉入。然而「惻隱之心，人皆有之」，在照顧的現場，很難沒有情感的投入。如果過於重視理性，是否容易失去人的味道；如果讓情緒湧現，是否又失去專業的立場。在護病關係建立中，情緒到底扮演什麼樣的角色？本章探究照顧關係中的同情共感，以及如何善用情感的線索，提升照護的品質。

照護關係的省察

新手的眼光，總是能映照出照護者的初衷。其指出照護關係是一種需要能讓人信靠的專注與投入，是情感涉入之愛的實踐。

原文出版於：蔣欣欣（2008）。情緒與護病關係。*護理雜誌*，*55*(1)，20-23。

一、照護，是專注與投入，且讓人信靠。

照顧活動需要生命經驗相互投注，不是「護理機器」的機械式地運作。一群護理學系一年級的學生，由自己的生命經驗，觀察病人、訪談護士、與老師對話，產生屬於自己的觀點，提到：

「護理是值得用一生時間去投入的，必須注入愛心、恆心，否則只會成爲機械式的工作，病人來打針就刺下去，只知道反覆的做，不懂得慰問病人，這種護士也是枉然，因爲護理也可以是一種藝術，它是需要何等的專注與投入，它也是一種倫理、高度的冷靜和責任感，畢竟幫助別人是件很快樂的事。」。

另位同學渴望擁有被信靠的感覺，指出：「一直想當個可以讓人依靠的人，護理可能就是我最想要抓住的這種感覺，病人可以放心的把自己完完全全交給你，那種靠得住的感覺眞的很酷！」

二、照護，必有情感的涉入。

當病人的情況沒有因爲照顧而改善，護士如何能夠不灰心喪志？課堂上，有同學提到，「要保持理性客觀，不要情緒涉入。」但是，人如何可能沒有情感？另位學生在課後心得寫道：「看到病人受苦，心裡還是悽悽然；因爲我們是人類，不是沒有生命的護理機器。」

三、照護，是一種愛的實踐。

關於照顧關係中的護理專業角色，有一種說法是「燃燒自己、照亮別人」，但是，如果把自己燃燒完了，那麼以後怎麼辦？護理學系一年級學生在護理導論的課堂上，對於這句話提出看法：「燃燒自己是指一種無私的奉獻，未必是犧牲自己。是要去關心病人！雖然不容易做到，但是，眞正的愛是默默的照顧，卻不讓他知道。」

「默默的照顧，卻不讓他知道。」這是護理新手的天眞想法，還是屬於人性的展現？一位深情投入照顧失智太太的老先生吐露，「雖然她不認得我，但是至少我知道她是誰！」這種不企求回報的愛，呼應著照護之美。

同情共感與超越

一、雙重不對等關係（double asymmetry）

雙重不對等關係，是存在於照護者與被照護者之間的自然狀態。一方面專業人員是有能力去提供幫助（having the power to help），另一方面當被照護者拒絕或無法改善時，專業人員也是無力的受困者（powerless prisoner, Clancy & Svensson, 2007）。面對病人的召喚，醫護人員該如何回應，是一項挑戰。某精神病房用餐時刻，一位護理人員描述自己的權力與無力感，

我發餐盤啊被一個病人兇，他的態度很惡劣，那時候感覺他是強勢的，但其實他會不會是powerless（無力的），因爲他只能按照病房的作息時間，只能吃那樣子的院伙，他的權力是受限的。……我看似是powerful（擁有權力的），但其實當下我愣住了，甚至我有想要把他弄到重症病房的那個念頭，其實我自己對自己的行爲上也是powerless，因爲我那時候沒有辦法去處理當下的行爲。

二、惻隱之心觸發照護的行動

「看到病人受苦，心裡還是悽悽然。」是一種人皆有之的惻隱之心，

他人的苦是一種召喚。面對他人的疼痛，喚醒自身曾有的疼痛經驗，想要祛除自身疼痛的心情，觸發照顧他人行動的產生。這種投射認同的關係，是屬於人性的自然反應，引發照護行動。然而，在專業的照護行動中，是可以經由持續用心體察，而更進步。如一位護理長的自述：

我最近遇到的是日間的病人，他一直每個禮拜來找我談，總共談了一個半月，他跟我說，他最近交了一個女朋友，那個女朋友怎樣，……因爲我相信他就是有這個女朋友，……後來我就有問我們的護理師，他就說，你被「騙」了，他常常都是這樣騙人的，……如果再問我說我相不相信他，我可能不相信表面的東西，但是我可能要去看他深層的……爲什麼他一直要編感情的這一段東西來騙很多人。

三、由投入引發同情共感

同情共感，不僅是良善照顧的重要成分，也是提升專業自我的要素。「專業」這個名號，常被等同於理性，感性就失去其舞臺。同時，受到精神分析理論的影響，專業態度就是與病人保持距離，不要太涉入個人的情感。過於強調理性的同理心，有時又太過於像個事不關己的局外人，無法體認病人的感受。同理心的發展是不能抹去同情共感的存在性。（Määttä, 2006）。這種同情共感，不僅是與病人之間，也是與同事之間。在某次團體對話的活動中，出現這麼一段對話：

E：病人就對著夜班的同仁謾罵，你算什麼咖，你又要綁我，……同仁也是年輕氣盛就對此很氣，可是他當下把自己的情緒壓抑下來，……我就看他握著拳很生氣，最後他就氣著去換好衣服，很不高興地走了，……我們從團體裡面學到把自己的憤怒放下，可是我同事沒有參加團體啊，我要怎麼讓他知道這個憤怒其實是可以放下的。

（略）

D：有沒有去關心一下我們的同仁，他不一定具備這樣因應的技巧，……我們除了要跟病人共感之外，其實也要跟同仁共感，……「欸，你那天怎麼回事啊，好像還握著拳頭走，還好嗎？」就是去聽聽看他怎麼了。

四、因轉念而超越自身

透過相互的對話，體會他人的立場，學會以不同的眼光看待事情，重新架構了所生存的生活世界，讓世界變得不一樣了。

一位護理學系在職班的同學，在剛入學時，轉任為門診護士，常常因為醫生看診太慢，就被病人當眾大聲責罵。那時候，她心裡實在感到很委屈又生氣。因此，回到學校的課堂上，就問老師，「病人為什麼不罵醫生，卻罵護士，護士為什麼這麼沒地位？」帶著這樣的心情，每天上班都很痛苦。那時候，老師告訴她，病人可能等得很心急，就藉著這樣的方式提醒醫生加快看診的速度。後來，這位同學又遇到病人當眾叫囂的時候，就採取「境不轉，心轉」的轉念，由另一種角度理解病人的行為，心中一直告訴自己「他是在提醒醫生、他在提醒醫生」，幾次以後，雖然還是碰到被病人責罵的場面，但她內心不再生氣或是感到委屈，反而能夠和顏悅色地安慰候診的病人。

如果專業人員過於重視行為的表象，忽略深層的底蘊，易使忙碌的護理人員，壓制自己的情緒。不去面對情緒困擾，不可能繼續發問，也就喪失了解對方的機會。

情緒與療癒

一、情緒的覺察

情緒的覺察是護理人員安頓自身的一項重要倫理手藝（蔣、徐，2006）。當護士能夠覺察自己的情緒，眞誠的對待自己與他人，不僅助於清楚病人的處境，也利於超越自己原有的處境。

護理倫理課堂上，一位四年級同學提到曾經照顧由安養院轉來的失去意識的老先生，醫生查房時，對著參與照顧的女兒說：「這類病人我們看多了，你父親不行了……。」說完就走了。醫師走後，女兒是又氣又難過地跟護生說，不能接受醫生的說法。當時，護生不知該如何回應，因爲也被醫師如此直接的說法嚇到了；不過，她抑制自己的情緒，用力地安慰家屬。

二、接納自己的情感

「驚嚇」是護生敘說此事件時，使用的兩個不起眼的字，可是卻帶有深刻的身體情緒經驗。即是在醫師告知病情後，出現自己的驚嚇、家屬的驚嚇，針對此事件的討論，護生的提問是，如何安慰家屬？教師的提問是，護生的驚嚇對照顧活動有何意義？

當老師問學生，可否對家屬說出自己的驚嚇？有位同學說：「不可以。」理由是護理人員要有專業形象，如果說出自己的驚嚇，病人不就會更驚嚇了嗎？而且可能威脅到醫生的形象！

如果保持專業形象的做法是不可以說出自己的情緒，那麼護生該如何做？是要壓制自己的驚嚇？如果在專業的養成教育中，學會的是抹滅自己的情感，是很難成爲快樂的工作者。如果照顧工作中，抗拒自身的情感，則照顧的沉重未必是身體的勞動，而是情緒的勞務。

三、情感表達的學習

如何善用自己的「驚嚇」，促進對自身與他人的關懷照顧。

當護生與家屬處在同一情境，意識到自身面對醫師話語的情緒，透過投身情境與反身省察，容易對於家屬的「驚嚇」感同身受。專業人員若能體認到情緒的價值與功能，並且適當的表達，可以成為促進他人健康的媒介。

如果護理人員意識到自己的感受，道出自己的驚嚇，不僅示範一種真誠表達自己的方式，也讓家屬感到有人與之同在，不再沉溺於個人的情緒，將能開啓思考未來的行動。上例的護生若能誠實面對自己的情緒，善用此情緒體認到家屬的感覺，試著說出自己的感受，「剛剛聽醫師那樣說，我也嚇一跳。」；並且注意觀察對方的反應，引導共同思考照顧的方向，「但是，如果那是事實，我們也許該想想，該怎麼辦？」如此一來，情緒不僅得以表達，而且也可成為療癒他人的催化劑。

清楚自己當下的驚嚇，是一種對自身處境的定位，藉此能感同身受家屬的處境。此種情感的流動，並不只停留於當下，也注意到對未來的抉擇，引領家屬思考即將面對的問題。

結語

當前的社會充斥著科技與資本主義經濟理路的攙合，使得人類普遍孕生具有自我反省的共同關懷之倫理式微（葉，2005）。專業的養成教育中，需要思考在現代的社會裡，如何尋回自我反省的共同關懷，彰顯照護專業的價值。

互為主體關係中的同情共感，是人性化照顧的基石。同情共感的歷程中，需要認識接納與省察自身的情緒，透過投身（產生情緒）、反身（省察）與對話，加以實踐。護病關係中情緒的省察，不僅陶養自身，也療癒他人。

引導反思

醫護人員面對指責，容易產生憤怒的行為，使得人際間進入緊張的惡性循環，導致防禦性醫療行為。如果，醫護人員擁有自我覺察的能力，認識情緒與身體的關係，就較能接納病人的行為，成為健康的療癒者。

人生活於情境之中，情緒是人際互動中，發展自身的重要資源。劉宗周（1578-1645）對《中庸》的「喜怒哀樂」與《禮記・樂記》的「喜怒哀樂愛惡欲」做了區分；「喜怒哀樂」這「四者」是心的自然過程，像是四季變化一般正常交替的表現，不是欲，而是四德。「喜，仁之德也；怒，義之德也；樂，禮之德也；哀，智之德也。而其所謂中，即信之德也。」仁義禮智四種德性，是宇宙實體氣的運行的正常秩序與調理。由於其自然，所以無法用功；「喜怒哀樂愛惡欲」這「七者」是對外物的反應，屬於欲，是四氣正常交替發生變異所產生的。情，此由外感所引發的變異，在外感的作用下，正常的怒變成忿懥等，就可以是人的修養用功之地（陳，2009）。

當護理人員忙碌於照護的工作，面對病人的忿懥（發怒），又如何修養用功？

一位骨折住院的老太太，總是在批評醫療照護處置，時間久了，醫護人員承受不了，直言：「阿婆，妳再罵下去，沒有人要照顧妳了。」然而，這種指責讓老太太感到更不安與挫折，因此不僅未能抑制其怒罵，反而引出更大的憤怒，對工作人員罵得更凶。

直到後來，一位帶學生去實習的護理老師課餘進修碩士學位，每天抽空探望這位老太太，坐在床旁，聽她抱怨、任她責罵。經過一星期之後，這位護理教師再探望老太太時，她卻哭著說道：「我這樣罵妳，妳還是來看我，關心我，我怎能再罵下去呢？」

這位護理教師曾在研究所的課堂上，提出她對老太太與醫護人員的觀察，覺察彼此間的雙重不對等關係，瞭解情緒的機制。如果沒有這個機緣，她如何面對老太太的怒氣與責罵？如何能將病人的怒氣，化爲自己用功的動能？

參考文獻

北野武（2018）。*北野武的下流哲學*（邱香凝譯）。新北市：不二家。

林遠澤（2008）。療癒性的交談—論交互主體性的護病互動關係。*護理雜誌，55*(1)，14-19。

陳來（2009）。*宋明理學*。臺北：允晨文化。

葉啓政（2005）。*現代人的天命*（1-34頁）。臺北：群學。

蔣欣欣（2006）。*護理照顧的倫理實踐*。臺北：心理。

蔣欣欣、余玉眉（2001）。護病間的互爲主體性。*國立政治大學哲學學報*，7，307-322。

蔣欣欣、徐畢卿（2006）。身心安頓的倫理技術。*護理雜誌*，*53*(6)，20-24。

Chiang, H. H., Lu, Z. Y., & Wear, S. E. (2005). To have or to be: Ways of caregiving identified during recovery from the earthquake disaster in Taiwan. *Journal of Medical Ethics, 31*(3), 154-158.

Clancy, A., & Svensson, T. (2007). Faced with responsibility: Levinasian ethics and the challenges of responsibility in Norwegian public health nursing. *Nursing Philosophy, 8*(3), 158-166.

Määttä, S. M. (2006). Closeness and distance in the nursepatient relation. The relevance of Edith Stein's concept of empathy. *Nursing Philosophy, 7*(1), 3-10.

Natterson, J. M., & Friedman, R. J. (1995). *A primer of clinical intersubjectivity*. Northvale, NJ: London Jason Aronson.

Paterson, J. G., & Zderad, L. T. (1976). Humanistic nursing: A lived dialogue. In J. G. Paterson & L. T. Zderad (Eds.), *Humanistic nursing* (pp. 23-40). New York: John Wiley and Sons.

Winnicott, D. W. (1971). *Playing and reality*. New York: Routledge.

小品賞讀：照護者情緒的投入或壓抑

我以爲對於情緒的揚與抑是不衝突的，文本中提及照顧不是「護理機器」機械式地運作，眞正適切的照顧不該只是浮在空中鳥瞰生靈，而是應該要踏入人群中，陪他們度過生命中最苦困的時刻，在監測他每一聲呼吸、探聽他每一次心跳，如此莊嚴而神聖的畫面，你說沒有情緒的投入怎麼可能呢？正是同情的絲帶，把我們和他們的命運牢牢繫在一起。投入情緒爲的是體其疾、會其傷，對病人的病痛有所感，才不至於像象牙塔裡的老學究不知民間疾苦，有如耶穌基督所說：「非以役人，乃役於人」。（馬可福音10：45）

至於壓抑情緒我卻認爲應該是一種收斂，好比望聞問切之間，如果被情緒掌控，那事情怎麼能做得好。我記得在腸胃內科實習的期間，眞的是看著每一床的病人都在跟生命拔河，你不禁思考爲何這一位慈祥和善的長輩必須經歷這種斷腸之苦，而我們卻只能忍受著眼睜睜看著病人的生命一天天消逝，卻無能爲力的裂心之痛。當時老師就告訴我們，面對病人應該要把情緒收好，因爲若你眞的對他情深意切，就應該用你的專業讓他在這趟裡過得更加安適，而只有把心思放在照顧上才做得到這點。

歸根究柢投入情緒與收斂情緒應是相輔相成的一體兩面，護理師因爲對病人投入感情，所以願意留在職場，而收斂情緒又是爲了更加精進自己的能力與精神。面臨生老病死對任何人都非易事，遙想南丁格爾當年在克里米亞戰場就曾說過，每一位願意繼續駐留戰地的護理師，他們的身價都超過等身的黃金，我想在今天每一個能夠在臨床站穩的護理師，他們的心裡都有著一位能夠喚醒初衷的病人，而在遇見自己的那位病人以前，也許還是應該繼續投入眞心對待每一位病人吧。（薪瑜，護理學系四年級，護理倫理課後反思）

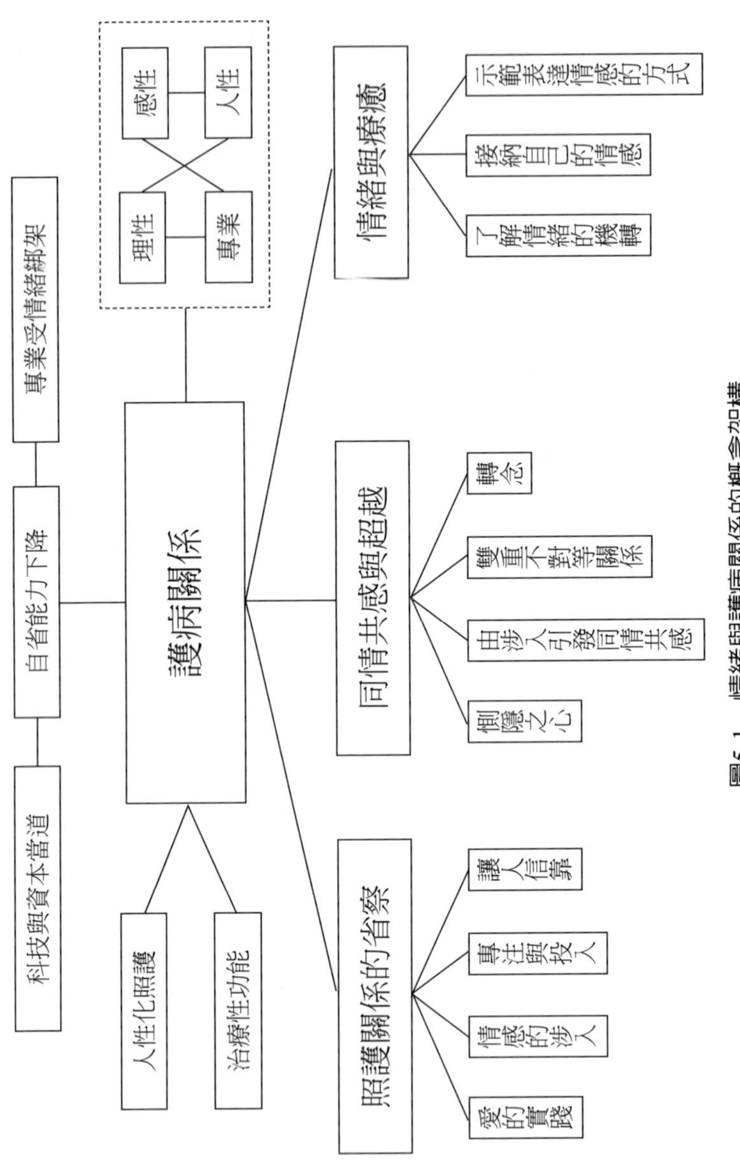

圖5-1　情緒與護病關係的概念架構

第六章 安頓身心的技術

如果以一種殺死自我的方式在顧及他人，一般會因爲疲憊不堪最後讓自己成爲討厭人群的冷淡傢伙。

——北野武

醫護人員時常面對生命中的生老病死，如何能從容面對生命中的苦難，並且成爲「尊貴生命的護衛者」，而不讓自己成爲討厭人群的冷淡傢伙？

前言

面對自殺病人，醫護人員存有不同的困境，一方面是朝向病人，一方面是朝向自己。朝向病人的問題是，她（他）何苦這麼想不開？爲何要傷害自己的身體？朝向自己的問題是，我怎麼沒有及時發現或是事前預防？前者責難的對象是病人，後者責難的對象是自己。這些責難對生命關懷具有什麼樣的價值或意義？也許，醫護人員因此致力於誘發病人生存的動力；也許，醫護人員特別監視病人的行動。假若上述措施都無法留住一個生命，醫護人員無法避免需要面對內在或外在、有形或無形的煎熬。

原文出版於：蔣欣欣、徐畢卿（2006）。身心安頓的倫理技術。*護理雜誌*，*53*(6)，20-24。

面對生死的困境

人類與死亡的關係，常存在於「人們還來不及了解生與死，但死亡卻已找上門來！」的矛盾情境中。醫護人員面對他人死亡的過程，意識到生命的有限性，觀看到自己的死亡。面對他人的苦難，會喚起自身的苦難經驗。對死亡的不了解與恐慌，是所有病人家屬和醫護人員皆會面臨的困境。

每個與病人互動的當下經驗，實際上交織著不同時空的經驗，每個經驗都存在著各自的立場，包括個人的價值、信念、意願（Embree, 2003）。對醫護人員而言，病人的死亡，不僅是一個生命的殞落，還意味著自己的無能與無力。對於無力挽回他人生命的自責，會以不同形式的行爲顯現，有時怪罪、有時逃避、有時自我放逐、有時化爲動力。

醫護人員與病人之間，是一種生命共同體，彼此間交互影響著。某位在精神科病房工作的護士，無法承受病人自殺成功的自責，她選擇離開護理工作；一位投身照顧SARS患者的護士，面對患者的死亡，心裡一直很難過，甚至很長一段時間，都不想活了。一位照顧癌症末期病人的年輕護士，很難與年紀相仿的病人談論生命的盡頭，每天愁苦著面對工作，直到有一天，病人一如往常坐在床上，手拿《聖經》，主動跟護士提及自己的想法，「死是必經的過程，我並不害怕，你也不必難過。死亡其實是生命的開始。」

上述案例顯示護理人員投身照顧的過程中，無法避免產生情緒的擾動。情緒的擾動可能帶給自己傷害，也可能開展新的學習。《加護病房》一書作者寫道，「有什麼行業能比護理工作所需投入情感的程度還要高呢？——一個人要如何才能夠對病人的體驗保持敏銳易感、從病人的角度看待事物、懷抱同情慈悲之心，同時得試圖不讓自己的情緒被病人的絕望與悲傷拖下水、或受到病人的憤怒與沮喪影響呢？……」（Shalof, 2004/2006, p. 335）護理人員如何可能自在地遊走於自身與他人的生命經驗之間，同時又能促成雙方成長？

安頓身心的技術

護理學不同於醫學，有著更多與病人及其家屬接觸的機會（不是器官或是症狀）；護理學不同於心理學，需要由人的身體照顧出發（不是某個時段的心理評估或是治療）；護理人員24小時輪班照顧病人，無法逃避地直接面對著人生的苦痛。若本身未思考過生與死，如何面對別人的生死，並教導別人面對生死？如果沒有照顧自己的方法，如何能長期充滿情懷的面對這一切？因此，談論促進身心安頓的倫理技藝，需要由學習照顧自身開始，由自己身上認識「人」的困境與需求，進而鍛鍊出「照顧人」的方法。

適切的情緒與正確的知覺是提供良善照顧之必要元素（Scott, 2000），到底情緒和知覺如何影響良善的照護？首先應了解情緒對照護的影響，雖然情緒有助於覺察個體的需求，但是情緒也可能影響正確且客觀的觀察與判斷，甚至造就了成見，導致無法建立正確的知覺；對於自身而言，也可能因情緒的蒙蔽而無法反思自己所應扮演的角色，使得照護的角色功能變成一種迷思，且無法獲得成長與改善。因此，醫護人員自身情緒與知覺的安頓，是一項重要的自我鍛鍊，屬於一種自我的技藝（technology of self）（黃、王，2006；Foucault, 1997/1954-1988）。傅柯指出這種自我鍛鍊的技藝，包括凝聽、說眞話、閱讀、書寫、坦率、良心檢查、政治生活、緘默、隱居、養生以及死亡美學等（黃、王，2006；Foucault, 1988）。照顧自己是對自己角色負起責任的展現，透過安頓自身、認識自己，方能眞正體知他人的苦難；唯有眞切體知他人的苦難，才有可能產生合宜的照顧。因此，「自省」的能力顯得格外重要，而了解情緒的演變是開啓自省能力的一把重要鎖匙，藉由省思自己情緒的源頭，了解情緒反應的機制，並探討自己心靈究竟發生了什麼事，不去對抗或壓抑自己的情緒。

此外，提供照顧活動時，醫護人員不僅可以鍛鍊自己的身心，也培養專業能力，由檢視自己與調整自己安頓自身，進而能夠療癒生病的人。

一、檢視自己

倫理教育有三種形式：（一）以倫理論點的講授，引導良善負責的行爲；（二）以實際經驗中的鍛鍊，學習良善負責的行爲；（三）依據美感經驗中的眞誠，反省自身。講授是依靠外在規範，省察經驗是由做中學。兩者都不能忽略眞誠性，而眞誠性是由美感態度所陶養的。

眞誠是一種不計較得失的投入與沉浸，勇於檢視自己內在的經驗、信念、價值、意願。這是一種追求眞理的行爲，使自己不愧對自身。當人們進入一個美感的空間，自然能進行眞誠的對話與反思，因此能夠了解生命，這是一種美感的「無用之用」（the useless is the most useful）（Kirk, 2000）。如同人在欣賞一幅畫的時候，物我之間自由自在地交流，而發現美的感動；藉由美感的經驗過程，人們進入深層的自我，眞誠面對自己的感受與對方的存在；這種美感經驗中的眞誠、自由與交流，誘導人貼近眞理，能夠引發良善、負責的態度關係。

美感經驗是一種有感而發的（felt-response），不能以強迫的方式進行，只能透過指引與邀約。同時是與利害無涉、物我兩忘、超離利害計較的一種無限自由（林，2000）。美感經驗將使人有較寬廣的視野、較敏感的洞悉力與較富彈性與創意的執行力，有助於護理人員對護理情境之時空的掌握，並提升實踐道德的能力（Chinn & Kramer, 2004）。

照顧是一種生命與生命的接觸與交流，面對自殺的病人，醫護人員很難以外在的專業規範或是倫理原則指引照顧方針。更需要源自照顧者內在真誠的自我觀照，檢視自身對生活、生命與死亡的觀點。

二、調整自己

（一）正確的知覺

護理人員對於情境狀態的覺知，影響照顧的態度與行為。

醫護人員透過不斷交會的互動經驗，認識病人的處境。此時，凝聽是很重要的照顧能力，聽懂之外，還要提出恰當的問題，不僅利於覺知病人處境，並能引導病人探索自身的處境。醫護人員只是醫療知識的專家，不是他人生活經驗的專家。在病人療癒的過程中，醫護人員擔任著健康行為的催化者，讓病人透過與醫護人員的對話，發現自我及重新詮釋自己（Winnicott, 1971）。這是需要靜靜地凝聽病人的抱怨，不加以任何解釋或批判，提供一個讓病人感到被接納與安全的情境；當病人不再感到生命中的威脅，就放下防禦與抗拒，勇於對自己的健康負起責任。

（二）情緒的覺察

情緒與照顧行為之間的關係，不是外在的倫理規範或生命倫理原則所能處理的，而是一種觸及生命內在的省察。

情緒是發展道德能力的指標，也是認識自己的工具。透過對自己情緒的體驗，意識到自己存在的狀態，覺察自己的經驗、價值、信念與意願，發展理解自我與對方的能力。

認識情緒產生的機轉，有助於自我了解。透過情緒的覺察，省察自己的期望或需求，進而探究期望或需求所隱含的信念，轉化自己的生命層次，就容易面對他人的情緒。面臨憤怒的病人，若能了解病人的憤怒是源自其內在的無力與受困感，憤怒眞正的指向是源於自身的困境，就不會在意或表淺地回應病人的憤怒。

憤怒的情緒轉向他人時，會出現語言或行爲的攻擊；有時，憤怒轉向自身，表現在對自己的傷害。爲避免情緒的傷害性，需要有一個情緒的避風港，讓人可以度過情緒的風暴；建構一個情緒避風港的前題是，專業人員能覺察且安頓自身。

（三）團體的對話

團體對話需要一個讓人感到自在與安全的情境。在一個安全的團體氛圍，透過話語描述自己的想法、感覺與感受，標示出這些內在的不安，能夠協助了解自己、同理他人與擁有更令人滿意的關係（Cohen, 2011）。團體中的身體經驗，引發成員對身體感受的覺察；團體中的言語，澄清身體經驗與個人的思緒，引發內斂、不逃脫的自己開始運作。身體與言語交織下的生命觸動，進入自我啓示的悟（蔣，2012）。某個爲期五週的臨床實習討論會中，學生能夠自我了解、了解對方立場、重整自我的家庭經驗、找出存在的意義（蔣、陳、許，2003）。

小組對話，以6至8人爲宜，可以預設討論主題或不預設主題。

預設主題的團體，是由帶領者決定團體的主題，如親子關係、同儕關係。雖然預設主題，但也可以在互動現場依情境作變化，如閱讀療法是預設題材，而允許成員的自發性。方式是先選一篇短文或詩作，以團體方式，共進行三次誦讀，第一次是文字理解，第二次誦讀加上感情，第三次請大家提升音量（身體氣息的運作）。之後，大家分享閱讀的經驗（喜歡的或不明瞭的字句），其次再闡述自己的生活或想法。可以促進成員由混亂、無助的情緒狀態轉移至「認同」（identification）、「淨化」

（catharsis）及「領悟」（insight）等心理狀態（陳，2008；蔣、楊、陳、廖，2018），以達到情緒療癒，培養護理人員的人性關懷能力。

不預設主題，是以自由談的方式開始，此方法引自團體分析的運作，臨床可以應用在突發事件議題的討論，或是工作與學習的反思。臨床實習定期舉行小組討論，在師生彼此信任下，放下自己的執著，自在地述說，既不擔心老師的存在，也不掛心實習分數。經由團體的訴說、親身的實踐、經驗的確認，使團體成爲人性的實驗室、開放性學習的園地，才能消除內在的憤怒、委屈，產生寬恕與理解的倫理態度。

（四）自我沉思

沉思是自身回顧事件中的「遇見」與「被遇見」，發展另一個能觀察情境的第三者。沉思是一個人獨處的自我對話，是離開現場又專注的認識自己，這種內在的觀照，沒有外界批判的壓力，能夠眞誠地面對處境，利於增進對自我與他人的認識。在忙碌的現代社會，靜坐或正念可以幫助自己沉思。靜坐是透過有意識的呼吸調整身體與心靈的合諧（一行禪師，2018），在靜謐中放下外在的執著，才能依據眞實回應世界（蔣，2018）。

面對不愉快的事件，意識到自己的不安時，可以練習採用STOP（Stop，Take a breath，Observe，Proceed）的沉思方式，先暫時停止自己慣性的反應方式；深吸一口氣，慢慢呼氣，放鬆身體肌肉的緊繃度；才去觀照引發內在不安的事件，留意自身對此事件的觀點、情緒、身體感等，以及相關人物的處境；明白事件的脈絡及自己、他人的立場，再做出明確的抉擇（表6-1），這是經過分析、選擇及決定後的一種回應，而不是粗淺的反射式反應。醫護人員學會自我覺察與自我安頓，才可能教導他人覺察情緒，調整自己。

表6-1 STOP之沉思法

方式	內容
暫停（S-Stop）	停止慣性的不良反應（情緒、念頭、行為）。
深呼吸（T-Take a Breath）	吸口氣，產生正念覺察（mindful awareness）。
觀照（O-Observe）	觀察正在發生的事，包括當下念頭、情緒與身體覺受等。
繼續（P-Proceed）	明白自己有所選擇，並決定如何回應（respond）。

（五）自我書寫

自我書寫是一種自我的凝視，對於自己當下所見、所聞、所思的紀錄，可以作爲接續閱讀與沉思的素材，促成自我對於自身的鍛鍊（a training of the self by oneself）（Foucault, 1997/1954-1988）。古希臘哲人透過給朋友寫信，鍛鍊自身。信中不僅陳述自己的生活與想法，也養成檢視自己每日生活的習慣。透過寫作的思想鍛鍊，可以活化所知，爬梳紋理，呼喚出事理、規則、或是範例，同時加以觀照，作爲面對現實的準備。

護理經驗的書寫，如工作日誌、實習日記或護理過程紀錄等，不僅是工作紀錄，也是鍛鍊思想的方法。尤其是照護過程紀錄的書寫，是依實況記錄彼此的言行，更能增進觀察、傾聽及和個案溝通的能力，並覺察自己的感覺。書寫時，將互動過程記錄在紙張左側三分之二的版面，並在右側三分之一的留白處分析自己與個案間互動行爲的意義（表6-2）（余，1991）。照護過程的書寫，使自身往返於涉入與抽離之間，是具有雙重身分的自我，一方面是投入自身及情感深度的情境創作者；另一方面又是經驗的體驗者、保持距離觀看並從事辨析與判斷的省察者。透過書寫，探索自己的想法、瞭解情境、分享感受與情緒，並傾聽自己的內在聲音。經由向外的觀看與內省的思考，釐清學習場所之複雜性、個別性、不安全感等議題，爲病人和自身履行負責的描述，也表達了敘事者的倫理思維行動（余、蔣，2017）。

表6-2　行為過程記錄格式

1. 基本資料

　姓名：　　　　　　　　　　診斷：

　年齡：　　　　　　　　　　職業：

　性別：　　　　　　　　　　教育程度：

2. 時間：

3. 情境：

4. 互動過程：

內容	分析
李：……	……
王：……	……
護：……	……
……　　　　　　　　……	……
← 2/3 →	← 1/3 →

工作或實習日誌的書寫，若能如實陳述自己與個案的互動，先記述事件本身，再寫下自己的心情想法，書寫的內容就值得再次觀看，省察自身經驗與個人信念、價值、意願。書寫時，可以參考康乃爾大學提供作筆記的方式，事件記錄在紙張右側三分之二的版面，而左側三分之一的留白，可以作爲再次閱讀此內容時，書寫其重點、提問、感受、想法。最後，寫一下結語（見表6-3）。

表6-3 書寫範例（康乃爾筆記法）

線索（Cues）	筆記（Notes）
·描述重點 ·提問 ·使用圖表 ·設計學習提示 總結（Summary） ·歸納重點 ·提供快速參考	·記錄內容、事件 ·使用簡潔文字 ·使用速記符號 ·使用縮寫 ·使用列表 ·要點之間留有空白
1/3	2/3

（六）夢的賞讀

夢的內容具有三個特質：1.與當下處境有關；2.帶入過去經歷；3.資訊是可靠的（Ullman, 2007）。因此，夢是知識與經驗的寶庫，可做爲探索現實的工具（LaBerge & Rheingold, 2012）。由夢境內容的感受，省察當下生活內容，尋找夢與現實生活的關連，了解夢在對我們所說的話，重新發現夢境對生活的啓發。然而，夢境內容，在清醒後容易忘記，因此床旁準備筆記本，以便醒來時，立刻可以記下自己的夢境。

與夢對話的方式，除了寫下自己的夢境，也可以採用團體方式，共同賞讀夢境（表6-4）。主要是先產生一位提供夢境的夢主人，願意陳述自己的夢境，之後，團體成員投射對於聽到夢境內容的感受（feeling），接著由這些感受形成一個隱喻（metaphor）。再回到生活現場，團體成員詢問夢主人作夢前的生活事件。最後，再次閱讀先前寫下的夢境內容，此時，夢主人可根據前述的團體討論，再度考量自己夢境與生活的關連，找出夢對自己的啓示。

表6-4　讀夢團體運作過程

過程	訴說者
1. 夢境呈現階段	夢主人
2. 投射階段	
①感覺投射	團體成員
②隱喻或象徵意義的投射	團體成員
3. 夢與生活階段	
①夢主人回應	夢主人
②探詢生活脈絡	共同參與
③重遊夢境	成員朗讀夢／夢主人凝聽與回應
④共同連結投射	共同參與
4. 回顧階段	夢主人優先分享

參考自 Ullman, M. 著，汪淑媛譯（2007）。*讀夢團體原理與實務技巧*，第 9 頁。

（七）正念

生活中的苦難，是來自我們對於痛苦與不愉快的阻抗。因此，受苦是來自痛苦與阻抗相逢（圖6-1）。面對慢性疼痛，如果抗拒它，是讓生活更受苦；如果學會與疼痛相處，就能活得自在些。雖然，生理上，痛的病源沒有減除，但心理上，是可以改變。如果我們可以改變情緒與思考方式，就可以改變疼痛的知覺。這個道理可以應用在每天的照護工作，也可以應用在自己的日常生活。痛苦、不愉快的事實無法消除，而我們能做的就是減少抵抗，不去對抗、不去拒絕，當我們接受、容許痛苦與不愉快的存在時，苦難就減少，而這就是正念。

痛苦（**Pain**）× 阻抗（**Resistant**）= 受苦（**Suffering**）

圖6-1　受苦的公式*

* 註：引自鍾慧儀主持之自我疼惜正念工作坊（余、王、蔣，2018）

正念是一種對心智的訓練，包括意圖（intention）、專注（attention）、態度（attitude）三部分：意圖，是基於我們想要更好，想休息就坐下；吃蘋果時，想品嚐蘋果的香味。專注，如果你是在吃飯，你要將注意力放在你的食物，專注很重要，就像船需要下錨（anchored），讓它穩定一點。如果靜坐時，你有一些情緒的話，不要緊，就是把你的注意力回到呼吸，可以讓自己安定下來，這就是心理上的錨。態度，提醒的就是你感覺到什麼就是什麼，用我們的初心（beginner's mind）去覺察情緒事物，不要評斷，不要跟自己說我不喜歡。如果遇到憤怒或悲傷或開心，就去覺察（awareness），但是又沒有評斷，多做這練習可以培養穩定跟清晰，可以指出（naming）自己的情緒或感受。如果有很多情緒，但是又不能弄清楚，那就會一團亂。臨床上，有時候跟病人吵架，沒有時間察覺彼此的情緒，一團的情緒就爆炸了，但如果可以用幾毫秒的時間，觀照一下這個情緒，覺察它是來自何種期望或是需要。當你可以說出它是什麼（name），就可以馴服（tame）情緒，因爲這樣梳理（disentangle）情緒，就不會一團亂。對處境的接納（acceptance），是雖然不同意，但接納它的存在，如同對疼痛的態度，承認那個痛就是在那邊，然後回到此時此刻跟自己的疼痛對話。痛還是存在，但是接受它。此亦是「轉念」的體驗。

結論

專業是可以延續的成長，不是一種停滯狀態。面對死亡，不只是專業課題，更是一種人生的課題。在Hopkinson、Hallett及Luker（2005）等人的研究中發現，護理人員在面對臨終之患者必須有一套自我成長之機制，才能更加安適地面對個案的臨終歷程。安頓自己的技術，包括檢視自己、調整自己；檢視自身是以不計個人得失，勇於檢視自身的美感經驗，以及透過投身、反身、對話之有感而發的反思實踐。調整自己，是經由正確的知覺、情緒的覺察、團體對話、沉思、寫作、與夢對話、正念等方式，唯有轉向自身的鍛鍊自己，成爲不愧於自身的眞正主人，才能促成自身與他人的身心安頓。

引導反思

照護情境中，照護者本身的言行舉止，可以發揮治療的功能。培養自己具有成熟的心智，承擔包容他人的苦難，是專業人員的一項重要功課。

文中的檢視自身與調整自身，提到沉思與寫作，實習日誌或工作日誌，都是可以陶養自身的書寫。處於科技資訊的世界，透過網路媒體，資訊快速傳播，網路霸凌也成爲新興的社會議題，更需要思考，什麼是我的書寫習慣？如何建立陶養自身的自我書寫？我們如何由生活陶養自身，培養自己成爲對別人的祝福？如何透過書寫提供自己與社會正向能量？

參考文獻

一行禪師（2018）。*正念生活的藝術*（陳麗舟譯）。臺北：商周。（原著

出版於2017）

余玉眉（1991）。方法論。載於余玉眉、田聖芳、蔣欣欣（主編），*質性研究——田野研究法於護理學之應用*（頁17-34）。臺北：巨流。

余玉眉、蔣欣欣（2017）。臨床護理教育的敘事書寫——護理過程紀錄的本質。*護理雜誌*，*64*(1)，32-40。

林一真、蔣欣欣（2008）。「夢的賞讀」課程之建構與學習——陽明大學的經驗。*醫學教育*，*12*(1)，20-29。

林逢祺（2000）。美感與道德教育：論道德教學的審美判斷。*教育資料集刊*，25，127-138。

陳書梅（2008）。閱讀與情緒療癒——淺談書目療法。*全國新書資訊月刊*，*120*，4-9。

黃瑞祺、王恭志（2006，4月28-30日）。*傅柯的美學化倫理學：自我技藝學的實踐*。於中央研究院民族研究所主辦，第三屆臺灣本土心理治療研討會。臺北：中央研究院民族研究所。

笨篤（2006）。日日新生。*人籟*，3月號，69。

蔣欣欣（2018）。身體感知：正念團體的反思。*中華團體心理治療*，*24*(2)，23-30。

蔣欣欣（2012）。經驗性團體中的身體感。*中華團體心理治療*，*18*(1)，3-8。

蔣欣欣（2005）。讀夢團體導引員的歷練。*中華團體心理治療*，*11*(1)，3-7。

蔣欣欣、林一真（2004）。夢的賞讀與成長——讀夢團體的過程分析。*中華團體心理治療*，*10*(1)，14-20。

蔣欣欣、馬桐齡（1994）。生命成長之展現——「護理專業問題研討」課程之迴響。*護理研究*，*2*（4），339-348。

蔣欣欣、陳美碧、許樹珍（2003）。小組教學團體的對話與關懷之研究。*應用心理研究*，18，207-225。

蔣欣欣、楊秋月、陳美碧、廖珍娟（2018）。閱讀療法的團體運作——一堂護理實作課程的分析。*中華團體心理治療*，*24*(1)，25-35。

LaBerge, S., & Rheingold, H.（2012）。*夢境完全使用手冊*（蔡永琪譯）。臺北：橡實文化。（原著出版於1990）

Shalof（2006）。*加護病房*（栗筱雯譯）。臺北：大塊文化。（原著出版於2004）

Ullman, M.（2007）。*讀夢團體原理與實務技巧*（汪淑媛譯）。臺北：心理。（原著出版於1996）

Chinn, P. L., & Kramer, M. K. (2004). *Integrated knowledge development in nursing*. St. Louis, MO: Mosby.

Cohen, S. L. (2011). Coming to our senses: The application of somatic psychology to group psychotherapy. *International Journal of Group Psychotherapy, 61*(3), 396-413.

Embree, L. (2003). *Reflective analysis: A first introduction into phenomenological investigation*. Bucharest, Romania: ZETA Books.

Foucault, M. (1988). Technologies of the self. In L. H. Martin, H. Gutman, & P. H. Hutton (Eds.), *Technology of the self: A seminar with Michel Foucault* (pp. 16-49). London: Tavistock.

Foucault, M. (1997). *Ethics: Subjectivity and truth* (R. Hurley, Trans.). New York: The New Press. (Original works published 1954-1988)

Hopkinson, J. B., Hallett, C. E. & Luker, K. A. (2005). Everyday death: How do nurses cope with caring for dying people in hospital? *International Journal of Nursing Studies, 42*, 125-133.

Kirk, M. (2000). Genetics, ethics and education: Considering the issues for nurses and midwives. *Nursing Ethics, 7*(3), 215-226.

Scott, P. A. (2000). Emotion, moral perception, and nursing practice. *Nursing Philosophy, 1*, 123-133.

Winnicott, D. W. (1971). *Playing and reality*. New York: Routledge.

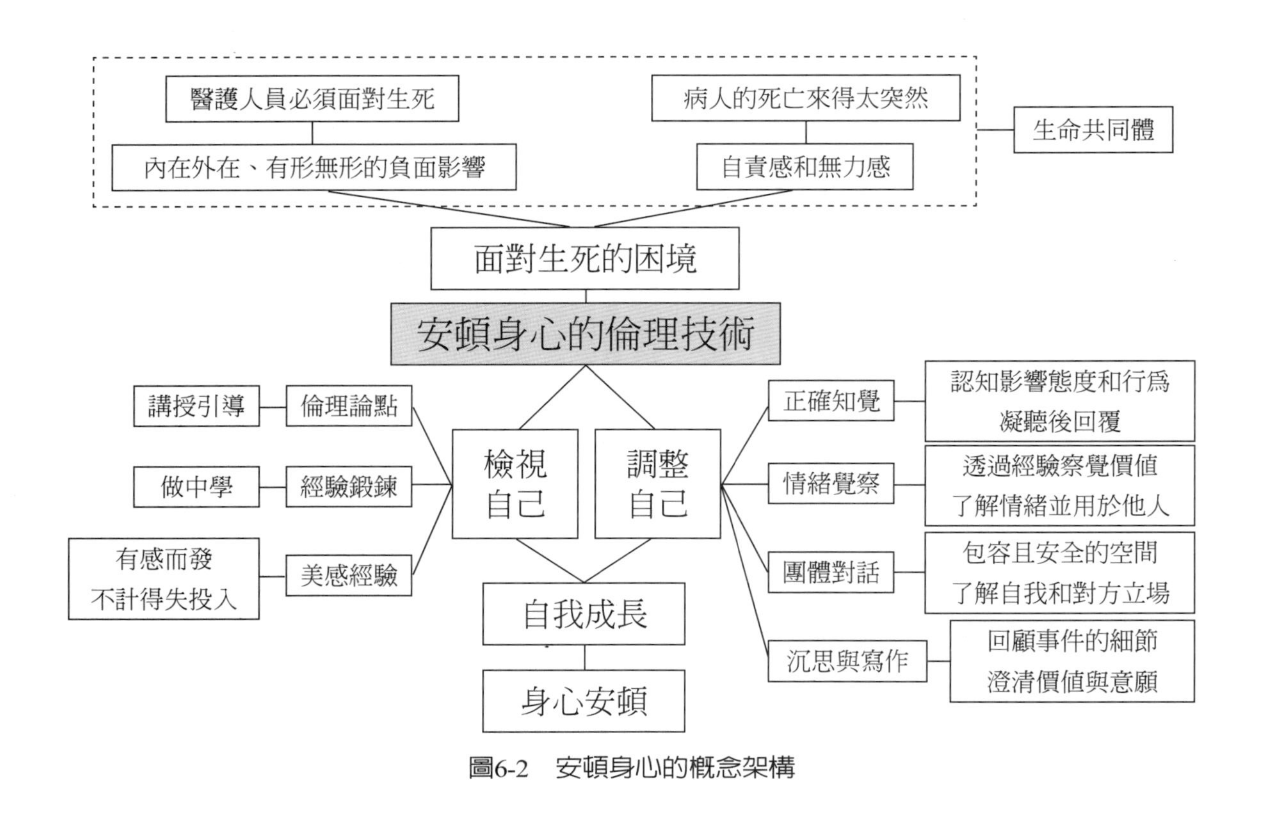

圖6-2　安頓身心的概念架構

第七章 團體對話中的自我反思

前言

自我反思（self-reflection），是東西方學者共同關注的課題，指人在意識中將自己，同時設爲觀察者與被觀察者，當此意識發展的過程中出現矛盾與衝突，就出現反省的思維，在自身中映照自身，擺脫知識與慾望的控制，才能進行耳目內通的純知覺活動，是一種超越對立的絕對自由意志的反省，使人由小立場往大立場推移，由實踐自我建立知識自我（西田，1911/1984；黃，2013）。《論語・學而篇》的「吾日三省吾身，爲人謀而不忠乎？與朋友交而不信乎？傳不習乎？」每日省察自身爲人處事、交朋友與學習的態度。以上關於反省的論述，都指出人的情緒主體是存在於反思之前。透過面對情感與情緒的自我，使人反省過往的事件，有機會超越一切消極、否定的情緒狀態（陳，2006）。

反思不僅是在認識自己（know yourself），更重要的是照顧自己（take care of yourself; Foucault, 1988）。由生活中的自我省察，傾聽內在之聲（inward watching and listening; Belenky, 1986），照顧自己。反省的思維，是自己對自身的映照，產生實存中的鍛鍊（training in reality）與思想的鍛鍊（training in thought），檢視內在想法與外界實際之間、思考方式與現實規則之間、以及自己掩藏的想法（hidden thought）與內心的不純

原文出版於：蔣欣欣（2015）。團體對話中的自我反思——精神衛生護理人員的經驗。*護理雜誌*，*62*(4)，73-81。

正（inner impurity; Foucault, 1997）。傅柯（Foucault, 1997）分析古希臘哲人寫信的習慣，根據其信中描述的生活細節以及想法，指出由個人想像活動（imaginary exercise）而鍛鍊思想的自我書寫（self-writing），透過書寫統整身體感官的各種經驗，使自身見聞滲入筋與骨（into tissue and blood; Foucault, 1997）。另有學者探究靜坐修行者的身體經驗與自我反思，指出由身體感受的覺察發展出體知型反思，由個人內在想像與對話產生論述型反思（Pagis, 2009），然其觀點偏重個人內在體驗，未提及個體與外界互動的作用。

團體具有孕育（embeddedness）與探詢（enquiry）的文化（Pines, 1996），促成其體驗與引導的功能（蔣，2015）。孕育的體驗，產生連結與依戀關係，使人能真誠面對處境；探詢的引導，觀看不同面向，使人能檢視自身。團體的體驗與引導，促成相互學習的成長機制。團體對話讓學生由驚訝於不一樣學的氛圍與教的態度，獻身於主動探索、相互學習、思考訓練，啓發關懷；培養人際的敏感度，增進對自我與他人的了解（蔣、馬，1994），藉著團體中的自我觀照，出現生命的轉化（蔣、許、曾、余，2011；蔣、陳、許，2003）。

團體對話的場域，存在著多樣化的他者，其異於己的立場，能召喚出具有意義的話語（saying；孫，2008）。話題的相互牽引、相互涉入，形成團體內的對話（dialogues in the group）與屬於團體的對話（dialogues of the group；蔣，2013；Giraldo, 2012）。團體內的對話，是指團體內的溝通（communication）；屬於團體的對話，是指因團體內對話而帶出的啓示（revelation），由溝通到啓示，是藉著語言的象徵性功能，使個體由溝通與想像過渡到真實與啓示，促成個體的自我發現、自我定位與自我導引。護理人員藉著團體對話，由照護的在場經驗，省察被激發的身體感知，放下自身的執著，產生啓示（第10章）。在具體操作時，團體對話是如何促進自我反思？團體中出現的自我反思型態及其意涵爲何？

對話團體之簡介

本章介紹之對話團體，是採取自由談的方式。由於研究所進修之護理人員所組成，此稱之爲督導團體，目的是提升護理人員帶領精神病人團體治療的技藝，每週一次，每學期進行六次，共計二學期。第一學期的團體（S），10位學員（一、二年級）。第二學期的團體（S̲），僅一年級的5位學員參與。其中7位具有帶領精神病房之治療性團體的經驗，3位爲初次帶領治療性團體。本章根據12次督導團體過程紀錄及學習作業，進行內容分析。

每次督導團體於學校之平面教室舉行，進行的時間爲150分鐘，包括暖身、對話團體、會後會三部分。團體之前的暖身活動，包括修訂或澄清上次團體紀錄、身體舒展、靜坐；團體結束後，舉行會後討論。對話團體開始的前十分鐘是自由談，帶領者的引導語：「請述說此刻腦海呈現的意念，這個時段也不需要對別人的話語做回應。」每次團體由兩位教師帶領，另請觀察員擔任現場記錄。

團體反思的類型

一、體知型反思——情境的感知

體知型反思，屬於感性境界，感知情境中的情緒主體與情感經驗。情緒主體的覺知，是意識到自己的焦慮與害怕；情感行動的覺知，是由不安的情感，意識到回應的行動。

（一）情緒主體的覺知：帶領團體的害怕與焦慮

督導團體中呈現的害怕、焦慮，喚起情緒主體，發現自身的擔心影響凝聽的能力。隨著情感經驗的訴說與分享，引發自我的調整。

第一次督導團體，學員就提到帶領病人團體的害怕：在團體當leader（帶領者），對我來說因為是一件很害怕的事，我一直覺得不勝任團體，每次都很抗拒，每次在我去病房的途中，發非常多簡訊給朋友，都在講感覺，……我怕我的主題沒辦法引起病人們的興趣。團體互動中，發現自己負向思考的習慣：自己容易把成員的好或不好歸咎到自己身上，常以負面角度看事情，甚至被病人封為負向姊（S0111，E）。這種帶領團體的擔心，也出現在另位學員的陳述中：擔心團體要怎麼流暢，擔心要談什麼議題，擔心議題怎麼連結，團體怎麼不讓它冷掉，自己有太多的擔心。（S0103，A）

時常，這些擔心或焦慮，很難以個人意識控制，並且影響凝聽他人的能力，學員提到：讓自己儘量不焦慮，聽進去每個人說的話，是滿困難的……可能不會注意到其實已經很多人回答這個問題，會miss（失）掉一些病人講話背後的情緒和含意。（S0208，G）

正視自身的情緒之後，除了發現帶領者的情緒影響團體的進展，接著學習放下以及聽隨著團體的步調。正視自己的情緒是：開始還是會有焦慮、害怕或慌張，可是比較容易進入檢視自己，是不是被這件事情影響到，然後可能會有一個算是自己提醒自己的聲音說，我是不是……因為不安全、不確定所以有defence（防禦）或是有anxiety（焦慮），先正視他，然後會好一點。（S0207，J）並且學習放下：我覺得每週有一個坐下來自由談的機會是很難得，可以讓自己疲累的身軀，學習放鬆、沉靜、思考，就像中途站可以隨時充電補充能量，覺得生活中很多的時候，我們也應該這樣善待自己，偶爾靜下來看，停下來聽，讓自己有力量再出發，有力氣面對生活的種種，（A心得，S5）以及懂得聽隨著團體的步調：第三次病人團體中的狀況是，他們談什麼我就跟著談，……試著放空自己，不要有太多的腦袋轉轉轉，就會好一點，注意力會好一點。（S0207，A）

對情緒的覺知，使人放下內心的害怕或焦慮，朝向以他者爲中心的無我。無我，就能跟隨團體的步調前行。

（二）情感行動的覺知：回應的不安

督導團體中，分享帶領團體的經驗，無論是想給答案或被病人追問答案，都產生不安。這些不安，隨著督導團體的言語流動而自然開展，進而引發討論病人追問的意涵。

關於想直接給答案的不安：我們在團體的時候，很喜歡統整病人問的問題，給病人答案。可是他們要的，好像也不是我們給他的答案。接著請其說明實際情形之後，又提到：覺得（說話）沒有句點，自己會覺得怪怪的，心裡會有不安全感。……好像自己給完答案，就沒事了，好像焦慮才會放下。（S0203，I）

經由自我陳述與被引發的陳述，產生對自己直接給答案的理解：我的不安是我沒有給他答案，那他會不會下個禮拜就不來了，然後其他成員看到這個狀況，好像我處理得不好，其他成員是不是也不來了。（S0208，A）督導團體後的心得書寫，也指出隱含的不安：經過這次的討論，我才發現自己其實是很不安的，這種不安的感覺一直被延續著，這些不安（像是）被逼問的不安、無法逃離的不安、被要求面對的不安、要如何處理的不安、沒有處理好的不安，但是當下無法顧及自己的不安，腦筋只想著要如何處理成員的逼問。（A心得，S2）

被逼問的不安，延伸到下次的團體，另位學員提到，不安是源自病人面對異樣的眼光之感受：一樣是之前追問那個病人，他直接就問說，我想知道，你們護士對我們病人都是什麼看法？……你就有一種被雷達鎖定的感覺，他就會一直看你要講什麼。這個敘說，也摻雜著回顧：剛開始會覺得追問的那個人，心態是挑戰嗎？還是什麼？後來我發現可能那個問題眞的困擾他很久，應該也不算是他的挑戰，……後來，我先做了一個簡單的想法回應之後，發現……感覺就是整個focus（話題的焦點）就不會在你身上，（團體）開始非常熱烈的談論（S0302，J）。經由團體互動，引發內在的覺知，產生不同的作爲，促成新的回應。

二、論述型反思——意念的覺察

論述型反思，屬於理性境界，覺察個人預設或先有的意念或意向，產生存在自覺與倫理抉擇的領悟。由團體對話而內有所感，領悟到自身預設的期許、意圖、規範。

（一）沉重的期許

發現自身的期待或同事的期許，成爲彼此的負擔，而決定放下。

省察自身期待所導致的框架，提到：我心裡一直有一個疑問，爲什麼會有那麼多的預期呢？……我自己給自己太多的想法的時候，我希望可以做到什麼事情的時候，我覺得會讓，不只是我自己，也會讓成員覺得有窒息的感覺。接著，又被團體學員問道，是否爲了避免自我框限，就要沒有想法？此學員的回應是：不是，而是把自己的框架和要求放到最低，然後讓團體自由的發展。（S02014，C）

關於同事的期許，也成爲困擾。提到被建議帶團體時要常保喜樂：萬一我那天心情有點沉沉的呢？不一定每次都很開心。經過六次督導團體後，她得到了一些新的想法：以前眞的會擔心如果病人語無倫次、一直講很多妄想的東西，我該怎麼辦。可是後來經過這樣的學習，其實也沒

有怎麼辦，就站在他的角度去看，搞不好就會看到不一樣的東西……。（S0618，H）

（二）掌控的意圖

帶領團體互動時，帶領者時常因爲無法忍受團體的靜默，而占有說話的主導權，呈現掌控團體的意圖。第二次督導團體中，B覺察自己時常打破沉默：我常常都是（團體中）第一個跳出來回應的，想讓氣氛比較輕鬆、讓後面的話題可以比較順利。我以爲那是一個幫忙，但是我現在想，有沒有可能又會是一個阻礙？在訴說自己立場之後，帶出自己的省察：讓自己能夠更少去控制、更少去影響。……放慢速度，然後去挑戰自己，去貼近自己內在的感覺，……，可不可以再更安靜一點，再多想想，再多給別人一點時間（S02015，B）。到了第六次團體，B觀察到E的話不多，但都發人深省，而給自己一個方向：在那個過程裡，讓我有更多的機會思考，我一定要不停的說話嗎？現在可不可以不要說話？（S0608，B）

（三）說教的規範

生病必須服藥的規範，引發關於精神病人出院後服藥行爲的討論。團體對話中，聯想到護理人員像是母親對待小孩一般，要求病人吃藥。省察執行給藥的困境：和病人討論吃藥相關議題時，往往會讓彼此對話形成一種說教、講道理、勸說他人，但是自己也做不到的矛盾狀態。經過對給藥行爲的分享與討論後，改變強制病人遵從服藥的態度，朝向理解與陪伴病人的方向而努力：若日後病人再討論這議題時，我可能會以「我們根本就不想吃藥」的方向來進行，或許可以引發較多的情緒共鳴，談到更深層的情緒及痛苦，從了解不想吃藥的立場來支持他們的需要。（G心得，S4）另一位學員提到：吃藥的選擇決定權還是在成員身上，而非只是要病人配

合護士的期待。（I心得，S4）

團體對話促成探詢自己先前存在的意念，意識到自身的期許、意圖、規範，領悟到放下框架、多給別人時間、陪伴同行。

身體與話語的反思

團體中的自我反思，是由身臨其境之身體感的互動層次，進入更深刻的意義層次。由個別經驗訴諸感覺的直接意義，進而超出個別的意義，朝向整體的意義而努力（柯，2000）。團體中的身體，引發對感覺的省察；團體中的言語，傳達省察身體經驗後的意念。感覺的施動者是身體，觀念的施動者是言語（Merleau-Ponty, 1990/2008）。由身體引動的情感覺察，產生體知型反思；由言語交流意念，構成論述型反思。以下分別由身體感的覺察、團體中的話語，說明團體對話所引發自我反思的創造性與超越性。

一、身體感的覺察

身體與世界的關係是相互滲透、相互形塑。身體是我們存在的一面鏡子（a mirror of our being; Merleau-Ponty, 2002），映照出我們存在的狀態。對外的感知，是內在身體的投射；對世界的經驗，也會內射於身體之中。透過身體活動及身體與世界的接觸，使我們對自己身體產生新的知識，產生新的身體意象（body image）。此自有的身體意象，也不斷想脫離身體意象的固定性，而有轉化的動機（Schilder, 1978）。如果我們要認識所處的世界，需要回到身體知覺，透過我的身體知覺來與世界打交道，知覺是身體與心靈交會之處，經歷著人的有限限定與無限超越（岳，2009）。

身體的能動性（mobility），來自感官的運作；情感則是與他人有關，屬於社會性的。我們對他人身體及其情緒表達的感知與好奇，如同對我們自己身體與情緒表達一樣（Schilder, 1978），相互之間豐富彼此的生命經驗。體知型反思，需要透過身體的感覺與知覺活動。身體感覺可以引導我們了解心理的狀態，而情緒也以身體姿態模式（postural model of body）表達出來（Schilder, 1978），因此，我們由一個人身體的姿勢、面部的表情，可以了解他的心情。

情緒，是「此在」的原始生存方式，透過身體感受，覺察內在的情緒主體（情意我）和由外而引發的情感體驗（陳，2006），促進自我反思。學員的害怕、焦慮，彰顯其存在的面貌，由身體能有所感，進而我知我有所感，但不知其內容的知（knowing），處在尚未反思的被動狀態的知，經過意念或意向活動，出現語言（word）主動的宣告、公布此感受，產生我知我有所感的內容，進入了解（understanding; Levinas, 1981），產生情緒或行動的覺知。最初一些說不清楚的焦慮等情緒，不僅呈現於團體中的身體姿態，且在團體當下試著對他人表達（saying），再次的觀看自身情緒，澄清自身的感覺，才能有感覺的轉換，不再平庸地停留在原有的情緒（蔣，2013），產生一種屬己的知識（personal knowing）。

不安，是不安於現狀，不是一種純然被動的處境，而是致力於脫離無法忍受的情境，具有正向的動力，朝向一個不知的未來（Levinas, 2003）。當良知不安，心不能不動，使思慮成爲良知的自然發用（陳，2006）。由於團體中存在的不安，成爲正視自己的感受與困擾的時機，產生行動的覺知，開啓調整自己之途。因此，團體互動的情緒擾動，開啓體知（embodiment）的大門，由自身的覺察，進入了解眞實與認識世界的機會。

二、團體中的話語

督導團體提供的體驗與引導，深化專業人員的問己功夫。由團體中的體驗，產生體知型反思；由團體中的引導，產生論述型反思。體知是論述的基礎，論述因體知而得以深化。依據體知的護理經驗所生成的對話，是有感覺的，使團體對話不完全是抽象概念的交流。此時，團體互動的主體是話題，不是說話者。話題作爲言語的表達，同時並存著描述「事實」、表明「態度」、蘊藏「意圖」的生命意識，包括對情境的感受與對生命的反省，而對情境的感受是先於對生命的反省（柯，2000），因此體知型反思是先於論述型反思。

言語（saying）的說出，是有感而發，是在當下彼此精神交流激盪而出，人作爲說話者，無法事前籌劃要說的言詞，也無法預知對方將會問什麼，只能面對課題，等待降臨，整理它、提出它。即使聽到答案，也未必是確定的知識，而是根據它而反省自己的成見，排除錯誤的偏見後，再提出問題，以迎接新的知識（陳，1998）。一個貼近現場的話語，使人感到共同臨在，而不是被迫地說話或是說些無關痛癢的話（said）。這種透過經驗而生的身體思維所產生的言語，是由體驗的實踐自我，產生思維的知識自我。即是在事上磨功夫，在具體複雜的行動中，鍛鍊自己的心理能力（陳，2006）。由沉重的期許，學習放下原來的框架；由發現掌控的意圖，學習靜默等待；由省察說教的規範，學習陪伴同行（表7-1）。團體中孕育這些身體經驗的感知，引發意念的探詢，向內心無限深遂，向外界無限高遠，產生自我啓示的自我給予（黃，2009；蔣，2013），由對個人有意義的體驗，轉化成對眾人皆有意義的人性體驗。

表7-1　團體互動的反思型態

反思型態	反思內容	領悟
體知型反思 （情境的感知）	情緒主體的覺知 情感行動的覺知	內觀 鬆身 謙遜自持
論述型反思 （意念的覺察）	沉重的期許 掌控的意圖 說教的規範	放下框架 靜默等候 陪伴同行

團體互動是一個彼此共在的經驗場域（field of experience），團體對話是雙方攜手合作，在疑慮中提出問題，共同追求答案，具有相互交織的互為主體性，呈現出鏡照（mirroring）、共鳴（resonance）、交換（exchange）等現象（Cohn, 1993; Friedman, 2014）。本章的督導團體中，學員分享著自身帶領團體的經驗，由團體中他人的回應，照現自己的處境，理解共有的情境，產生人際相處的意義與價值。由促發感受境界的知，進入理性境界的悟。在此關係中，彼此相互療癒、相互學習。團體中人際間互動（interpersonal）的話語，引動個人內在（intrapersonal）感知，內在感知又在互動中被誘發成話語，促成超自我的誕生（transpersonal; Cohn, 1993; Friedman, 2014）。

團體的自由談，利於省察意識中先入為主的前有（fore-having）、前視（fore-sight）、前念（fore-conception; Heidegger, 1996），發現自身對事物的期待、意圖、規範，是受到慾望的挾持、是非判斷的擾亂。若團體運作之前，預設團體主題，就失去話語的當下持續性（present continuance）；若團體運作時，找話題填滿靜默、掌控衝突，就忽略話語潛在的涵容性（potential possession）；若致力於回答問題，就輕忽了話語的實際生發性（actual occurrence; Buber, 1988）。

結論

自由談團體的體驗與引導，產生體知型反思與論述型反思兩種問己功夫。體知型反思是基於身體經驗，包括情緒主體的覺察與行動的覺知；論述型反思是基於話語的流動，涉及個體的期許、意圖、規範。身體經驗是由自身的體驗回返對自身的觀照，話語的流動促成由他人映照自身。個人的情緒經驗，是省察自身處境的重要素材。若不加以省察，將只是停留在自身受苦、或為他（她）人苦而苦，無法使受苦產生意義。以情境感知取向的體知型反思，使人意識到自我存在的樣態，正視受苦的經驗，開啓省察的素材。以意念覺察取向的論述型反思，經由團體多元話語的流動，發覺期許、意圖、規範等意念的框架，促成身體意象的轉化，提升專業的素養。

體知型反思與論述型反思是彼此相生相成，論述是體知的意識反應，體知又是論述的端緒。僅有體知，沒有論述，不易產生實踐智；僅有論述，沒有體知，只是空談，了無新意。護理人員由分享團體中（人際間）的焦慮、害怕、不安，發現自身負向思考習慣的體知；由言語流動，發現沉重的期許、掌控的意圖、說教的規範。看見（insight）自身先入為主的前有、前視、前念，利於放下期許、掌控、說教。團體中藉著探詢舊有的經驗與孕育新的經驗，引動個人生命經驗的回顧，化解自身的執著，產生謙遜、放下、耐心、陪伴等護理態度的領悟，以新的態度面對他人。

團體是一個社會互動的實驗室，是陶養人性的場所。團體的鏡照、共鳴、不預設立場的自由談，使學員真誠地面對自己的感受與思想，引發反思。對話團體是離開現場地演練著現實中各種龐雜繁複的偶發事件，映照著個體內在與外在的經驗，持續地找尋經驗的秩序，以及生命本身具有的連續性，重新獲得完整的自我體驗，釐清自身的生命抉擇，才能眞正有效的回應生存的世界。

本章指出團體對話產生的自我反思，但是未必團體對話都能出現啓示或是領悟。因爲無論是體知型反思或是論述型反思，都涉及團體運作與個人習性。雖然團體能提供一個反思的空間，有助於將思想表現於力行之中，達到知行合一的境界，但是讓人感到不安全的團體情境，是難以產生具有啓示作用的反思。另一方面，個人的防衛心態，也會干擾反思的進展，如何讓人學習眞誠的面對自己，如何促發一個安全的團體氛圍，都是值得繼續探究的課題。

引導反思

文中所介紹的對話團體，讓護理人員暫時遠離生活與工作的紛擾，獲得喘息機會，在沉靜中重新獲得完整自我的體驗。此體驗，包括生命反省的理性思維，以及情境感知的身體經驗。論述型的反思，屬於理性思維；體知型反思，屬於感知思維。透過此兩者交織的完整自我，才能在個人的生活或是專業領域，蘊生適宜的行動。一位護理學系四年級的學生，在社會劇的期末心得裡寫道：

跟自己的親密接觸就是與自己的內心對話，當我們越往內在走越深，越知道自己想要的是什麼，在面對外在環境更能走得長、走得遠、走得有方向。除了找到自己的內在聲音外，我們也能協助別人找到他自己的內在聲音。（耿芬，2014）

團體對話，主要是在團體現場，但是「團體內的對話」，這屬於自我外部的東西，會朝向自我的內部而內在化，這樣後退地沒入自身內部，這個時候自我就從「作動者」的立場移動到「觀看者」的立場（湯淺，2018）。由上述社會劇課後的自我書寫，發現團體內的對話，引發具有啓示性的「屬於團體的對話」（蔣，2013），使人由自我發現、自我定位，邁向自我引導。

照護行動中，我們的念頭、言說、行動不斷地影響他人。

生活中，如何營造一個對話空間？如何經由理性思維與感知經驗，建構完整的自我？

參考文獻

一行禪師（2018）。*正念生活的藝術*（陳麗舟譯）。臺北：商周。（原著出版於2017）

西田幾太郎（1984）。*善的純粹經驗*（鄭發育、余德慧譯）。臺北：臺灣商務印書館。（原著出版於1911）。

吳汝鈞（1998）。久松眞一與東洋的無。*絕對無的哲學——京都學派哲學導論*（57-87頁）。臺北：臺灣商務印書館。

岳璐（2009）。道成肉身—— 梅洛龐蒂身體理論初探。*文藝評論*，5，2-6。

柯慶明（2000）。*文學美綜論*。臺北：大安。

孫向晨（主編）（2008）。*面對他者：萊維納斯哲學思想*。上海，中國：上海三聯書店。

陳來（2006）。*有無之境—— 王陽明哲學的精神*。北京，中國：北京大學。

陳來（2009）。*宋明理學*。臺北：允晨。

陳榮華（1998）。*葛達瑪詮釋學與中國哲學的詮釋*。臺北：明文書局。

黃文宏（譯）（2013）。*西田幾多郎哲學選輯*。臺北：聯經。

黃冠閔（2009）。神聖與觸摸——對「勿觸我」的現象學反思。*中央大學人文學報*，38，37-68。

湯淺泰雄（2018）。*身體論——東方的心身論與現代*（黃文宏譯）。新竹：國立清華大學出版社。

蔣欣欣（2013）。*團體心理治療*。臺北：五南。

蔣欣欣（2015）。自由談的督導團體運作——精神衛生護理人員的經驗。*護理雜誌*，*62*（3），41-48。

蔣欣欣（2016）。眞實人生——同儕團體之倫理諮詢。*中華團體心理治療*，*22*(1)，3-13。

蔣欣欣（2013）。經驗性團體中的身體感。載於*團體心理治療*（頁187-194）。臺北：五南。

蔣欣欣、徐畢卿（2006）。身心安頓的倫理技術。*護理雜誌*，*53*（6），20-24。

蔣欣欣、馬桐齡（1994）。生命成長之展現——「護理專業問題研討」課程之迴響。*護理研究*，*2*（4），339-348。

蔣欣欣、許樹珍、曾雯琦、余玉眉（2011）。透過團體對話進行護理關懷的反思學習。*醫學教育*，*15*（1），10-20。

蔣欣欣、陳美碧、許樹珍（2003）。小組教學團體的對話與關懷。*應用心理研究*，*18*，207-225。

蔣欣欣、廖珍娟、劉盈君（2014）。爲人與成己之間——面對他者的照護倫理態度。*護理雜誌*，*61*（2），44-53。

Merleau-Ponty, M.（2008）。*可見的與不可見的*（羅國祥譯）。北京，中

國：商務。（原著出版於1990）

Belenky, M. (1986). Connected teaching. In M. Belenky, B. Clinchy, N. Goldberger, & J. Tarule (Eds.), *Women's way of knowing*. New York, NY: Basic Books.

Buber, M. (1988). *The knowledge of man: Selected essays*. Amherst, NY: Humanity Books.

Cohn, H. W. (1993). Martix and intersubjectivity: Phenomenological aspects of group analysis. *Group Analysis, 26*(4), 481-486. doi:10.1177/0533316493264008

Foucault, M. (1988). Technology of the self. In L. H. Martin, H. Gutman, & P. H. Hutton (Eds.), *Technology of the self: A seminar with Michel Foucault* (pp. 14-69). London, England: Tavistock.

Foucault, M. (1997). *Ethics: Subjectivity and truth* (R. Hurley, Trans.). New York, NY: The New Press.

Friedman, R. (2014). Group analysis today-Developments in intersubjectivity. *Group Analysis, 47*(3), 194-200. doi:10.1177/0533316414545839

Giraldo, M. (2012). *The dialogue in and of the group*. London, England: Karnac.

Heidegger, M. (1996). *Being and time* (re-translated by Joan Stambaugh). Albany, NY: State University of New York Press.

Levinas, E. (1981). *Otherwise than being or beyond essence*. Pittsburgh, PA: Duquesne University.

Levinas, E. (2003). *On escape*. Stanford, CA: Stanford University Press.

Merleau-Ponty, M. (2002). *Phenomenology of perception*. Abingdon, UK: Taylor & Francis Group.

Pagis, M. (2009). Embodied self-reflexivity. *Social Psychology Quarterly, 72*(3),

265-283. doi:10.1177/019027250907200308

Pines, M. (1996). Self as group: Group as self. *Group Analysis, 29*(2), 183-190. doi:10.1177/0533316496292006

Potthoff, P. (2014). Foulkes and intersubjectivity: A pioneer in uncharted territories. *Group Analysis, 47*(3), 268-282. doi:10.1177/0533316414545596

Schilder, P. (1978). *The image and appearance of the human body: Studies in the constructive energies of the psyche*. New York, NY: International University Press.

Taylor, C. (1994). *Sources of the self: The making of the morden Identity* (7th ed.). Cambridge, MA: Harvard University Press.

Taylor, C. (2000). *The ethics of authenticity*. Cambridge, MA: Harvard University Press.

照護立場篇：照護行動的反思

人是「行走的」受造物，需要不斷走出去。……行走，是一種紀律，是一種勞苦，需要每日的耐心和持續不斷的訓練。……行走，需要謙卑地回歸我們自身的腳步，並對旅途同伴表示關切，因爲只有我們一起走，才能走得好。

——教宗方濟各，2018/6/21，WC

第八章　照護行動的立場

第九章　人性化照護的感通

第十章　為人與成己之間——面對他者的照護倫理態度

第八章 照護行動的立場

前言

當今醫療照護受到商業化與科技化的影響，以標準化流程掌控醫療照護，但卻忽略人性的豐富性與事件的不確定性。在重視經濟效益與效率的氛圍中，逐漸失去由反省與行動中產生的實踐力。「行動（action）」是行動者在互動的當下，整合個人的興趣、想法、需要、夢想而自然產生的，無法預測也無法籌劃。行動與「工作（work）」及「勞動（labor）」不同：工作，是屬於某一個事前設定的方案；勞動，則是像生物般重複性、例行性的活動（Kohlen, 2015）。當下的行動，雖然擾動原先的工作方案或例行的勞動，但是會帶來新的觀點。因此對於照護行動的省察，利於充實倫理照護的觀點。

每個照護行動，擁有直覺構成的體驗與知覺構成的經驗（黃，2010），當對體驗產生更深的自覺，能繼續對知覺經驗進行反省，這樣才容易產生照護倫理的智慧（Zanotti & Chiffi, 2016）。

對話是教育的核心，一場豐富的對話教育，可以處理個體與群體間的衝突，促進倫理的態度（Morgan & Guilherme, 2014）。對話中，自身不僅向外觀察聽者的回應，同時也向內體察自身的反應，挑戰自己的陳述（蔣，2013；Levinas, 1974/1981）。被喚出的話語，促成陷落情境的

原文出版於：蔣欣欣（2016）。照護行動的立場——護理倫理課堂之對話。*護理雜誌*，*63*(6)，69-76。

自我發現（self-discovery），覺知情境的自我定位（self-definition），轉化爲存在自覺的自我引導（self-direction）。透過體驗，進行反省，付諸行動，接著產生新的自覺，成爲日後面臨挫折的動力（Meyers, 2000; Noddings, 2003）。灌輸式的教育，不易培育對自己的信任，難以發展倫理態度所需的自我引導。

本章是分析護理倫理課程的小組對話內容，找出照護的立場。

對話團體之簡介

護理倫理是護理學系四年級必修的兩學分課程，採用講授、影片觀賞及小組討論的方式授課。

課程結束後，收集某組學生之小組討論紀錄以及學習心得，該組的10位學生，包括1位五年級（延畢）、5位四年級、4位三年級（含兩位陸生，及先修之本校生）。小組討論進行100分鐘，包括預備、對話、總結三個階段（表8-1）。本文主要分析學生與教師的團體討論，內容涉及三

表8-1 案例討論階段

階段	內容
預備	1. 選出主席（引導討論）與觀察員（記錄） 2. 閱讀案例
對話	1. 概述上課、影片、文獻或案例的重點（每人2分鐘敘述自己印象深刻的片段） 2. 分享上課影片或案例引發的感受或情緒 3. 個人相關經驗的連結 4. 經驗的交流與省思
總結	陳述討論後的體認與想法

週學習活動，包括講授女性巫醫在醫者與病者之間的流動（郭，2014）；電影《越過死亡線》，內容描述一位修女進入監獄照顧死刑犯的歷程；〈助人的越幫越忙〉案例閱讀及討論。小組對話是讓參與者自由抒發感受與觀點，帶領者以不預設立場的無為而為引導對話。

照護行動的立場

一、相信的態度——病人的話到底是真或是假？

（一）選擇相信

由〈助人的越幫越忙〉案例中每個角色的各執一詞，學生聯想到自己在精神病房實習的經驗，「病人說出的話到底是真是假？……我會很在意說他講的是不是真的，我要相信他嗎？」另一位同學分享實習指導老師的提醒「其實不管他說的是什麼，只要相信他那時候的心情是真的，至於裡面的東西，之後要做討論還是什麼，是後續的問題。」（SG-0137）之後學生嘗試相信病人，就能繼續其照護行動，「聽完老師講的話之後，我比較可以放心地相信病人，然後照顧他。」（SG-0133）

當學生意識到「每個人在不同的情境下都會說不同的話」而選擇相信，「你就相信他講的話是他當下的想法就好了。」（SG-0133）放下執著，不再困頓於病人話語的眞實性，能放心地進入病人的世界，試著了解病人。顯示選擇相信的行動，可以開啓學習者對世界的理解。

（二）深層理解

當「選擇相信」成為團體的共識時，又引發「相信什麼」的討論，發覺需要深層理解拒絕接受檢查病人的處境。

一位學生提到陪同疑似罹患癌症的病人，接受身體切片檢查的經驗，

「我感覺到他有點焦慮，他在檢查臺上退縮，他說他背上有骨刺，想下來（拒絕檢查），而我感覺他是害怕，因爲針很粗，所以他很害怕，他開始哭，但是檢查室的醫師他們都不了解這個病人，我想告訴他們說病人是因爲害怕所以才不想做。」（SG-0215）

此時小組教師由相信的立場，引導思考病人以骨刺爲由拒絕檢查的話語，問道「一是病人說出的語言，你要相信他；另一是沒有說出的語言（害怕）。……要怎麼聽到？有人聽得到，有人聽不到，要怎麼聽到更深的語言？」（T）這個提問引發學生繼續指出，病人以身體長骨刺、無法躺平檢查之話語，其深層意涵是對罹患惡性腫瘤的焦慮。

課後的心得，一位學生提到「在實習過程中好像也常看到這樣的事件，像是因爲病人本身身體不適而無法下床復健，就會看到護理人員或是家屬責備看護不盡責。不論是誤會或者是愈幫愈忙，很多時候都是因爲自己過於急迫完成某件事情，而忽略了其他隱藏的資訊。」（SR-0224）

二、價值的釐清——是否照護壞人？

由小組對話出現對情感的覺知與立場的覺察，產生價值的釐清。

（一）情感的覺知

由倫理立場的衝突，產生對自身情感或對病人情感的覺知。

《越過死亡線》影片中情緒的糾葛，引起學生思索倫理兩難的情緒，「我覺得內心會很糾結，你知道修女想幫助囚犯，但同時也能夠知道被害者家屬內心的難受，可以了解雙方的心情，就會站在一個很掙扎的位置，不知道該怎麼做才是最好的做法……。」（SG-0031）

另一位由影片發現助人不是說教，而是愛的行動，「我最感動的一部分是，……修女幫助的過程中，也不是說教，是以愛感化他，到最後能把死囚自己內心善良的部分散發出來。」（SG-0449）

小組討論之後的心得寫作，學生回顧照顧妄想病人的經驗，發現自以爲是的好意，卻造成病人的痛楚，「（我）每次提到妄想內容，個案原本平穩的情緒就會激動、憤怒和難過起來，像是按下了什麼按鈕似的，情緒會在瞬間轉變爆發出來，我一次又一次的嘗試去了解，……察覺到好像每一次的深究，都讓個案的情緒變得很不好，才知道自己好像的好意，也造成了一些困擾，於是轉了護理目標，只要能夠分散個案的注意力，讓她學會與妄想症狀共處，只要症狀不干擾到她的生活，對現階段的她來說，已經是最大的幫助。」（SR-0120）

（二）立場的覺察

立場的覺察，是指觀照照護行動中的自身感受與照護情態，包括對自身感受的覺察與對照護情態的察覺。

1. 自身感受的覺察

(1)無可奈何

團體中，當學妹直接指出不想照顧壞人，引發學姊分享在社區實習的不得已，「社區有一些會聚在一起喝酒的人，他們都很胖，也都需要衛教，但又會不想靠近他們，菸味、酒味、檳榔味，我有點猶豫跟卻步。而他們後來知道自己是護理系之後，就要你幫他量血壓、量腰圍什麼的，身爲護理的立場，會有很多的掙扎，如果不去，會不會不重視『人』之類的。」（SG-0031）

(2)學習原諒

團體中，同學提到對病房護理人員的觀察，「我覺得在病房裡，很多學姊還是很做自己，當病人很輕佻的時候，學姊說：『你再這樣我就不照顧你』，『你幹嘛打我！沒禮貌』……，也不一定要畢恭畢敬對病人。」（SG-0133）

但是也由閱讀照顧性加害者的文獻後，注意到病人的道歉與護理人員的釋懷，領悟到「原諒眞的不是一件簡單的事情，但是當我們做下這樣的選擇和決定的時候，最受惠的其實還是我們自己……，反而因著原諒使自己得到救贖，這眞的很提醒我。」（SR-0031）

團體結束後的心得，學妹也開始思考如何照護曾經傷害自己的人，提到「如果有一天我們必須面對曾經傷害過自己的病人或家屬，我會選擇不照顧、心不甘情不願的照顧，還是表現的如同照顧一般病人一樣呢？或許在一時之間我還無法回答，但我想隨著往後臨床的經驗愈來愈多，也許我會慢慢找到自己的答案的。」（SR-0215）。

2. 照護情態的察覺

(1) 量化的評估

演講內容之話語「痛苦是不可比較的」，引起團體省察照護活動，「我們過於習慣將痛苦量化，使用各式的疼痛量表評估，……在繁忙的護理照護中，我們時常忽略了心理及靈性層面，對於病人只專注於其生理問題。」（SR-0119）

(2) 深入內心

照護需要整體性的了解全貌，「我們也沒有參與那些事情，常會以自己主觀的想法看那件事，但那不是眞正的事實，……還是要深入他的內心而不是以他的外在呈現，要認眞地照顧他。」（SG-0150）課後的心得中，一位學生指出：「當病人很難過跟我說話時，我常常不知道如何回應。因爲對一個癌症轉移的病人說『你會好』這句話非常的不合適，我當時也找不到合適的解決方法替病人解決他的苦惱，但是現在看到這篇〈助人的愈幫愈忙〉後，就會覺得病人並不是想要你替他解決問題，病人只是想找個人聽他說說罷了。」（SR-0149）

三、自我的陶養——是否越幫越忙？

自我的陶養是省察現實中受挫的照護行動，由自我對話、人我對話，產生更高、更遠的觀看角度。

（一）自我對話

從被病人指責的挫折，進行自我對話，引發對個案的同情共感。

學生提及，照護厭食症女孩的過程中，當她試圖勸服病人進食，卻遭到阻抗，「……告訴她，妳不能不吃，而且限制她的運動時間。我告訴她，『妳很可愛、BMI正常』等等，我覺得我在幫助她，讓她有正常的價值觀，但她卻很生氣地說：『妳從來都沒有正向的跟我說：妳這樣想（厭食）很好，妳這樣（過度運動）很棒。』」（SG-0137）由病人的抗拒，反觀自身，隔週實習時，就改變照護策略，而以自己身材做話題，「『妳看我這樣是不是很胖』……『可是我過得很快樂』，……妳的生活，爲什麼要因爲別人的一句話，而改變自己。」之後發現，以分享代替勸說的行動，軟化病人的抗拒，「後來她可以接受爲什麼要約束她這麼多。（我）這樣換一個角度講，病人說：『妳說的話我都聽得進去。』」（SG-0137）

教師注意到她由自我對話改變照護方式，藉此提醒自我覺察與照護行動的關聯性，「……什麼樣的人可以照顧另一個人？必須往自己內在走到一個程度，才能體會到他人的處境；有時，踢到鐵板之後，回歸自我。例如，她在意身材，我呢？能不能分享我對自己身材的看法？」

當護理人員能意識到自身的體驗，省察個人的經驗，能讓照護上的挫折，成爲培育自己照護能力素養的材料。課後心得也延續著自我對話，「很多時候我們不一定能夠那麼勇敢和正向的面對問題，但是在自我療癒一段時間過後，需要確保自己有『持續下去的力量』」。（SR-0031）

「如果護理人員不能清楚地判斷自己的能力所在，而一味地跳入問題深處，試圖解決，有時候只會弄得自己滿身是傷，問題也不見得有解決。」（SR-0048）

指出照護活動的深層理解對象，不僅是被照護者，也是照護者自己。

（二）人我對話

從案例的討論，引發師生進入一個共存世界，反省彼此的生命經驗，產生存在的自覺。

課堂上「助人的愈幫愈忙」案例討論結束前，學生直接問：「老師，您有愈幫愈忙的經驗嗎？」當時老師的回應是：「不可能沒有！但是重要的是我從裡面學到什麼。」（SG-0215）

老師的回應引發學生看見自己的學習，「就像我們在醫院實習也常常愈幫愈忙，這是學習蛻變的過程。」（SG-0150）更指出學習是充滿變化的動態歷程，「我沒有辦法在哪個時間點說我已經蛻變完，針對不同人，如果換一個人，我該如何幫助他才不是愈幫愈忙？」（SG-0449）此外，由聆聽彼此真誠的分享中，安撫內在的自己，「我在內外科實習其實一直都是愈幫愈忙的角色，可是聽完大家所說的之後，我覺得這也是我磨練的過程，似乎也可以不用這麼難過。」（SG-0215）「可能別人覺得還好，不用一直鑽牛角尖。」（SG-0133）並且，以自己的經驗支撐自身，「蛻變是讓你有正向的經驗，我曾經在這裡成功過，讓你有動力跟能量去幫下一個人。」（SG-0137）由團體對話與自我書寫，能學習以成長的眼光看待挫折的照護經驗，指出「……感覺自己就像是蛻變中的蝴蝶，持續生長著。」（SG-0031）

團體對話出現的多元觀點，不僅是促進思考的流動，發現新的論點，也提醒自己保持警覺。課後心得提到：「把自己思考不到的事情和別人分享，或許別人的角度會讓你恍然大悟，解決困擾自己多時的困惑。」（SR-0449）由相互交流、混同而產生新的體驗，「當老師問大家這兩個之間會不會有什麼關聯的時候，我其實完全沒有想法，但就這樣，一個人提出一個想法，然後互相回應彼此的想法，最後竟然眞的激發出了新的想法。」（SG-0131）更由人我對話，產生照護活動需要保持警醒的啓示，「把愈幫愈忙拉回『幫忙』才是比較重要的。」（SG-0137）「覺得自己是在幫助別人，卻還被嫌甚至弄得自己更忙碌，幫助別人的確是非常好的一件事，但時時要有警覺。」（SR-0110）

信任、情感與對話

照護行動是在迎合著每個需求的當下而發，難以完全預先籌劃或掌控。經過情境的敘說與討論，護生由病人話語的眞假難辨，意識到個人的照護信念，學習選擇相信與深層理解的相信態度；由是否照護壞人的話題，覺察個人的情感與立場，理解到本身價值觀的取向；由助人的意願，省察是否愈幫愈忙，進行對話，形成反思實踐的自我陶養（表8-2）。因此，照護困境的討論，促成學習者打開自己的感官知覺，反省自身的行動、價值和意願；同時，透過與他者的對話，不斷地調整自身。

一、信任與關係

信任存在於關係之中，師生之間的信任，傳遞到護病之間的相信。學生對老師觀點的信任，老師對學生能力的相信，這種彼此的信任，延伸至護生與病人之間的互動。然而，是否能由選擇相信（belief）建立信任（trust），進而提升個人的照護信念（faith）？

表8-2 照護行動的立場

反思的項目	照護的立場	情境
信念	相信的態度 選擇相信 深層理解	病人話語是真或假？
價值	價值的釐清 情感的覺知 立場的覺察	是否照護壞人？
意願	自我的陶養 自我對話 人我對話	是否越幫越忙？

信任關係的建立，是由照護者先做起，在「信」的作用之下，照護不僅是客觀地將個人感受投射於對方的同理（empathy; Morgan & Guilherme, 2014），更是需要開放與接納的全神貫注（engrossment; Noddings, 2003），或是接納異己的涵容（inclusion; Buber, 1988），了解自己的心與境的某種感通相應，對一切反價值、不合理想以及不眞實，都能開朗地加以認識、體驗與承擔（唐，1991；黃，2011）。這種護持與承擔，以一種選擇相信與深層理解之相信的態度，深化彼此的信任關係。

成爲一位值得被信任的照護者，需要了解自己的特質與限制，能夠「有所爲」和「有所不爲」，發展對自己能力的信任（self-trust; McLeod, & Sherwin, 2000），才能勇於面對不確定或非預期的臨床實務，開展出合宜的觀點與行動。經由選擇相信，得以深層理解病人的處境，產生具有意義的行動，不僅親身證實自己的信念，也致力於讓自己擁有值得信任的能力。因此，「相信的態度」不僅促進彼此的信任，也涵養護理人員對自身照護能力的信任，以及深化對照護的信念。

二、情感與照護

照護不是依據規條，而是基於情感與關心（Noddings, 2003）。助人專業，涉及關切他人與照護自己的雙重性（duality；余，2014；蔣、廖、劉，2014）。具此雙重性的護理人員執行照護行動時，必然觸及情感中的感受（feeling）與情緒狀態（情態；mood; Embree, 2006），「感受」是鮮明的、短暫的前景；「情態」是模糊的、潛藏的背景，與情境及個人成長經驗有關的氛圍。由身體與世界關係中興起的情感（沈，2005），不只停留在身體經驗，而是由眼前的感受，意識到情緒的氛圍，透過省察可以產生對世界的體驗，形成照護的態度。

小組教學中喚起過往的體驗，透過彼此的對話，產生對自身情感的覺知與立場的覺察，得以省察個人感受與所處情境的交織，釐清專業自我的價值觀。由此而深化自己的生命經驗，才能深層理解他人（唐，1993）。

三、對話與倫理自我

當前關於護理倫理教育的探究，多半重視專家提出的外在規範，較未探討照護現場的互動（Sinclair, Papps, & Marshall, 2016）。實際上，藉由照護活動的心得書寫（reflective writing; Callister, Luthy, Thompson, & Memmott, 2009）、倫理對話（ethics-in-round; Hutchinson et al., 2014），助於連結臨床實務與倫理實踐。課程中的心得書寫，是一種自我對話，小組討論，是促成與他人對話，這種對話教育，幫助學生建立自己和教育內容的關係，意識到自己的獨特性，接受與認識眞實的自我。

對話教育中，教師需要由學生取得信任，才能產生彼此的相遇。預設目的之對話，易落入宣導，不易促進彼此眞誠的信任與相遇（盧，2007；Buber, 2002）。小組討論課前提供講授、影片及案例等教材，作爲對話的平臺，並以不干擾的態度引領對話，學生由對話中，相互牽引出自我的陶養，形成倫理自我（ethical self; Noddings, 2003），此倫理自我是難以出現在講授或灌輸的教學裡。

結論

照護的倫理行動是當機而發的，涉及相信的態度、價值的釐清以及自我的陶養。「相信的態度」是由選擇相信與深層理解，滋養彼此間的信任關係；「價值的釐清」是由情感的覺知與立場的覺察，使照護經驗獲得整體的意義；「自我的陶養」是由自我對話與人我對話，形成更高遠的觀看角度，由自我發現、自我定位、自我引導，鍛鍊出實踐智慧，生成倫理的自我。相信（belief）的態度與信任（trust）關係是相輔相成，滋養著照護的信實（faith）；情感是連結身體經驗與世界關係，感受與情態的覺察，促成倫理實踐；對話教育，利於自我信任的培育，促進倫理自我的發展。

引導反思

> 聖人無常心，以百姓心爲心。
>
> 善者吾善之，不善者吾亦善之，德善。
>
> 信者吾信之，不信者吾亦信之，德信。
>
> ——《老子》四十九章

選擇相信、深層理解的相信立場，是放下先入爲主的觀點，釐清病人所處的時空，呼應著老子的「聖人無常心，以百姓心爲心」。不去論斷其良善、誠信，就可以使自己獲得良善、誠信，或可以顯現人與生俱有的良善天性或誠信本質（王，2017）。

當在照護情境中，面對病人的話是眞是假、是否照護壞人、是否愈幫愈忙等現象時，以相信的立場，建立信任的關係，對自身與他者都有正面的影響。對自身的部分，基於對人性的信任，眞誠地透過對情境狀況的覺知，可以轉化爲對自我反應的覺知，找到內在深蘊的眞實人性；對他者（個案）的部分，由於相信，能不受制於先入爲主，醞釀出慈悲心。慈悲心又讓自己體驗到心靈的眞正開展擴大，獲得一種眞正的自由。

照護的行動是發生在每個互動的當下，不同於工作或勞動。在我們目前的生活或工作中，又如何能轉化「工作」或「勞動」，成爲「行動」？

參考文獻

王小滕（2017）。*老子：爲你排難解憂*。臺北：商周。

余安邦（2014）。倫理性護理照顧意味著什麼？人文臨床學觀點。*護理雜誌*，*61*（5），19-25。

沈清松（2005）。大腦、情感與情意發展。*哲學與文化*，*32*（10），119-135。

唐君毅（1991）。*人生之體驗續篇*。臺北：臺灣學生書局。

唐君毅（1993）。病裡乾坤。臺北：鵝湖。

郭昱沂（2014）。尼帕蛻：如蟲化蝶——流動在病者與醫者之間。於劉斐玟、朱瑞玲主編，*同理心、情感與互爲主——人類學與心理學的對話*。臺北：中央研究院民族學研究所。

黃文宏（2010）。西田幾多郎的「直觀」論。*臺大文史哲學報*，73，173-196。

黃冠閔（2011）。唐君毅的境界感通論：一個場所論的線索。*清華學報*，*41*（2），335-373。

蔣欣欣（2001）。由性加害者的照顧反思護理倫理議題。*護理雜誌*，*48*(2)，33-36。

蔣欣欣（2013）。*團體心理治療*。臺北：五南。

蔣欣欣（2015）。團體對話中的自我反思——精神衛生護理人員的經驗。*護理雜誌*，*62*（4），73-81。

蔣欣欣、廖珍娟、劉盈君（2014）。爲人與成己之間——面對他者的照護倫理態度。*護理雜誌*，*61*（2），44-53。

盧怡姿（2007）。淺談馬丁布伯的對話教育。*網路社會學通訊*，67。

顧淑芳、蔣欣欣、劉盈君、楊美紅（2002）。照顧愛滋病患護理人員的工作壓力與因應行爲。*中華職業醫學雜誌*，*9*(1)，11-20。

Benner, P., Sutphen, M., Leonard, V., & Day, L. (2009). *Educating nurses: A call for radical transformation* (1st ed.). San Francisco, CA: Jossey-Bass.

Buber, M. (1988). *The knowledge of man*. Amherst, NY: Humanity Books.

Buber, M. (2002). *Between man and man*. London, England: Routledge.

Callister, L. C., Luthy, K. E., Thompson, P., & Memmott, R. J. (2009). Ethical reasoning in baccalaureate nursing students. *Nursing Ethics, 16*(4), 499-510.

Embree, L. E. (2006). *Reflective analysis*. Bucharest, Romania: Zeta Books.

Hutchinson, M. K., Shedlin, M. G., Gallo, B., Krainovich-Miller, B., & Fulmer, T. (2014). Ethics-in-the-round: A guided peer approach for addressing ethical issues confronting nursing students. *Nursing Education Perspective, 35*(1), 58-60.

Kohlen, H. (2015). Troubling practices of control: Re-visiting Hannah Arendt's ideas of human action as praxis of the unpredictable. *Nursing Philosophy, 16*(3), 161-166. doi:10.1111/nup.12089

Levinas, E. (1981). *Otherwise than being or beyond essence* (A. Lingis, Trans.). Dordrecht, Netherlands: Kluwer Academic. (Original work published in 1974)

McLeod, C., & Sherwin, S. (2000). Relational autonomy, selftrust, and health care for patients who are oppressed. In C. Mackenzie & N. Stoljar (Eds.), *Relational autonomy* (pp. 259-279). New York, NY: Oxford University Press.

Meyers, D. T. (2000). Intersectional identity and the authentic self: Opposites attract! In C. Mackenzie & N. Stoljar (Eds.), *Relational autonomy* (pp. 151-180). New York, NY: Oxford University Press.

Morgan, W. J., & Guilherme, A. (2014). *Buber and education: Dialogue as conflict resolution*. Oxford, UK: Routledge.

Noddings, N. (2003). *Caring: A feminine approach to ethics & moral education*. Los Angeles, CA: University of California Press.

Sinclair, J., Papps, E., & Marshall, B. (2016). Nursing students' experiences of ethical issues in clinical practice: A New Zealand study. *Nurse Education in Practice, 17*, 1-7. doi:10.1016/j.nepr.2016.01.005

Zanotti, R., & Chiffi, D. (2016). A normative analysis of nursing knowledge. *Nursing Inquiry, 23*(1), 4-11. doi:10.1111/nin. 12108

第九章 人性化照護的感通

前言

感通一詞，出自《周易・繫辭傳》，「無思也，無爲也，寂然不動，感而遂通天下之故。」無思，是不多慮的順其自然；無爲，是不需營造的任運自動（國立編譯館，2001）。由開放自身的感知，靜觀其中的變化，而能通達事物。感通，聯繫著內在的心靈與外在的境界，當心不受限於境，不僅擁有心的自覺，心體也出現創生活動，對於外在或內心事物之感，都能應之以當然之道（唐，1986；黃，2011）。

近代科學知識強調客觀性，讓觀看者與被觀看者處於對立的位置，重視操作與支配的習性，忽略本身由情緒所生的感知（perception；Newham, 2017），難以省察個人而豐富自己的生命，就更不容易對事物應之以當然之道。

人性化照護（humanistic caring），指出醫護人員與病人都同樣經歷著面對選擇的責任。醫護人員面對合宜照護措施的選擇，病人面對接受治療的抉擇，彼此間存在著互爲主體的交流（D'Antonio, Beeber, Sills, & Naegle, 2014; Paterson & Zderad, 1988）。

執行照護活動時，倘若能由身體感知，覺察知識與慾望的控制，較容易擺脫外界的干擾，進行耳目內通的純知覺活動，以及絕對自由意志的反

原文出版於：蔣欣欣、廖珍娟（2017）。人性化照護的感通。*護理雜誌*，*64*(5)，50-58。

省（西田，1911/1984；黃，2011、2013）。不限於私己的立場而全面性了解病人處境，意識到彼此各具有主體性，且相互之間也在交流的互爲主體，較能產生超越主觀的新觀點。

身體的感知，不僅來自眼、耳、鼻、舌、身，也包括綜合此五感的直覺，此「五感的綜合」不是純然被動的，它主動選擇感知的對象，是先於感覺對象而給出感覺對象的直覺，涉及被動的感受與主動的感應（黃冠閔，2011），是一種對情境的全體感悟力，屬於日常生活中自明性知識（常識），是統一我們各種感覺的能力。如果忽略「五感的綜合」與「常識」的共通感覺，使得生而爲人所具備的全體感悟力惰性化，就無法具體地考量如實生動的日常生活世界（黃，2011）。

關懷照護不是單面向的，是透過自己身體對外界的感知，在日常經驗中找尋知識，以一種全神貫注（engrossment）的狀態（Noddings, 2003），融入彼此生活世界。此透過自身體現（embodied）的彼此相逢，是心與境互相呼應的動態過程。這種相逢，不是投射個人感知的同理（empathy），也不是採取有距離的關注（detached concern）的同理（Carse, 2006; Koehn, 2012; Morgan & Guilherme, 2014），而是互感同理（mutual empathy）的感通（黃，2011）。同理與感通兩個字，在字源上，同理是來自西方的概念；感通是來自易經的思想。在行動上，同理，偏重於理知，以及照顧者的投射；感通，是兼具理知與感知、他人與自身的雙向性。具有感通的人性化照護呈現哪些內容？如何促成照護的眞實化？

對話團體之簡介

此對話團體資料來自2015年至2016年小組對話的課程，包括護病關係、進階心理衛生護理學實習、護理倫理、護理理論、社會劇五門課程（依照時序排列），由教學紀錄找出人性化照護的案例，分別以A、B、C、D、E、F代表不同的案例提供者。小組討論課程，以團體對話的方式運作。

表9-1　照護行動的感通

照護的感通	源由：內生／外緣	倫理關係：人／己	行動：主動性／被動性
共在（順勢而為）放下成見 回應需求	外在要求	捨己從人	被動蘊含主動
共做（循循善誘）引導看見 共謀方法	看見需求	知己知彼	相互激發
共榮（勇於實踐）適性而為 提供自身	內在要求	知己從人	主動源自感受

照護行動的感通

小組討論過程文本紀錄，採用主題分析法（van Manen, 1997）進行分析，先發現三個行爲類別，分別是順勢而爲、循循善誘、勇於實踐，之後，確認共在、共做、共榮三個主題，再根據行爲產生原因（緣由）、人己的倫理關係、行爲的主動或被動性，加以分項說明（表9-1）。

依據行爲產生的緣由、倫理、行動性，照護行動的感通，分爲三種樣態：(1)共在：不受制於先入爲主的「順勢而爲」，(2)共做：不設限於無可奈何的「循循善誘」，(3)共榮：不受限於他人眼光的「勇於實踐」。

一、共在——不受制於先入為主的順勢而為

共在是護理人員不受制於前見，不將過去引用之不高興的語言移用於今日。對應外在要求，採取放下成見、回應需求，是在被動中蘊含主動的捨己從人。

（一）放下成見

「以前的我」，會對病人家屬生氣，雖然在理性上知道家屬的難以承受，但感性上無法接受指責性話語；「現在的我」，不受限於先入爲主的預設立場（病家要控告醫護人員），能「心平氣和地慢慢跟他們解釋」。

加護病房工作的護理人員在護病關係的課堂，學習到憤怒的情緒機制，因此能面對因兒子病危而憤怒的雙親。她提到：「第一次接觸到家屬，他們對我惡言相對，就是怒罵，說要告我們醫院。我覺得爲什麼會這樣，我突然間有點驚訝！不過當下，並沒有覺得被指責，沒有生氣。以前的我會生氣，即使知道家屬是因爲病情的突然改變，我還是會有點不高興、不舒服，可是這次居然完完全全沒有不舒服的感覺，心平氣和地慢慢跟他們解釋，因爲我知道他們家人是從金門過來的，在臺灣完全沒依靠。……，就主動幫他們在臺北找住的地方，在同事幫忙之下，離開病房教他們怎麼去坐公車。慢慢地家屬的態度軟化，家屬握著我的手，跟我說謝謝。」

對於憤怒的家屬，除了感到「有點驚訝！」，也透過對自己情緒的覺察，採取相信的態度，進而不僅選擇相信他們的憂心與愛，也深層理解他們生活的困難與需求（蔣，2016）。此順勢而爲的共在，源自對憤怒機轉的理解以及同事的協助，不僅化解醫療糾紛，也增強自身對照護的信念。

（二）回應需求

護理人員能夠回應的不僅是家屬與病人的需求，也能促進家屬與病人間情感的連結。

服務於腫瘤病房的護理人員B，參與社會劇的課堂，分享一個照顧情境。某天正要下班時，遇見一個家屬的抱怨，「你們護理人員要重新受教育，你們這樣不行。」、「我請你們換床單，他尿床了，你們都不做。」

當B依著家屬的要求，幫病人換好床單，又聽完家屬的抱怨，此順勢而爲的處置，使家屬不再指責護理人員，卻轉向責怪病人：「都是因爲你自己尿失禁，才導致護理人員要幫你鋪床單，你（病人）尿溼都沒有跟我講。」此時，護理人員替無法言語的病人發聲：「他也不願意這樣，他是因爲腦部的問題才會這樣。你這樣講，他好難過。」病人沒有說話，只是一直看著地板，原本很焦躁的家屬，突然間就變得很委婉，抱著他哥哥說：「我也不是這個意思，我也是看你這樣，我很不捨。」

順勢而爲的共在，是源自被動地接收到正在交班的同事、焦慮的家屬、受責難的病人等情境中的訊息，以放下成見、回應需求，主動提供照護行動，不僅調整家屬的焦慮，也促進家庭的和諧。

二、共做——不設限於無可奈何的循循善誘

共做是護理人員不設限於無可奈何，對當下處境與內在心境產生全體感悟，引導個案觀看所處情境且共謀方法，彼此相互激發。

（一）引導看見

護理人員C，照顧一位自覺被家人遺棄的精神病房之病人。當與病人互動時，也引用自身對環境的體驗，使得住院病人學會欣賞當下的境遇，不再抱怨過去。

C先提到自己進入一個新的實習情境，忙著適應，後來才注意到這所緊鄰海岸的精神專科醫院擁有觀賞日落的海景。她也運用此身體感知，協助一個抱怨被家人嫌棄又遺棄的住院病人。

當病人開始抱怨週末返家聚餐卻被家人嫌棄時，C引導病人活在當下問：「你覺得這裡環境不好嗎？」病人回應「我覺得這裡很漂亮。」C接著問：「那你在這裡開心嗎？」病人覺得在這裡生活很平靜，這樣子的環境很好。C又問：「那大家關不關心你，或是護理人員關不關心你？」病人也覺得得到關心後，C又繼續詢問：「你還覺得家人把你丟到這邊不好嗎？」後來病人接受自己的處境，之後還跟護理師道謝。

護理人員運用自身對環境的感知，對於病人的抱怨，沒有正面回應，而與病人共同探究他所處的自然與人文環境，引導病人產生新的眼光。

（二）共謀方法

護理倫理課堂，護生D分享臨床實習的經驗。她照顧一位血鉀太高，被禁吃水果的病人。日常生活中，病人很喜歡吃水果，因此非常不滿禁吃水果的醫囑，就拒絕接受一切治療。護生送藥給病人服用時，病人的反應是：「你要是不讓我吃（水果），那我也不要做這些治療了。」護生就先理解其處境說：「你很喜歡吃葡萄哦？」病人：「對！」護生想找出其他替代水果說：「可是葡萄含鉀很高耶，你有沒有喜歡吃其他水果啊？跟葡萄吃起來一樣好吃的？」病人回答說：「沒有。」護生回應：「那你一天要吃多少葡萄，你才會覺得開心？」病人說：「一碗。」護生回應：「可是這樣太多了！」病人開始妥協說：「那不然半碗葡萄跟一根香蕉」。護生覺得鉀含量仍是一樣高，並說：「醫生不是都跟你說完全不能吃嗎？如果這樣你的病就不會好，你會有更長時間都不能吃這些東西，你可不可以暫時配合一下都不要吃？」病人說：「不行！」護生回應：「那一顆跟一口好不好？」然後病人就說「好！」那天病人吃了一顆葡萄跟一口香蕉之後，就非常配合做一切的治療。

醫師客觀診治的疾病（illness）及病人主觀經驗的生病（sick），兩者具有不同的意涵（蔣，2006）。臨床護理人員，一方面理解醫囑飲食限制的必要性，另一方面明瞭病人的需求。面對生命的無可奈何，以循循善誘的方式，取得一個平衡點。透過彼此共做的努力，能面對生病所導致的種種生活限制，彰顯護理活動的科學性與藝術性。

三、共榮——不受限於他人眼光的勇於實踐

共榮是護理人員不受限於他人的眼光，依著自身的人性情懷，適性而爲、提供自身，促成照護。此知己從人的主動性是源自被動的感知。

（一）適性而爲

實行人性化的照護時，是要考慮個人的需求與處境。

護理倫理課堂中，護生E提到照顧一位需繼續被隔離而無法外出的病人。這位病人脾氣差，又時常哀號：「我就是不舒服啊，我就是沒辦法下床啊，你快點幫我打止痛啦，我快不行了！」也出現要求護理人員代爲購物等指使行爲。此類行爲讓醫師生氣地說道：「他自己心理有問題啊，不要理他。」某護理人員也直言說：「我們是護理人員，不是看護，我們沒有必要去幫他買東西吃。」

有一天，E上小夜班，病人又說肚子餓，E就尋找一位態度較溫和的學姊，告知病人的要求，學姊的回應是：「我現在給你一百塊，你先下去幫他買東西吃，買一個粥加一個豆漿上來給他喝。」E不確定這樣的行爲是否合宜，「這樣眞的可以嗎？」學姊回答：「我昨天也這樣幫他買，你現在下去幫他買上來就對了。」之後，這個病人就對E說：「眞的很謝謝

你。」E幫他換點滴時，他就會說：「剛剛不好意思，我比較凶了一點，但我也知道你們是爲我好。」

在標準化操作的醫療環境，容易忽略個別性的需要。基於人性關懷與覺察，護生不僅面對病人要求，也會選擇向誰求教，實踐人文關懷（humanity; Macklin, 1977, 1992）。照顧的行動是隨機而發，難以一成不變。唯有確認自己行爲的合理，不落入標準化的桎梏，才能促成彼此具體且充實的存在（唐，1991）。

（二）提供自身

負傷的護理人員，提供自己受傷與復元的經歷，用於激勵病人。

在護理理論的討論課上，一位護理長F提到她同事成爲八仙樂園塵爆事件的受難者，由快樂的年輕人成爲燙傷面積多達61%的病人。由於受到同事與親友的關懷與鼓勵，放棄輕生的念頭，她後來回到工作崗位之前，F曾問她：「你覺得你可以嗎？你看你現在跟我們講話你就一直動（減少燙傷部分皮膚的搔癢），我們都了解你的狀況，但別人不了解你的狀況的時候，你有辦法去面對別人對你的眼光嗎？」她說：「我會請他們放心，直接做給他們看。」實際上，執行護理活動時，眞的發生不了解情況的病人，詢問護理長：「你們那同事是怎麼樣？是不是腦袋有問題？」她知道後，也親自去對病人解釋。

F提到，這位護理人員覺得上帝讓她活下來，她就要好好活下去。主動鼓勵八仙塵爆的病人。其中，有一位跟她一樣才22歲、愛漂亮的女孩，身體部位20%燙傷，但因爲怕痛都不敢下床活動。醫師請她幫忙，她就穿著燙傷專用鞋，下樓梯到另一病房去找這女孩，跟她說：「妳看我這樣都可以了，妳也可以的。」隔兩天，那女孩自己下樓，走來病房，找這位負傷的護理人員去散步，那位女孩的父母見到她下床，非常開心。

負傷的護理人員回到工作崗位時，無所畏懼地面對異樣的眼光。源自她經歷生命的低潮，體驗到「處於生命即處於愛」，在自己內心找到一處停泊點，能自由地、自然地在那裡活動、表達自己。成功的照護者，常常是負傷的療癒者（Vachon, 2001），曾任耶魯大學的盧雲教授，對此做過深刻的描述：「讓自己的創傷成爲治療的泉源，並不是膚淺的公開個人痛苦，而是心甘情願地意識到，自己的痛楚與苦難出自人類處境的深處，沒有人能置身度外。」（Nouwen, 1972/1998）。自身的存在將不再威脅他人、不再向他人索求，而是一個吸引人、能自在展現的存在。這位護理人員勇於與病人分享痛苦，讓我們知道不必逃避自己的痛苦，但可以將這些痛苦轉化爲人生的共通經驗，使絕望的感受也會轉化爲希望（Vachon, 2001）。

感通與照護的眞實化

醫療科技不同於其他科技，醫療是除了考慮主體與世界的關係之外，還要關注主體與身體的關係，因此涉及的不僅是工具化的身體（instrumental body），還有體驗的身體自我（embodied selfhood; Stankovic, 2017），可以實現共在、共做、共榮的感通。感通聯繫著彼此的心與境，避免心與境之間的對立或斷裂。心靈與感通是體與用的關係（黃，2011），護理人員在互爲主體的關係中，心靈敏覺於身體感知，涉及人己、內外以及主動與被動性，整合科技的標準化與人性的個別化，達到人本的照護（Öhlén et al., 2017）。在互動中，所關心的不是行動是否合乎哪一項倫理原則，而是基於全體感悟力的思考，讓人更豐富且充實的存在（Allmark, 2017）。以下將由對反面者開朗、成己以成物、具體且充實的存在，說明感通中的共在、共做、共榮與照護眞實化關係。

一、對反面者開朗的共在

護理人員放下原有慾望或是偏見虛妄而與個案共在，表現出對「反面者」開朗的態度（唐，1991）。一切語言皆順著現場家屬或病人的需要，當機而發，呼喚出人的惻隱、羞惡、辭讓、是非之心等性情。

家屬的指責、病人的抱怨，易被醫護人員解讀爲發生訴訟的前兆，感到不安而呈現防禦性的態度，就處於各說各話、無法溝通之「在場的不在場」（蔣、廖、劉，2014）；反之，如果彼此心靈與心靈相互融攝貫通，能超越個人利害，感通萬物，發現人的本性，本性可以牽引超越個人慾望的限制，追求和實現普遍的理想（陳，1996）。此時，醫護人員若放下成見，以驚奇或好奇（curiosity）取代不安，由好奇引發反思，由反思行動，找出回應需求的方式，累積這些經驗就能產生照護的智慧（Freshwater, Cahill, Esterhuizen, Muncey, & Smith, 2017）。所以，醫護人員面對反面者或是照護的困境，正是形塑專業人格的契機。

二、成己以成物的共做

成己的功夫，無法由外在訓誡或灌輸，需要透過心與境不斷交織的鍛鍊，經由心靈自覺與修養功夫，擴大自身精神空間的「成己」，方能適時提供承擔與護持，達到共做的「成物」。共做的引導看見與共謀方法，指出護理人員能夠不落入只依規範或方便行事之「熟練的無能」，不以「習慣性的防衛」面對個案的指責或控訴，不以標準化流程對應病人個別性的需要，才能使彼此「在你眼中看見我的美麗」（Watson, 2003）。

三、具體且充實存在的共榮

共榮是護理人員在服務他人時，陶養自身的人性情懷，展現照護他人的人文關懷（Macklin, 1977）。提供自身是基於本身的體驗，產生情緒同步（emotional attunement）、情感共鳴（affective mutuality）、心境分享（sharing state of mind）、相互作用（mutual influence），促成共榮的相互認可（mutual recognition; Benjamin, 1988）。此共榮不僅存在於人我之間，也呈現於身體與心靈之間。知覺的身體，引發情緒的感知，產生行動（Noddings, 2003）。由實踐自我建立起知識自我，於精神生活是一種自我更新（西田，1911/1984；黃，2011、2013）。護理人員透過身體感知產生的反思實踐，呈現「肉身即道」的具體行動；此行動無形中滋養自身，產生更好的自己，促成「道成肉身」的實踐智慧（唐，1991），彰顯出具體且充實存在的共榮。

結論

感通源自情境中的情感，情感源自身體感知而引動思緒，顯示心的生動性。在照護場域中，情緒的覺察，利於產生全體感悟或是直覺理解的感通，能夠：以放下成見、回應需求，展現不受制於先入爲主的順勢而爲；以引導看見、共謀方法，實踐不設限於無可奈何的循循善誘；以適性而爲、提供自身，開顯不受限於他人眼光的勇於實踐。

由於感通是心與境的中介者，一方面由心造境，另一方面由境養心。由感通連結心與境促成眞實化的照護，表現在對反面者開朗的共在、成己以成物的共做、具體且充實存在的共榮。照護者與被照護者之間的共在、共做、共榮，深化關係的發展，提升照護行動的品質。臨床案例討論的團體，可以是一個陶養感通的場域，不僅思考照護他人的議題，也學習眞誠面對自己的情緒，促進德性的涵養，落實性情之教或情緒教育。

引導反思

聯合報在2018年7月25日以A8照片大小的版面刊出一張幾位醫護人員與一位病人在陽明山健走的照片，報導內文道出這照片的故事是，一位八仙塵爆傷患，經歷多次手術，且右腳膝蓋下截肢，起初心理狀態與生活自理能力不佳，拒絕外出活動。後來在醫療人員的悉心鼓勵與陪伴下，不僅積極參與復健、願意穿戴義肢移動，甚至不畏艱辛地挑戰陽明山的步道，回歸社會生活。醫護人員所關心的，不只是生病的身體，還包括生活中的身體。

〈人性化照護的感通〉文內的共榮，提及一位護理人員以自己在八仙塵爆中受傷的身體照顧病人，雖然受到異樣的眼光，但不影響其照護他人的心意。這位護理人員身爲一位負傷的照顧者，能走出傷痛，成爲照護者，這種照護的能量，來自何方？負傷的照護者，如何展演著「道成肉身」的具體行動？以及「肉身成道」的自我更新。

常說，助人專業者需要具備「同感心或同理心（empathy）」，這個來自西方名詞，與中國傳統文化裡的「感通」，有何異同？

參考文獻

西田幾太郎（1984）。*善的純粹經驗*（鄭發育、余德慧譯）。臺北：臺灣商務印書館。（原著出版於1911）

招雁翔、蔣欣欣（2008）。以團體治療探索護理人員同感心之形成。*中華團體心理治療*，*14*(3)，3-16。

唐君毅（1986）。*生命存在與心靈境界*（下冊，448頁），臺北：臺灣學生書局。

唐君毅（1991）。人生之虛妄與眞實。*人生之體驗續編*（113-133頁）。臺北：臺灣學生書局。

陳雨鑫（2018年7月25日）。甩塵爆陰影她穿義肢攻1.8公里長緩坡。聯合報，健康版。

國立編譯館（2001）。*周易正義（孔穎達）*（582-583頁）。臺北：新文豐。

郭佩宜（2014）。共做的「同理心」：重反／返所羅門群島Langalanga礁湖區的田野工作。於劉斐玟、朱瑞玲主編，*同理心、情感與互爲主體——人類學與心理學的對話*（19-67頁）。臺北：中央研究院民族學研究所。

陳特（1996）。心性與天道——唐君毅先生的體會與闡釋。*鵝湖學誌*，17，75-98。

黃文宏（2011）。論日本現代哲學中的「感性論」傾向——以中村雄二郎的「共通感覺」爲例。*臺大文史哲學報*，75，217-241。

黃文宏（2013）。論西田幾多郎中期「絕對無」的意義——以〈睿智的世界〉爲線索。*臺大文史哲學報*，78，117-142。

黃冠閔（2011）。唐君毅的境界感通論：一個場所論的線索。*清華學報*，*41*（2），335-373。

蔣欣欣（2006）。*護理照顧的倫理實踐*（39-58頁）。臺北：心理。

蔣欣欣（2015a）。自由談的督導團體運作——精神衛生護理人員的經驗。*護理雜誌*，*62*（3），41-48。

蔣欣欣（2015b）。團體對話中的自我反思——精神衛生護理人員的經驗。*護理雜誌*，*62*（4），73-81。

蔣欣欣（2016）。照護行動的立場——護理倫理課堂之對話。*護理雜誌*，*63*（6），69-76。

蔣欣欣、廖珍娟、劉盈君（2014）。爲人與成己之間——面對他者的照護倫理態度。*護理雜誌*，*61*(2)，44-53。

Nouwen, H. J. M.（1998）。*負傷的治療者：當代牧養事工的省思*（張小鳴譯）。香港沙田：基道。（原著出版於1972）

Allmark, P. (2017). Aristotle for nursing. *Nursing Philosophy, 18*(3), e12141. doi:10.1111/nup.12141

Benjamin, J. (1988). *The bonds of love: Psychoanalysis, feminism, and the problem of domination*. New York, NY: Pantheon Books.

Buber, M., Friedman, M. S., & Udoff, A. (1988). *The knowledge of man. Amherst*, MA: Humanity Books.

Carse, A. (2006). Vulnerability, agency, and human flourishing. In C. R. Taylor & R. Dell'Oro (Eds.), *Health and human flourishing* (pp. 33-52). Washington, DC: Georgetown University Press.

D'Antonio, P., Beeber, L., Sills, G., & Naegle, M. (2014). The future in the past: Hildegard Peplau and interpersonal relations in nursing. *Nursing Inquiry, 21*(4), 311-317. doi:10.1111/nin.12056

Foucault, M. (1997). *Ethics: subjectivity and truth* (R. Hurley, Trans.). New York: The New Press.

Freshwater, D., Cahill, J., Esterhuizen, P., Muncey, T., & Smith, H. (2017). Rhetoric versus reality: The role of research in deconstructing concepts of caring. *Nursing Philosophy*, e12176. doi:10.1111/nup.12176

Koehn, D. (2012). *Rethinking feminist ethics: Care, trust and empathy*. New York, NY: Routledge.

Macklin, R. (1977). Moral progress. *Ethics, 87*(4), 370-382. doi:10.1086/292049

Macklin, R. (1992). Universality of the nuremberg code. In G. J. Annas & M.

A. Grodin (Eds.), *The Nazi doctors and the nuremberg code: Human rights in human experimentation* (1st ed., pp. 240-257). New York, NY: Oxford University Press.

Morgan, W. J., & Guilherme, A. (2014). *Buber and moral education buber and education: Dialogue as conflict resolution* (1st ed., pp. 91-104). Oxford, UK: Routledge.

Newham, R. A. (2017). The emotion of compassion and the likelihood of its expression in nursing practice. *Nursing Philosophy, 18*(3), e12163. doi:10.1111/nup.12163

Noddings, N. (2003). *Caring: A feminine approach to ethics & moral education* (2nd ed.). Berkeley, CA: University of California Press.

Öhlén, J., Reimer-Kirkham, S., Astle, B., Hakanson, C., Lee, J., Eriksson, M., & Sawatzky, R. (2017). Person-centred care dialectics-Inquired in the context of palliative care. *Nursing Philosophy*, e12177. doi:10.1111/nup.12177

Paterson, J. G., & Zderad, L. T. (1988). *Humanistic nursing*. New York, NY: John Wiley and Sons.

Stankovic, B. (2017). Situated technology in reproductive health care: Do we need a new theory of the subject to promote person-centred care? *Nursing Philosophy, 18*(1), e12159. doi:10.1111/nup.12159

Throop, C. J. (2012). On the varieties of empathic experience: Tactility, mental opacity, and pain in Yap. *Medical Anthropology Quarterly, 26*(3), 408-430.

Vachon, M. L. S. (2001). The nurse's role: The world of palliative care nursing. In B. R. Ferrell & N. Coyle (Eds.), *Textbook of palliative nursing* (1st ed., pp. 647-663). New York, NY: Oxford University Press.

van Manen, M. (1997). *Researching lived experience: Human science for an action sensitive pedagogy*. London, Canada: Althouse Press.

Watson, J. (2003). Love and caring. Ethics of face and hand--An invitation to return to the heart and soul of nursing and our deep humanity. *Nursing Administration Quarterly, 27*(3), 197-202.

第十章 爲人與成己之間——面對他者的照護倫理態度

前言

護理照顧的行動，不是機械式的刺激反應，而是兼具技術性與人際互動層面，需要全方位的投入與審思（Peplau, 1996a）。當我們無法由主體的感動接近眞實，只是注意技術性與理性，追求形式的制度意識，就可能成爲一個單面向的人（Marcuse, 1964）。單面向的僵化價值，不僅無法促進和諧，也讓人失去面對變動的能力，終至成爲物化的存在（楊，2010），容易產生內在疲累感（Potter et al., 2010）。

每個外顯的照顧行動，皆隱含他者激發而衍生的內在自我期許。每個存有的自我由內聚狀態向外擴充，擺脫自我封閉的狀態，與他者建立交往互動的關係（張，2007；Levinas, 1999）。然而，基於護理人員不同的經驗背景，面對當前的科技制度，以及當下病人的召喚，展現出不同存有的自我，有的是自我保存，有的是互惠，有的是超越自身，因此，出現不同的照顧態度（蔣，2006）。

一、與病人（他者）相遇

當我們試圖理解病人（他者），以便預測其行動，這意味了隱含著控

原文出版於：蔣欣欣、廖珍娟、劉盈君（2014）。為人與成己之間——面對他者的照護倫理態度。*護理雜誌*，*61*(2)，44-53。

制的慾望。「他者」不是去理解的對象，是對話的對象，他者是一位對話者（interlocutor；孫，2008）。與他者相遇，不是僅停留於將他人視爲自我的一個複本，也不僅是以自己爲中心、忽略彼此相異性的「共在」。而是在互動當下，對他人說自己，也凝聽他人的聲音，彼此之間是一種「召喚」的關係。承認「他者」不同於「自我」的異質性基礎上，尊重「他人」作爲「他者」存在的意義，就善於發現其觀點和言行的合理性（余，2011）。當能注意到他者（other）是我不能完全占有與理解的，他人那不容易忽視的面貌，我面前的那張受苦的臉，反抗著我的權利，牽引著理性主體朝向回歸人性的路徑，因此在爲人的行動中（for the other），被他者激發（by the other），造就出專業的主體性（for oneself；楊，2009a；Cohen, 2006; Levinas, 1998）。

中國傳統思想重視的修身，主張以學習的態度面對他者，而不是消滅或對抗他者，老子提到「人法地、地法天、天法道、道法自然」（二十五章），主張一切順乎自然，毫無期圖，萬物才能遂其所生；其所涉及的他者，不是僅止於他人，還涉及他物的天、地、自然，以「慈、儉、不敢爲天下先」（六十七章）的謙卑態度面對他者（余，2012）。莊子對自我與他者的關係，提到「非彼無我，非我無所取」（陳，1999），自我不是孤立的存在，透過與他者的關係，意識到自身，同時承認他人對我的限制，制止我無限的占有慾與權力，才能認識自身，建立主體性（孫，2008）。如此由他者引動的「不忍人之心」，促成個體的德性得以發展，因此德性是受到他者（other）的活化，由他者引發的同感，不只是感受，同時也是爲他者行動的傾向（耿、李、倪，2009）。

如果他人是如此深層的牽制著主體的建立，那麼護理人員如何與他人的面容產生互動關係？如何體察個人的內在經驗？

二、團體分析的對話

近年小組對話成爲醫護倫理教育中的教學方式之一（李、李、林、謝、陳，1997；蕭，1999），此小組對話通常預設了討論主題或故事。團體分析的特點在於以不預設主題的方式開啓對話，帶領者像是團體成員一般，甚至是隱身的，以素樸、謙卑、耐心的立場存在於團體現場，用心凝聽團體的脈動，引導團體的互動，使成員得以成長。把某種東西帶進他人生命裡的兩種模式，干預（imposition）或是展開（unfolding; Buber, 1988），「干預」是試圖把自己的態度或意見加諸別人身上，如傳道者。「展開」是幫助他人發現自己的性情、體驗自己的實現力，是教育家與治療師的方式。團體分析帶領者就是在開展一個發現自己生命經驗的情境，重視團體成員的主體性，使其在對話中，產生對自身的體察與對其所存在處境的覺察，由反思實踐，產生負起責任的自我照顧，才具有對他人負起照顧的能力（Buber, 1988）。團體帶領者不彰顯自身的利他做法，與老子的「自然無爲」、莊子的「至人無己、神人無功、聖人無名」（陳，1999）的思想相近；以不干擾、不掌控的虛靜帶領團體，才能產生更深、更廣與全方位的觀看（蔣，2013）。團體若能提供被照顧的體驗，產生美好的記憶，助於建立合宜的倫理行爲（Noddings, 2003b）。讓學習者能眞誠面對自己眞實的感受，接受本身的條件與限制，理解到人的有限性，就不會以高度理性化的冷酷對待別人（Mezirow, 1997）。

臨床教學存在著照護關係的平行運作（parallel process）。教師對學習者的態度，反映在學習者對個案的態度；學習者在督導團體所體會的經驗，會反映在其帶領個案團體的態度（McNeill & Worthen, 1989）。以團體分析的方式指導學習者帶領病人的督導團體，易於營造一個安全的團體對話情境（Bosco, 2000; Moss, 2008），構成人性的實驗室，有助於嘗試各種面對他者的態度。

本章目的在以團體分析的對話形式，探究護理人員由面對他者建構專業主體的歷程。

對話團體之簡介

本團體是帶領精神科護理人員學習團體治療的督導團體，目的是協助成員由經驗的分享，促進個人與專業的成長。由具團體帶領訓練的教師引領，採用自由談的團體分析。成員來自任職於精神科病房且正在進修的護理人員，共有1位男性，12位女性護理人員參與，年齡爲28至45歲（平均數35歲）；工作年資爲4至28年（平均數12年）。此團體每週進行一次，每次150分鐘，包括暖身、團體進行、會後會三個階段（見圖10-1），共計12次。

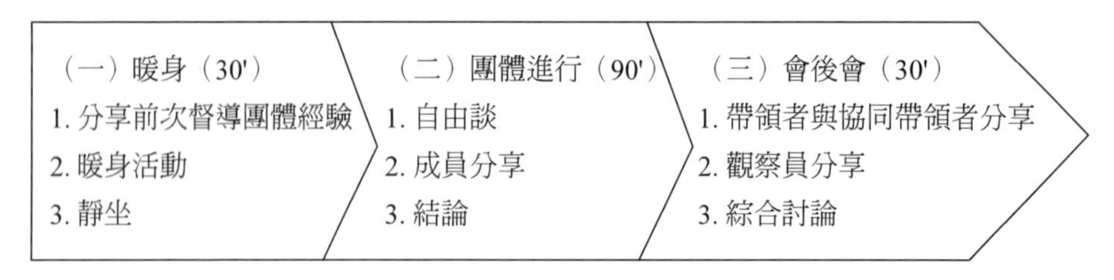

圖10-1　團體運作過程

照護的人與己之間

依據督導團體中關於成員自身帶領團體經驗的分享、督導團體現場的對話以及成員的學習心得，進行內容分析，歸納出面對他者的護病關係，包含：一、爲人（for the other）；二、問己（by the other）；三、成己（for oneself）（見表10-1）。三個部分茲詳細說明如下。

一、為人（for the other）：為他者的處境而苦

護理照顧本質上是爲人服務，但這些爲人的行動，有些看似有所作爲，卻是以自我立場爲主，稱爲「在場的不在場」，較執著於己見；有些表面上沒有作爲，實際上卻是以他人爲主，稱之爲「不在場的在場」。

（一）在場的不在場

在場的不在場，是指成員執著於企圖掌控他人或是情境，或是過度關注自身，以致未能同感或理解當下人際互動的內涵。

1. 企圖掌控他人

成員們提到帶領團體時，因期待團體順暢地進行，而加以掌控。

一位護理人員分享自己帶領病人團體的經驗，「在我自己的第四次團體，嘗試去掌握成員沉默的意涵和節奏，但自己表現出來的卻是在團體中急於說話，結果我覺得團體的節奏有一些凌亂。」（S101H）

成員提到，希望事先預設團體主題的習慣，想到自身的工作角色，「我覺得掌控，好像是護理人員的特質耶，特別是在精神科裡。因爲常需獨立上班，爲了讓上班順利，沒有暴力、衝突，就會習慣掌控。」（S0214A）此種爲了使上班順利而掌控病人，身體雖然在場，但不能設身處地與病人共處的情形，又聯想到當母親的狀況，「像媽媽對小孩一樣，常常會幫小孩預設很多種情況，但是卻不一定能夠眞正猜中小孩的心思。」（S101J）

表10-1 面對他者之處境

自身與他者	照護現場
為人	（一）在場的不在場 1. 企圖掌控他人 2. 過度關注自我 （二）不在場的在場 1. 病人的靜默 2. 自身的靜默
問己	（一）身體感 1. 感覺還沒到位 2. 忘了去感覺 3. 為什麼遇見衝突就焦慮 （二）人我之間 1. 為什麼我不接納 2. 支持的意涵 3. 要滿足誰
成己	（一）管理自身 1. 放鬆身心 2. 克制自己 3. 耐心觀察 （二）展開變化 1. 悅納異己 2. 看見病人的能力

2. 過度關注自我

帶領病人團體對話時，常常把注意力放在自己即將要說的話，而忽略聽取當下病人的話語；或是期待團體工作順利，而忽視病人的興趣。

「當他人在做結論時，我已開始想我該如何做結論（我總認爲治療者一定要說出一些有價值的話），但思考同時卻錯失他人所說的話。」

（S102G）

「當然我希望團體順順的，不要遇到衝突也不要遇到沉默，我們一般都是這樣認爲。」（S0408A）

成員也提到，很難放下自己所執著的，「完全不預設主題，這需要有很大的勇氣，需要對成員很有信心，相信他們可以自己找到想要的議題。」

（二）不在場的在場

不在場的在場是指成員的靜默，是一種專注的凝聽，關注團體的現象或是尋覓其中的意涵，表面上未參與現場的話題，實際上在思索、在凝聽，等待適時回應的時機。

1. 病人的靜默

成員提到所帶領的病人團體中，一位始終保持靜默、看似心不在焉的（不在場）病人，實際上是用心聆聽（在場）：「……大家在講話的時候，他都是眼睛閉著然後坐著這樣子，你都會覺得他好像是在睡覺，……，可是有時候你眞的去點他，他講出來他是切題的、有深度的，……針對討論的情形，給出他的想法。」（S10404J）

2. 自身的靜默

成員體察自身在督導團體中的靜默，「我當領導者時總要求別人發言，但其實我在團體裡也是屬於不講話的人；了解到不發言並不代表沒有參與。」（S0606E）

在督導團體中意識到自身靜默時的內在經驗，是一種專注的凝聽，「我覺得在帶團體的過程，練習沉默是一件很重要的事情，不是說要讓這個團體保持沉默，而是……還能夠很淡定的去等待大家的反應，……在沉默的過程是你能夠用心去聽、去感受別人的東西。」（S0217C）

另一位被同儕指出話太多、說太快的成員，常在督導團體中第一個發言，之後，試圖以靜默改變自己多話的習性，感受到內心的起伏：「但當我嘗試安靜、不要那麼快講話時，我感受到內心的衝撞。」（S0417B）

靜默時，沒有表達自己的意見，看似不在場，實際上卻是專注現場的在場，於互動的場域中，往返於自身與團體之間，向外凝聽他者，向內省察自身。

二、問己（by the other）：反觀自身

問己是源自被他者所激起的感知，包括身體感與人我之間的觀照。

（一）身體感

在服務他人的歷程裡，注意到被他人所激發的身體感受。

1. 感覺還沒到位

由探問個人的身體感覺，理解病人拒絕的現象。

成員在督導團體中以「我身體的感覺還沒到」，拒絕進入角色扮演，此身體經驗的體悟，開始思考病人不合作態度的意涵：「剛剛這樣發生，覺得我身體感覺的還沒到，還沒有跳到你現在要的這個狀況，所以才發現原來，病人是不是也是這樣，……。」（S10313A）

2. 忘了去感覺

團體成員指出自己於精神科病房工作中，過於重視技術性的處理，忽略衝突帶給自身的感受，以致無法探詢衝突的意涵，「因工作需要，常習慣性地處理衝突事件，已經忘了要多去感覺衝突的當下，對自己所賦予的意義為何。……，希望製造和平共處的感覺，卻有時會錯失成員傳達的訊息。」（S101A）

3. 爲什麼遇見衝突就焦慮

成員觀照自身對衝突的感受，除了指出因無法掌控（不預期）而生的焦慮，也在自我敘說中，出現「轉念」的陳述，「我一直在想說爲什麼我會覺得看到衝突我就焦慮，……，結論是，我覺得那個衝突可能不是我預期的，……，如果你放下焦慮，當作病人是在鬥嘴，其實也沒那麼嚴重嘛，就是鬥鬥嘴。」（S10605A）

（二）人我之間

1. 爲什麼我不接納

由病人間的包容，發現自己的有限。一位成員省察自己曾經制止一位團體中攻擊性較強，且一直說個不停的病人：「……我爲什麼對這個病人有那麼多的限制，或是對他有那麼多的期待，我覺得那是我自己的問題，別的病人都可以容忍他，容許他這樣子的表現，爲什麼我不行，我在想是不是……我比病人還不懂得跟病人相處，也許怎麼跟他相處我應該跟病人學習，……。」（S10413G）

2. 支持的意涵

關於限制病人的話題延續到下一次團體，成員討論對待病人的方式，「到底怎麼樣才是支持病人？」（S10510H）其他成員分別回應：「有時候支持不是代表要解決他什麼事情，或是你要給他什麼。」（G）「好像要聽到對方的內容，可能不只他講的內容，還有他講的情緒。」（J）成員在說話的過程中又意識到，自身在當下體察到的另一種支持方式，「其實我看到兩位老師給我們的支持方式，好像又跟我們的方式有點不同，老師的支持好像其實是一種引導，而不是言語直接給予支持。」（G）

3. 要滿足誰

團體中的問己，不僅是身體感的探問，也是覺察自身的動機與內在

自己對話。成員提到，「我們的團體一直在釐清是要滿足自己的意願、想法，還是要讓成員在此能有收穫。」（S0416D）

三、成己（for oneself）：成就自身

成員經歷著爲人的行動，產生問己的省察，而自然能夠管理自身，展開變化。

（一）管理自身

成員們由個人自覺，而做出不一樣的行動，改變對病人及家屬的態度。

1. 放鬆身心

放鬆身心是放下自己的執著，保持清明穩住自身，才能開展滋養的情境，「自己有太多的焦慮與擔心，注意力容易分散，有時會錯失成員給的訊息，隨著每次團體調整自己焦慮的鬆緊度，發現自己越鬆越容易進入團體，越容易融入成員討論的議題。」（S101A）更注意到自己的態度對病人的影響，「……你自己的態度比較能輕鬆的去看待這個事情的時候，我發現成員的反應也不太一樣。」（S10605A）體察到穩定自身的情緒，能使病人安定，進而很快地去轉化情感：「我覺得自己calm down（穩定）的情緒會感染到他，所以狀況也都會有點不太一樣。」（S10612G）

2. 克制自己

克己不是壓抑自己，而是觀照自己的慾望，清楚自我定位，朝自己的方向邁進，一位成員在團體中的學習是，「好像要一直克服自己，不斷地改變的感覺。一直不斷地練習，做不一樣的自己，給自己不一樣的感覺。……就是要不斷地跟自己講話，讓內心和自己對話，並思考應該何時說話，在適當時機發言。」（S0217I）另一位成員提到類似的帶領團體的

態度，「或許適時的放手、多一點空間會讓團體成員能夠發展獨立運作的能力。」（S101J）

3. 耐心觀察

一位時常試圖打破團體沉默而說話的成員，意識到面對靜默，有時需要專心傾聽並耐心等待引導的時機，「經過今天的督導團體，有一個領會，讓成員自由聯想產生議題，聽出議題後，試著穿針引線引發討論，甚至試著提示一些重點，但不是直接給建議或指導。」（S101H）

另一位成員，因失去耐心而無法理解，又因耐心觀察而能回應，「當一個獨占者霸占團體發言機會，一直抱怨、訴説著他的不滿時，剛開始我顯得沒有耐心，甚至想忽略他，當然聽不到他的困擾，也談不上對他的支持，直到有一天我終於聽懂也理解了他的困難、焦慮、不安的狀況時，我突然發現自己才能眞正給予回應（支持）。」（S105G）

（二）展開變化

成員在等待與凝聽團體的脈動中，由悅納異己而發現團體衝突的自然化解；由觀看病人而驚訝於其表達、包容，以及面對妄想干擾的能力。

1. 悅納異己

成員在團體中，比較自己過去與當下面對衝突的想法，「（以前）我比較會在團體有衝突的時候，好像很緊張，好像那個維持團體的和平的動力是要由我去負擔，我現在的感覺，不會把衝突的氣氛攬在自己身上，我好像要試圖去解決這樣的問題，現在想到倒是可以讓他們多談一些，了解眞的衝突的點是因爲那個動作、那句話，還是他裡面有什麼想法。」（S10114A）

一位成員分享學習團體的經驗，指出「以往的團體訓練總是比較著重帶領技巧，強調提供團體療效因子，一直以來以爲團體的樣貌就是如此，有個基本的框架在，但經過這麼多次團體的體會，原來團體也是可以多變的、有彈性的，隨著成員屬性不同、帶領者不同、團體當時的氛圍不同……等因素，團體的出口也就不同。」（S105A）

另一位曾被病人激怒的成員，注意到自己態度的變化，「如果在之前，我可能也會非常生氣……，可是現在好像比較可以掌控自己，不會就是那麼容易落入他的……算陷阱嗎？」（S10610J）

2. 看見病人的能力

不預設主題的治療性團體，不僅讓病人感受到尊重，學會尊重不同的意見。一位成員提到其對病人團體衝突事件的觀察：

「發出攻擊的病友自己（在團體中）問其他病友：『我當時這樣子講，到底對不對？』」「他發出這樣的疑問，當時我有點驚訝，覺得怎麼會可以做到這樣子。」發現引發衝突的病人，不僅能省察自己，且由原初的指責他人、堅持己見，到後來能夠接納不同的想法，後來他還能說出「這是我的意見不關其他，你們不這樣想也沒關係。」（S10206H）能區分出自我與他人，也學會尊重別人。

另也發現病人參與團體，能夠學習分辨現實與幻覺，「有病人說參與團體後發現可以較不受妄想困擾，我覺得很感動，一方面爲團體中他可以暫時不被妄想干擾，一方面爲他可以分辨那是妄想。」（S0312B）

在督導團體與治療性團體經驗的交織中，護理人員發覺病人的能力，體認到放下自己的要求或期待，不必太過干涉或是干擾病人間的互動。

照顧他人與自身

照顧行動是具有技術性與人際互動性，唯有在服務的現場，也覺察自身的害怕、不確定或不足夠等感受，接受無法逃避的責任，才可能由爲人服務的工作中得到滋養（Clancy & Svensson, 2007），反映出爲人、問己、成己的專業主體發展歷程，以下將深入討論各歷程的內涵，期能助於理解護病關係的倫理本質。

一、為（ㄨㄟˋ）人的在場

關於護理專業裡爲人服務的「爲」，是「位於面前」（Deleuze & Guattari, 1991/2004）；「位於面前」，是不預設任何立場而素樸的臨在，放棄我們原有的模樣，以承擔當下出現新的、有意思的訊息。由想要表現個人預設理念的「我應」，提升爲有意識的承擔生存、肯定生命之努力的「我願」（楊，2010）。爲人，呈現出「我應」與「我願」兩種處境，「我應」是具主動性，執著訴說個人觀點之「在場的不在場」，表現出關注自己的價值觀點，期圖改變他人；「我願」具被動性，承擔現時的生存，屬於「不在場的在場」，肯定生命而認眞凝聽、思索，讓事物成爲「在」，但自身卻隱沒的「不在」。此「不在場的在場」，是悠然的注意，免除過度專注的緊張或是注意某些而忽略其他更重要的訊息。

二、問己的感知

問己是達到成就自己的重要關鍵。問己，是依據由爲人的行動中升起的身體感知（sensibility），此感知包括眞實的身體感與想像的人我關係。

身體不是客體，而是我們諸多的內在感覺，由身體感認識自身與外在的關係（楊，2009b；蔡，2004），團體中的自我，藉由身體感知與現實緊密相連，認識事實發生的場所。有時被要求行動，但身體感覺還沒到，無法執行；有時關注事物，忘了去感覺情緒；有時不知自己爲什麼遇見衝突就焦慮。對自己提問，就是邁向自我發現（self-discovery），尋找自我定位（self-definition），進而能自我導引（self-direction）的負起責任（Meyers, 2000）。

關於人我之間的探問，在團體中，一方面是鏡照反映，由人觀己，由人我的異同，領悟到自己的處境；另一方面是自我質疑，質疑自己對他人僵化的（stereotype）理解，誤以爲病人拒絕就是不合作。當能對自己感覺眞誠地提問，拋棄主觀的加工，從事實本身去知道，不加入自己的好惡與判斷，去除自己的執著與妄念，不停地將否定超化成肯定，邁向轉化（吳，1998；陳，1998；Nishida, 1911/1984）。當護理人員意識到自己不應該對病人過多限制，會出現生存的罪責感（existential guilt；Buber, 1988），罪責感可激發生成新的自我，穿透個人的有限，包容的行動激升至無限的開展（Deleuze & Guattari, 1991/2004），能避免悲憫心的喪失。

三、成己的自我照顧

成己的自我管理與開展變化，都是自我照顧。經由團體對話，護理人員放下想要掌控的心（鬆身），尊重自我內在眞摯的要求，勇敢的揚棄一己執著與意念，在不急著給建議的自我管理中提升自己。以人我之間無礙的方式包容一切，「致虛極，守靜篤。萬物並作，吾以觀復」，放下自身的執著，無所對立，在開展變化中生起信念。由照護行動生成無相的自我，覺悟無相的自我是成己（余，2012；吳，1998）；放下表現自身的欲求，由耐心等待的靜觀，找到自然的理路，等待著他者自己的呈現，不由自我主觀的推想（張，2007；Watson, 2003）。當護理人員能接納病人的干擾，讓病人感到安定與安全，無形中病人能夠延遲其需要的滿足，增強其具社會化行爲的能量，發展社會認可的行爲（Peplau, 1996b, 1996c）。

成就自己，不是爲人服務的目的，卻是非預期的附帶收穫。透過複雜的行動與實踐中，在事上磨功夫，克服私我的分別心，恢復人心本體的清明，鍛鍊自己的心理應付能力（陳，2006）。由爲人的具體經驗，產生問己歷程中的自我發現、自我定位，而能進入自我管理及展開變化的自我導引。

病人的苦難召喚出醫護人員的關注，在一個能夠給予、默默地爲他人做的行動裡，營造滋養生命的情境，開展出生命的味道，這種遏止不住對人的關愛卻也深化自身，能夠與他者同在，不去掌控他者，而是讓他者成爲他自己，如同大地對萬物「生而不有，爲而不恃，長而不宰」的愛，使人性中的澈底利他性（radical altruism）得以彰顯（Kunz, 1998）。

結論

透過團體對話的分析，發現關懷他人的底蘊，是由靜觀與不執著的爲人、身體感知的問己，無意中卻成就自身（圖10-2）。護理人員在團體中，由原初爲人的處境，省察被他者激發出來的身心經驗，經過團體對話的問己功夫，突破自己有限的視角，放下自身的執著，得以安頓自身，實現自我內在的眞正喜悅。幫助別人，就是幫助自己。在照顧病人的歷程中，對外，不執著於一切境界；對內，不起心動念的禪定功夫，助於恢復眞心，產生正知與正見。此成就自身的過程就是倫理態度的陶養，無法由外在規範決定，而是觀照生命內的生存罪責感。一般人眼中看到的是，護理照顧的犧牲奉獻；實際上，護理人員的爲人行動是問己功夫的素材，是滋養人性情懷的成己。

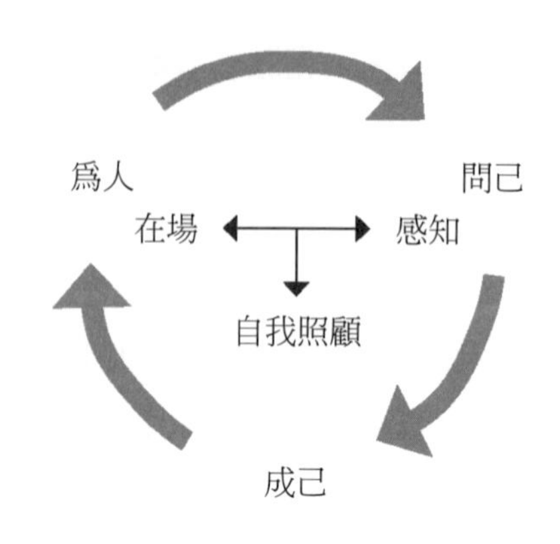

圖10-2 面對他者的歷程

引導反思

醫療照護，通常關注的是爲人服務的專業規範，但是過於重視外在規範，讓人總是感覺疲於奔命。如果關注的是病人皆我師，不斷由做中學，可以豐富自己的生命經驗。因此，反省的態度，是專業成長過程必須養成的習慣。

照護行動，是透過身體執行。讓自己能夠做好事情的意念，引導自己凝聽內在的聲音，省察身體的感知經驗（問己），透過不斷的修正自己，無形中自我得到更新（成己）。因此，我們能在身體的行動中延續，以有形的身體守護、幫助、鼓舞其他人，這樣的行動對我們和世界就是滋養與療癒（一行禪師，2018）。

助人行動對世界的滋養，展現在2018年泰國13名足球隊師生受困於睡美人洞穴18天後，全數順利獲救。根據《聯合報》於2018年7月12日的報導指出，睡美人洞穴的救援活動，意外成爲泰國全國上下最團結的14天。此外，參與救援的國際知名洞穴潛水專家和醫師哈里斯在救援行動中扮演要角，澳洲醫學會讚許哈里斯是「一位了不起的醫生跟一位了不起的人」，但哈里斯卻說，「受困的孩子跟一直照顧他們的四名泰國海豹部隊才是眞英雄，他們是我有幸見過最堅強的男子漢和孩子們。」《聯合報》7月19日的報導引用英國潛水員馬林森對於哈里斯在救援行動的觀察：「沒有他，我們無法進行我們的任務。當他和少年在一起，他的態度，跟他們說話，安撫他們和工作人員。」

什麼是一種可以安撫他人的態度？如何能培養此種態度？

參考文獻

王麗娟（2018年7月19日）。救洞穴少年潛水員濁水通道內用頭當肉墊。聯合報，第A8版。

余以恆（2011）。以「同一性自我」到「異質性他者」——談教師的學生觀。*內蒙古師範大學學報，24*（4），3。

余培林（2012）。*老子：生命的大智慧*。臺北：時報。

吳汝鈞（1998）。*絕對無的哲學——京都學派哲學導論*。臺北：臺灣商務印書館。

李明濱、李宇宙、林信男、謝博生、陳恒順（1997）。利用小組教學方式實施醫學倫理教學。*醫學教育，1*（2），63-77。

孫向晨（主編）（2008）。*面對他者：萊維納斯哲學思想*。上海，中國：上海三聯書店。

耿寧、李峻、倪梁康（2009）。中國哲學向胡塞爾現象學之三問。*哲學與文化，36*（4），9-29。

張鍠焜（2007）。勒維那「為他」倫理學及其德育蘊義。*教育研究集刊，53*（3），67-92。

陳來（2006）。*有無之境——王陽明哲學的精神*。北京，中國：北京大學。

陳鼓應（1999）。*莊子今註今譯*。臺北：臺灣商務印書館。

陳榮華（1998）。*葛達瑪詮釋學與中國哲學的詮釋*。臺北：明文書局。

陳韋廷（2018年7月12日）。救援要角澳醫生出洞聞父喪。聯合報，第A9版。

楊婉儀（2009a）。生存與超越——對萊維納斯哲學中倫理意義的反思。*東海大學文學院學報*，50，155-168。

楊婉儀（2009b）。意識的棲居——身體。*東海哲學研究集刊*，14，111-118。

楊婉儀（2010）。何謂超越？何謂健康？查拉圖斯特拉如是說。*東海大學文學院學報*，51，129-142。

蔣欣欣（2006）。*護理照顧的倫理實踐*（121-127頁）。臺北：心理。

蔣欣欣（2013）。*團體心理治療*。臺北：五南。

蔣欣欣（2013）。經驗性團體中的靜默與話語。載於*團體心理治療*（頁67-78）。臺北：五南。

蔡錚雲（2004）。身心問題的另類思考——西田幾多郎、湯淺泰雄到梅洛龐蒂的身體觀系譜。*法鼓人文學報*，1，153-177。

歐美、劉盈君、黃靖淇、招雁翔、李作英、蔣欣欣（2013）。護理人員在護持與承擔中的轉化——以臨終照護反思團體爲例。*護理雜誌*，*60*(3)，31-39。

蕭宏恩（1999）。*護理倫理新論*。臺北：五南。

Buber, M. (1998). *The knowledge of man: Selected essays*. Amherst, NY: Humanity Books.

Deleuze, G., & Guattari, F.（2004）。*何謂哲學？*（林長杰譯）。臺北：臺灣商務印書館。原住出版於（1991）

Nishida, K.（1984）。*善的純粹經驗*（鄭發育、余德慧譯）。臺北：臺灣商務印書館。（原著出版於1911）

Bosco, A. F. (2000). Caring for the caregiver: The benefit of a peer supervision group. *Journal of Genetic Counseling, 9*(5), 425-430. doi:10.1023/A:1009458316485

Buber, M. (1988). *The knowledge of man*. Atlantic Highlands, NJ: Humanities Press International.

Clancy, A., & Svensson, T. (2007). 'Faced' with responsibility: Levinasian ethics and the challenges of responsibility in Norwegian public health nursing. *Nursing Philosophy, 8*(3), 158-166. doi:10.1111/j.1466-769X.2007.00311.x

Cohen, R. A. (2006). Introduction: Humanism and anti-humanism (N. Poller, Trans.). In E. Lévinas (Ed.), *Humanism of the other* (pp. vii-xliv). Urbana, IL: University of Illinois Press.

Kunz, G. (1998). *The paradox of power and weakness: Levinas and an alternative paradigm for psychology*. Albany, NY: State University of New York Press.

Levinas, E. (1998). *Otherwise than being or beyond essence*. Pittsburgh, PA: Duquesne University Press.

Levinas, E. (1999). *Alterity and transcendence*. New York, NY: Columbia University.

Marcuse, H. (1964). *One-dimensional man*. Boston, MA: Beacon Press.

McNeill, B. W., & Worthen, V. (1989). The parallel process in psychotherapy supervision. *Professional Psychology: Research and Practice, 20*(5), 329-333. doi:10.1037/0735-7028.20.5.329

Meyers, D. T. (2000). Intersectional identity and the authentic self: Opposites attract! In C. Mackenzie & N. Stoljar (Eds.), *Relational autonomy* (pp. 151-180). New York, NY: Oxford University.

Mezirow, J. (1997). Transformative learning: Theory to practice. *New Directions for Adult and Continuing Education*, 74, 5-12. doi:10.1002/ace.7401

Moss, E. (2008). The holding/containment function in supervision groups for group therapists. *International Journalof Group Psychotherapy, 58*(2), 185-201. doi:10.1521/ ijgp.2008.58.2.185

Noddings, N. (2003a). The cared-for. In N. Noddings (Ed.), *Caring: A feminine approach to ethics and moral education* (pp. 59-78). Berkeley, CA: University of California Press.

Noddings, N. (2003b). An ethic of caring. In N. Noddings (Ed.), *Caring: A feminine approach to ethics and moral education* (pp. 79-103). Berkeley, CA: University of California Press.

Peplau, H. E. (1996a). Identifying oneself. In H. E. Peplau (Ed.), *Interpersonal relations in nursing: A conceptual frame of reference for psychodynamic nursing* (pp. 209-238). New York, NY: Springer.

Peplau, H. E. (1996b). Learning to count on others. In H. E. Peplau (Ed.), *Interpersonal relations in nursing: A conceptual frame of reference for psychodynamic nursing* (pp. 161-187). New York, NY: Springer.

Peplau, H. E. (1996c). Learning to delay satisfaction. In H. E. Peplau (Ed.), *Interpersonal relations in nursing: A conceptual frame of reference for psychodynamic nursing* (pp. 189-207). New York, NY: Springer.

Potter, P., Deshields, T., Divanbeigi, J., Berger, J., Cipriano, D., Norris, L., & Olsen, S. (2010). Compassion fatigue and burnout: Prevalence among oncology nurses. *Clinical Journalof Oncology Nursing, 14* (5), E56-E62.

doi:10.1188/10.CJON.E56-E62

Watson, J. (2003). Love and caring: Ethics of face and hand --An invitation to return to the heart and soul of nursing and our deep humanity. *Nursing Administration Quarterly, 27*(3), 197-202. doi:10.1097/00006216200307000-00005

小品賞讀：身體、情感與反思

臨床事件

有一位25歲的年輕男性，在家喝農藥（paraquat，巴拉刈）自殺，因忍受不了喉嚨劇痛，自行入急診。入住加護病房後，向住院醫師表達，不想要繼續這樣生活下去，告知主治醫師與聯絡社工人員，經醫療團隊與病人溝通後，協助簽下安寧緩和條例同意書。

護理人員與病人的互動

這個自殺的個案是學妹的病人，因此，事先不了解此病人的狀況，僅知道一個自殺的病人（尚不知道年紀），因爲那天學妹忙碌，身爲學姊，理當給予協助。

病人住在剛好是有隔間的ICU床，當時病房內昏暗只有開小夜燈，在早上做治療時（要給九點的藥物），一如往常地進去病室給藥，一靠近病床就有種壓迫感，昏暗且有異味的房間、氧氣流量表及呼吸短促的聲音，一個清醒而且非常年輕的病人看著我，用很沙啞的聲音問我：「你要幹嘛？」我回應：「早上要給藥物。」當他開口時，看到他潰爛的嘴巴及一種無法言語的惡臭味瀰漫整個房間，迅速地給完藥物後，幾乎用逃離的方式離開病房。

工作十多年，也看過不少病人，但是這個病房的氣氛，散佈著「恐怖」的感覺，讓我不太舒服。因此，對這個病人感到好奇，向醫師詢問了病人的狀況，也對病人有了初步的了解，這是我與他的第一次接觸。

中午時，他按了Nursing call（呼叫鈴），由於他的主護在忙，我這次戴了N95口罩進去探視他，病房內依然昏暗且瀰漫「恐怖」的氣氛，病人非常焦躁不安，告訴我他喘不過氣，病人全身盜汗，NRM[1]O_2 full，SpO_2[2]僅剩下60-70%，我看著他，但我知道我無法幫助他什麼（護理人員最爲難的時候是看著生命在凋零，但是卻無能爲力），我立刻走出病房，請醫生給他Morphine，希望他可以舒服點，醫生也同意了此作法，我迅速的抽完藥物回到病房，我一邊打藥進點滴掛袋一邊說出：王先生，沒事了，給你藥物會舒服點，給完藥後，我的手握著病人的雙手（一切行爲都是無意識狀態，當我發覺後，我已經說出那些安慰人的話及安撫他的動作，縱使我的內心是害怕的），很快的，我不知道是否是Morphine 開始藥效，還是我的話語與行爲安撫了病人，他原本掙扎的肢體漸漸平和下來，我的手一邊握著他的手，一邊幫他擦拭額頭的汗，當時的內心感覺很憐惜及無奈，怎麼這麼年輕的生命會走到這一遭。爾後，我將病人整理好，讓他半坐臥於床上，雙手互握。我離開病房後便電話聯絡家屬趕來ICU。最終，病人於下午兩點多離開人世了。

護理人員的自我省思

在上課前，以爲人類的活動行爲均受意識所控制，人類的對談與舉止是經意識支配再由大腦傳達指令，進而產生行爲與動作，但在課堂中，當老師提及「時常，話語，是在面對當事人的當下才出現（giving out the words in the face of the other）（Levinas, 1981）」，這句話衝擊我的內心，回想著前天上班的我，當我面對病人時的內心感受到害怕，理應要遠離病人，但是那時我的口中無意識地說出安慰他的話並出現安撫他的行爲，我的身體在我無意識下先執行這些動作後，等到我恢復意識，才意識到我自己的行爲，對於我當時的舉動感到不可思議。顚覆我長期以來對身體的想法，大腦-身體不再是「上對下」也許是「平行」的概念。身體的反應，會隨著經驗與環境不同而有所改變。有了這麼深切的深刻體驗後，便更能理解「身體與語言表達的關係，是透過經驗而生的身體思維」這句話的涵義。人與環境、與過往經驗，常常無形的影響人的肢體活動。

研究所的課堂上，也提及到「不安，是不安於現狀，不是一種純然被動的處境。是致力於脫離無法忍受的情境，具有正向的動力，朝向一個不知的未來，本質上是一無所知的（Lévinas, 2003）。」以前會覺得不安有著負面意思，但是仔細咀嚼「不安」這個詞彙，突然覺得所有的事情都是一體兩面，乍看不安是個負面的形容詞，但是其實蘊含正向的力量，因爲面對不安，所以想改變而竭盡所能地突破。讓我回想起，剛踏入職場的我，因爲對工作環境不熟，對照顧病人的技巧不熟，怕做出傷害病人的蠢事，我的內心是忐忑不安，也因爲不安所以想要改變，而出現了學習的動機（正向的動力）……。

讓我體認到哲學這堂課，透過文字的傳達激發內心深沉的省思，護理人員是一個面對生死的職業，透過自我深層的對談與反省，體認人生的無常與生命的價值及意義，老師給的文獻〈爲人與成己之間—面對他者的照護倫理態度〉，內容中提及「在場的不在場」與「不在場的在場」，也讓我有很深的感觸，面對病人也是，面對家屬也是，總以爲自己給的建議是好建議，卻沒站在對方的立場著想，因此，本以爲想「爲人（for the other）」，最後卻淪落成「在場的不在場」，經過職場的洗禮與生活的歷練，開始懂得「不在場的在場」的意義，以**無爲**創造**有爲**，也是一種好的方式。（慧玲，研究生）

註：

1. NRM：非再吸入型氧氣面罩（Non-Rebreathing Mask）

2. S_pO_2：脈搏血氧飽和度（Saturation of Peripheral Oxygen）

實務探究篇：照護情境的探索

知識不容否定。但我們不能陷在知識裡，使精神也外在化，而造成自我分裂。一個人自我分裂之後，精神感覺敏銳的人，必將感到無邊的空虛徬徨，必須在科學知識以外，另有一套學問而後可。

——唐君毅．〈人學〉．《人生之體驗續編》

第十一章　生物醫療化的照護反思——以母血唐氏症篩檢為例
第十二章　不施予心肺復甦術的倫理議題
第十三章　照護死嬰的不安與行動
第十四章　護理人員面對臨終的倫理自我
第十五章　照護性加害者的倫理考量

第十一章 生物醫療化的照護反思——以母血唐氏症篩檢爲例

人失去了倫理性，只剩下冷冰冰的彼此間的契約關係、組織的關係，這個世界也就自自然然成了一個冷酷的社會，活下去只有兩條路可走，不是澈底麻木，就是永不停歇地追求刺激。

——尉天驄，《荊棘中的探索》，頁303

前言

隨著醫療科學知識的發展，醫療檢查技術日新月異，醫療也由早期居家訪視的床邊醫學，演變至醫院醫學，再進展到近代的高科技醫學。疾病診斷由以理學檢查爲主轉變至以實驗室的數據爲主。政府的健康維護政策，也以數據化的檢驗資料，對民眾健康進行監控（Armstrong, 2008），進入一個「將有生命的有機體或其病痛，概念化成爲無生命元素與物質數據資料的規律結合」的生物醫療化（biomedicalization）時代（Clarke, Shim, Mamo, Fosket, & Fishman, 2003），在這個過程中逐漸漠視每個人對自己身體獨有的特殊感知，取而代之的是聚焦在疾病客觀的、量化的特徵。基於生物技術高度發展，使得許多疾病不再被單純認爲是某種外來病源所致，而是與內在基因、分子生物蛋白質的變化有關。科技的發展使

原文出版於：蔣欣欣（2010）。生物醫學化中護理照顧之反思——以母血唐氏症篩檢為例。*護理雜誌*，*57*(6)，18-23。

得人類有能力探究疾病的病理成因至分子生物學層面，也有能力追蹤人類思維的影像變化。科技化的顯學，使醫療照顧由人與人之直接關懷層面，轉向至臣服於實驗數據之客體導向之觀念。值得注意的是，醫療科技的發展除了提升醫療品質之外，也影響專業認同、醫護關係、護理勞動過程（盧、陳、陳、歐、林，2009）。當科學家致力於征服自然、追求卓越之時，這種對科技的癮，是一種危險的依附。科技可能加重我們不健康的控制癖，在致力於控制孩子的性別、追求完美寶寶等慾望驅使之下，發展各種基因篩檢技術，容易讓原該感受痛苦的心靈變得麻木，並暫時餵養了對權力的慾望，形成科技成癮（Techno-Addiction），出現否認、不坦誠、控制、思考障礙、自大、與自己感受疏離等症狀（Roszak, 1995）。如果忽略科技引發的社會文化與生態的衝擊，造就知識權力的壟斷，將使專業失去驗證的機會，醫療容易走向專業自閉、獨斷和偏狹化（林，2009）。

在生物醫療化的時代潮流中，處在科技社會與人性關懷間的護理專業，需要擁有跨領域的視野、經常的專業自省與人文關懷的公民素養，護理人員才能夠善用醫學新知，維護生命尊嚴，堅守護理照顧的本質。

本章旨在提醒現代科技可能造成醫療照護與人性關懷的分歧現象，文中以產前母血篩檢對孕婦與治療關係的影響為例，探究基因體醫學裡應有的照護態度。

醫療科技的社會面向

科學使我們將注意力放在知識而過度依賴尋找事實，但是多數複雜的問題，尋找眞相是漸進的且需要假以時日，過程中必然伴隨著許多不確定性、未知與風險（Jasanoff, 2007）。生物醫療化中，面對疾病的風險評估、醫病間的風險溝通、或是醫療科技的風險管理，都是現代科技要面臨的社會議題。

使用產前母血唐氏症篩檢，需對民眾先說明篩檢與診斷的差異，並明確指出這僅是一種篩檢，不是診斷。因爲產前篩檢作爲科技文明的產物，需要注意科技文明與風險相倚相生。時常爲了解決某個問題而發展的新科技，此新科技卻又創造出新的問題。臺灣在1994年衛生署的計畫資助，開始產前母血唐氏症篩檢的推展，在婦女懷孕第15～20週進行二指標或四指標母血篩檢。雖然篩檢是具有提供知識的善意，但民眾若誤以爲篩檢的結果就是事實，就導致災難。使得危險的來源不再是無知，而是知識。近年來在生技公司與科學家的努力之下，力圖改善準確率與將檢測時間由第二孕期（懷孕15至22週）提早至懷孕第11～13週而產生「第一孕期唐氏症篩檢」，因此市場上出現各種不同的檢測方案（見表11-1；李，2008）。多種母血唐氏症篩檢的選擇，看似增加孕婦選擇的內容，但是過於專業性的知識，不容易說明清楚，造成孕婦更多的迷惘。此外，即使孕婦在第一孕期篩檢，若要確認診斷，則需接受在難度與風險上較懷孕中期實施的羊水檢查爲高的絨毛膜檢查，且在無法立即得到確認的診斷下，需要承受較爲漫長的不確定感，普遍不爲大眾接受（Mennuti & Driscoll, 2003）。

當我們擁有科技文明的知識之後，能夠以客觀化與數據化來診斷疾病，但是數據化的閾值是依據統計方法來設定的。醫病之間如何溝通、如何傳達數據的意義，以免造成病患的誤解和不必要的擔心，是生物醫學化要省思的議題。以產前母血唐氏症篩檢爲例，其結果報告依數值大於或小於1/270作爲判定胎兒是唐氏症機率的可能性，這種檢測機率統計呈現第一型誤差的假陽性造成不必要的避險行爲，第二型誤差的假陰性又無法讓人產生該有的行動，產生一種道德的兩難（Jasanoff, 2007）。產前母血唐氏症篩檢可能帶給孕婦不必要的焦慮或道德兩難，也會衝擊著醫病的信任關係。

表11-1 「母血篩檢唐氏症」的技術類別

檢測孕週	檢測項目	檢出率（%）
第一孕期	母血 PAPP-A + β-hCG	63
	超音波測量頸部透明帶	70
	綜合上述兩種檢測	85
第二孕期	二指標母血 AFP + β-hCG	50 ～ 60
	三指標母血 AFP + β-hCG + uE	369
	四指標母血 AFP + β-hCG + uE3 + Inhibin-A	83
第一孕期	母血 PAPP-A + β-hCG	
＋	超音波測量頸部透明帶	95
第二孕期	四指標母血 AFP + β-hCG + uE3 + Inhibin-A	

註：PAPP-A：Pregnancy-Associated Plasma Protein-A（母血血清標記妊娠相關血漿蛋白 -A）；β-hCG：β-Human chorionic gonadotropin（人類絨毛膜性腺激素）；AFP：alpha-fetoprotein（甲型胎兒蛋白）；uE3：unconjugated oestriol（雌三醇）。

當前生物醫療科技的發展，不再僅由政府或是基金會提供研究經費，而是一些學校與公司企業或是藥廠的合作（Clarke et al., 2003），使得醫療技術的誕生涉及商業利益與政治運作。生物科技公司爲了推展研發的檢測器材市場，除提供經費支持研究計畫，更聘請專家到各地說明，甚至呼應行政院經建會將人工生殖服務列入政府重點政策，推動人工生殖發展觀光醫療商機等。國家的研究經費不像過去重視社區的公共衛生問題，提出處置方案，追蹤成效；而是挹注於具有學術與經濟商業效益的國家型生物資料庫，改變預防醫學的關注方向（Michell & Waldby, 2010）。此外，二十一世紀的資本主義社會裡，醫學、醫學研究、醫學教育都受到營利主義（commercialism）的影響，醫療成爲高度競爭的醫療市場買賣行爲，因此出現實證醫療（evidence-based medicine），不再注意病人、疾病或是醫師技術的個別差異，形成去個人化的醫療（depersonalized medicine），這種制式化的醫療重視科技，因此需要更多的經費發展先進的科技（Cassell, 2004），追求商業利益爲主的醫療科技發展，很容易走上歧途，與社會福祉背道而馳。

醫療科技的價值面向

當基因科技的資訊被視爲一種知識，此種醫療知識甚至具有「意識形態」的功能，製造出某種社會圖像，進而製造出市場需求，有時會促使某些檢測過早市場化，同時引發生命價值的爭議。科技發展不僅改變外在環境，也改變人的性質，帶動社會制度、倫理與價值觀的變革（周、顧，2001），因此生活在商業化的營利主義下的健康專業人員，更要警覺到科技文明對生活與生命價值的影響。

技術常被視爲中立的，不帶有價值判斷。實際上，近來發展的基因科技不是處於道德或社會價值中立，是存在對於殘障生命的價值判斷，衝擊生命的價值以及懷孕經驗，展現出生物醫療化對身體與認同的影響。「母血篩檢唐氏症」篩檢技術帶有的價值判斷，隱含在提供給民眾的衛生教育單張之中，「『唐氏兒』最主要是有智力障礙，也可能同時有許多生理上的合併症（如：先天性心臟病）。而這些病患終其一生均需要家人的長期照顧，造成極大的精神及經濟上的負擔（臺北市衛生局、婦幼醫院印製2002年，26頁）。」上述的文字，預設唐氏症胎兒生命的價值，忽略了生命的多元性，以及多元性間的相互滋養。「母血篩檢唐氏症」技術的發展，更顯示我們選擇將資源投入「篩檢掉」唐氏兒的技術，而非對唐氏兒的早期療育，削弱現存唐氏症團體的資源和力量，也削弱了謙遜面對人的有限性之價值觀。當人們不知自己處於科技生活的風險中，誤以爲技術是生活所必需的，無法思考「另類生活方式」的可能性（林，2009）。民眾對醫療科技的迷思，也衝擊著人類傳統中許多安身立命的生命哲學（王，2009）。

基於對當代產前篩選科技的關注與反省，2001年德國「基因檢測公民會議」具體指出他們對「人的圖像」的界定，他們指出，一個人並不是他人期望或想像中順服的客體，也不可被化約爲統計數值。診療與生殖的新科技暗示了失能和疾病是可以被避免的，而只有正常、健康的人是有價值的生命。因此，德國公民會議報告提到，沒有人應該被化約爲一個特點或弱點、一種疾病或殘障，每一個人都有權利以她／他完整的能力和弱點，被當作是一個全人（whole person）來對待和認知。寬容與理解是其中最重要的，人類生命的多樣性必須以所有的樣貌被接受（蔣、張，2004）。

基因醫療科技下懷孕婦女的處境

基因科技影響下，懷孕不再是一件自然的生命現象，而是充滿未知的風險。看似簡單的抽血篩檢，雖然免除婦女身體接受侵入性的羊膜穿刺，但是對孕婦與家庭的影響，卻是發展或推廣此技術時未必注意到的。當懷孕的經驗被化約成基因的論述，就容易忽略人類繁衍的文化意涵、親職、母職、養育等觀點；此影響不僅在於身體、自我、未來孩子，也涉及到生命的輪廓。一些應該以社會與環境角度了解的狀況，都在「生物醫療化」的影響下被忽略。科技專家與社會常民共構一個集體神話（collective fiction），誤以爲基因科技可以成爲我們身體或是未來小孩的生化建築師（Jennings, Parens, & Asch, 2000）。或是透過簡單的血清篩檢，可以預知生命的眞相。

「母血篩檢唐氏症」的資訊，不論是篩檢方式的選擇、篩檢結果的判斷或者由於其他原因無法進行篩檢，都無可避免地對孕婦的情緒產生影響。「偽陽性」的篩檢結果帶給孕婦及其家庭不必要之焦慮，孕婦認為自己體質有問題，出現自我的汙名化（self-stigmatization）；孕婦面臨生命權與親擇權的自我衝突（self-conflict）；非常少數的婦女在一段時間的自我省察之後產生自我的知識（self-knowledge），開始調整自己、提醒自己，學習不要這樣自己嚇自己（Chiang, Chao, & Yuh, 2007）。有位唐氏症兒的母親，在生下這個唐氏症小孩以前，什麼事情都要做到最好；可是當她有了這個孩子以後、跟他相處了一段時間，她發現很多事情不一定要求「完美」，是要求「完成」。自從有了這個孩子之後，她的人生觀改變了，她現在的生活比較輕鬆，不像以前那麼求好心切。顯示婦女們也能由生命不完美的現實中，鍛鍊出生活的智慧。

基因醫療科技下的專業關係

民眾將醫院視為治療疾病、讓人恢復健康的地方。實際上，當前醫院的作業在論病計酬、追求效率、追求利潤等層層制約之複雜機制下，醫院不僅是觀察與證明疾病眞相，同時也成為帶入或製造疾病的地方（Foucault, 1997）。隨著基因醫療科技的發展，不僅衝擊著民眾求醫的生活經驗，也影響著醫療體系中的專業關係。

由於產前篩檢存在的不確定性，容易引發法律糾紛，使得醫療人員出現防禦性態度。詮釋篩檢結果時，不再說「你的小孩還好」，而是使用「你的小孩是『低風險』的」，此語詞意味著胎兒可能是唐氏症，只是可能性較低，以免日後受到訴訟。至於生下唐氏症兒的母親們，指出接受產後初診時醫師的態度，「（產科）醫生僅是趕緊拿出母血檢查報告，告訴我，他並沒有醫療疏失。我當然知道醫生沒有醫療疏失，我只是很喪氣，到頭來，連一個關懷與同情都沒有，只是趕緊撇清責任。」「……只是完全信任儀器、統計數字的做法，實在讓人失望。滿口專有名詞，的確代表了專業，但對非專業領域的我，是一種傷害。」（蔣、喻、余，2005），顯示技術造成醫病間的緊張關係。

護理專業服務體系，面對許多醫療或照護的技術。一方面，護理人員相信這些科技是「客觀的」，能夠不偏不倚地呈現和描述我們的身體和生理狀態；也相信這些科技是「確定的」，能夠準確無疑地告訴我們各項訊息；深信科技文明帶來的救贖，理所當然地使用著各種科學知識與技術照顧病人，與自己的感受疏離，以一種「理所當然」（taken-for-granted）的方式接受各種檢查和檢驗。另一方面，護理人員看見病人的困境，無法否認苦難的存在，不禁思考醫療科技帶給我們的到底是什麼？是否願意臣服於此種工具性的角色，在醫療照顧場域中，日復一日地上演著這樣的劇碼。面對醫療造成的苦難，藥廠、技術研發人員、統計學家、生命科學家可以不必接觸，醫師可以選擇性的看見，然而，這些卻是護理人員每天工作中無法逃避的現實。

善用知識敬重生命的護理態度

人類智慧促成科技文明的發展，同時我們需要智慧面對人的慾望，懂得善用知識發展科技，並且保有敬重生命之情。在一個充斥著科技與資本主義的經濟理路攙合的社會，人類普遍孕生具有自我反省的共同關懷之倫理式微（葉，2005），醫療科技受到商業化、公式化、國家化的資本主義影響，醫護人員需要注意到科技社會的公領域與個人生活的私領域相互滲入，更要能善用科技知識，提供代言、盡職、合作、關懷之敬重生命個體的倫理照顧，促進民眾健康（Fry & Johnstone, 2002）。

倫理學家優納斯（Hans Joans, 1903-1993）對科技文明發展提出「責任原理」的概念，指出負責的決定，不應僅考慮行爲的直接結果，也應考慮行爲的遠程效應，也就是不僅檢測小孩是否爲唐氏症，也要關注檢測對孕婦、對胎教，以及對這個小孩將來發展的影響；主張人們從事有關科技的決定，應源於自然進化內存之目的性，即尊重生命本身，戒愼恐懼地以謙遜的責任原理，取代一種忽視人與自然生態之毫不謙虛的烏托邦主義（汪，2001；孫、顧，2001）。謙遜（humility）之情讓我們能多注意風險議題，對於科技有關的社會現象進行反省，減少對人的傷害（Jasanoff, 2007）。醫療人員需要透過認知、學習、溝通，加強對行動決策的責任感，不再只爲「自我」謀得成功，而是朝向「互利」、「共生」，喚醒「生命共同體」（孫、顧，2001；Giarelli, 2003），培養「民胞物與」的精神。

基因體醫學的技術發展，像是寶瓶中的精靈，一旦出現就難以掌控。如果我們同意以責任原理面對基因科技的發展，以敬重生命的態度，面對基因科技下的照顧活動，就需要關注科技的社會人文面向，善用科技而非被科技操弄。護理人員不僅需要了解簡單的產前母血篩檢對社會與家庭的影響，更重要的是對於面臨產前科技抉擇的孕婦提供適當服務。在檢測之前，不宜僅以醫療人員立場爲主的知情同意（informed consent）爲目的，而是提供充分需要的訊息，關注以個案爲中心的知情選擇（informed choice; Chiang, Chao, & Yuh, 2006）。面對篩檢之後感到焦慮的孕婦，更需要提供諮詢，凝聽其困擾，引導澄清自身的處境，此過程包括：一、澄清其對篩檢訊息的觀點，二、反映其情緒與認知的關聯，三、引導說出內在的情緒經驗，四、區分胎兒與自身，五、活化孕婦的能力（蔣、楊、余、喻，2003）。

護理人員在一個充滿多重要求的世界中，需要尋求對自我生活的領航權，反省自身參與大自然規律中的角色。當護理人員成為現代醫療科技的工具之一，在融入科技照顧之中，時常需要對這個角色保持一段距離（role distance; Goffman, 1961），跳脫原本的角度進行思考與反省，免於不斷落入慾望的循環。在投身、返身與對話的反思實踐中（蔣，2002），清楚自身與所處的環境，以有警覺的慾望，取代受科技掌控而一直打轉的無知的慾望（沈，2010），才能適時產生合宜的代言盡職與關懷合作的行動，發展合於基因體醫學籠罩下的護理活動。

引導反思

醫療科技的發展，確實延長人的壽命，可以改善生活品質。然而生活其中的我們，更要時時保存醒覺，適當地使用科技，而非受科技所控制。過於重視醫療科技，導致忽略人性的惡（Arendt, 2013）。如果不去反省生命，人云亦云地盲目使用基因檢測，不僅無法對照護專業產生深刻的洞見，還可能造成傷害。

參考文獻

王秀雲（2009）。及早發現及早治療什麼。於陳恆安、郭文華、林宜平編著，*科技渴望參與*（219-222頁）。臺北：群學。

加藤浩美（2004）。*你是我唯一的寶貝*（林真美譯）。臺北：東販。（原著出版於2003）

臺北市政府衛生局、婦幼醫院（2002）。*新婚優生保健手冊*。臺北：作者。

汪文聖（2001）。醫護倫理之存有論基礎初探。海德格走向優納斯。*哲學*

雜誌，37，4-35。

李建南（2008）。唐氏症可以進行哪些篩檢？。*周產期會訊*，143，1-3。

周桂田（2001）。科學風險：多元共識之風險建構。於顧忠華主編，*第二現代——風險社會的出路？*（第一冊，47-76頁）。臺北：巨流圖書。

林崇熙（2009）。科技就是風險。於陳恆安、郭文華、林宜平編著，*科技渴望參與*（127-132頁）。臺北：群學。

沈志中（2010，8月13-14日)。*精神分析的倫理*。於國立陽明大學護理學院主辦，人文臨床與護理療癒對話研討會。臺北：國立陽明大學。

孫治本（2001）風險抉擇與形而上倫理學。於顧忠華編著，*第二現代——風險社會的出路？*（第一冊，77-98頁）。臺北：巨流圖書。

陳淑齡、余玉眉（2000）。懷有唐氏症胎兒的初孕婦接受終止妊娠過程的生活處境。*護理研究*，*8*(2)，177-187。

葉啓政（2005）。科技與其人文性的安頓。葉啓政著，*現代人的天命*（第一冊，1-34頁）。臺北：群學。

蔣欣欣（2002）。由護理實踐建構倫理進路。*護理雜誌*，*49*（4），20-24。

蔣欣欣、張天韻（2004）。德國基因檢測公民會議共識報告。*應用倫理研究通訊*，31，62-69。

蔣欣欣、喻永生、余玉眉（2005）。剖析產前遺傳檢測知諮詢與倫理議題。*中華心理衛生學刊*，*18*（1），65-85。

蔣欣欣、楊勉力、余玉眉、喻永生（2003）。由照顧情境反思遺傳諮詢的倫理考量——產前檢測的遺傳諮詢模式分析。*應用倫理通訊*，25，46-53。

盧孳艷、陳威麗、陳海焦、歐美、林雪貴（2009）。科技與護理專業發展之反思。*護理雜誌*，*56*（3），88-92。

Arendt, H.（2013）。*平凡的邪惡：艾希曼耶路撒冷大審紀實*（施奕如譯）。臺北：玉山社。

Roszak, T. (2010)。當賽琪遇上蓋婭（荒野保護協會志工群譯）。*生態心理學*。舊金山：Sierra圖書。（原著出版於1995）

Armstrong, D. (2008). The rise of surveillance medicine. *Sociology of Health & Illness, 17*(3), 393-404.

Cassell, E. J. (2004). *The nature of suffering* (2nd ed.). Oxford, UK: Oxford University Press.

Chiang, H. H., Chao, Y. M., & Yuh, Y. S. (2006). Informed choice of pregnant women in prenatal screening tests for Down's syndrome. *Journal of Medical Ethics, 32*(5), 273-277.

Chiang, H. H., Chao, Y. M., & Yuh, Y. S. (2007). The maternal self in pregnant women undergoing maternal serum screening. *Journal of Clinical Nursing, 16*(6), 1180-1185.

Clarke, A., Shim, J., Mamo, L., Fosket, J., & Fishman, J. (2003). Biomedicalization: Technoscientific transformations of health, illness, and US biomedicine. *American Sociological Review, 68*(April), 161-194.

Foucault, M. (1997). *Ethics: Subjectivity and truth*. New York: The New Press.

Fry, S. T., & Johnstone, M. J. (2002). *Ethics in nursing practice*. Oxford, UK: Blackwell Science.

Giarelli, E. (2003). Safeguarding being: A bioethical principle for genetic nursing care. *Nursing Ethics, 10*(3), 255-325.

Goffman, E. (1961). *Encounters: Two studies in the sociology of interaction*. Indianapolis, IN: Bobbs-Merrill.

Jasanoff, S. (2007). Technologies of humility. *Nature, 450*(November 1), 33.

Jennings, B., Parens, E., & Asch, A. (2000). Technology and the genetic imaginary: Prenatal testing and the construction of disability. In A. Asch & E. Parens (Eds.), *Prenatal testing and disability rights* (pp. 124-146). Washington, DC: Georgetown University Press.

Mennuti, M. T., & Driscoll, D. A. (2003). Screening for down's syndrome-Too many choices? *New England Journal of Medicine, 349* (15), 1471-1473.

Michell, R., & Waldby, C. (2010). National biobank. *Science, Technology, & Human Values, 35*(3), 330-355.

第十二章　不施予心肺復甦術的倫理議題

前言

不施予心肺復甦術（do-not-resuscitate, DNR）是近年來較被關注的一項醫療處置。此處置的出現是基於讓病人尊嚴地邁向人生的終點，認為延長好的生命品質才有意義；醫護人員不需要對所有病危的病人，都進行一套「儀式化」的心肺復甦術（cardiopulmonary resuscitation, CPR）（趙，1996），對於罹患不可治癒的末期病人不需給予不必要的急救措施。心肺復甦術是一項急救技術，包括口對口人工呼吸、體外心臟按壓；在醫院中藉由醫療儀器幫助病人恢復心肺功能，包括氣管內插管、體外心臟按壓、急救藥物注射、心臟電擊、心臟人工調頻等。不施予心肺復甦術，意指不實行上述醫療處置，但不是放棄對病人的照顧。

DNR醫囑的產生是科技社會與人類文明交織下的結果。醫護人員重要的責任是維護生命，也因此不斷創新發展新的醫療科學技術；目前的醫療技術，也許可以讓無法治癒的末期病人，靠著呼吸器或是藥物，維持著生命，但是生命的品質卻未被考慮。因此，疾病末期時，病人只好讓機器運作，維持自己身體的基本生存，讓形體在世上多停留一些時日。雖然，有時這種停留對生者與瀕死者都有重要的意義。但是，很多時候這種停留

原文出版於：蔣欣欣、彭美慈、余玉眉、蘇逸玲（2006）。探討不施予心肺復甦術的倫理議題。*榮總護理*，*23*(1)，87-96。

只是造成瀕死者的苦難，忍受更多身體的痛苦。所以，醫療社群反省到，人生必然存在一些苦難，但是因科技發展而延長苦難是否必要？

臺灣的醫護團體注意到，《醫師法》與《護理人員法》中對生命急救的規條，阻礙臨終的病人得到合宜的照顧（趙，1996）。因此推動《安寧緩和醫療條例》於2000年5月23日立法院三讀通過，同年6月7日正式實施（陳，2002，1月31日）。條例中指出需要尊重罹患無法治癒之末期病人的權益，可以依其意願拒絕接受心肺復甦術。《安寧緩和醫療條例》第七條第一項條文的說明：不施行心肺復甦術，應由二位醫師診斷確爲末期病人，並取得同意書；及條文第八條：醫師爲末期病人實施安寧緩和醫療時，應將治療方針告知病人或其家屬。但病人有明確意思表示欲知病情時，應予告知。因此在臨床上，對於末期病人應要說明其病情，若病人同意不予急救，請其簽署「預立不施行心肺復甦術志願書」。

《安寧緩和醫療條例》雖然指出需要尊重罹患無法治癒之末期病人的權益，可以依其意願拒絕接受心肺復甦術。但是，已經接受呼吸器等維生系統的病人，則無法撤除或終止呼吸器等維生系統。因此，於2002年完成《安寧緩和醫療條例》修正，增列「撤管條例」——即已接受心肺復甦術的末期病患，若要求進一步撤除或終止呼吸器等維生系統，必須經二名醫師診斷爲末期患者，或病患意識清楚表明撤除意願，或曾立下志願書，才可撤除。

雖然法律明文規定對於無法治癒末期病人的急救原則與措施，但是執行的時候，仍然遭遇不少困難。第一線的護理人員尤感甚深，當這項處置沒有被適當的說明時，很難讓病人或其家屬產生客觀的抉擇（Ravenscroft & Bell, 2000; Thibault-Provost, Jensen, & Hodgins, 2000）。此外，面對終止生命的抉擇歷程，無論是病人、家屬、醫護人員都面臨價值與人際間的衝突，以及不確定性（Larsen, 1999; Long, 2000），同時，照顧不同年齡的對象，醫護人員處理DNR的方式也不同，對於小兒科的病人，護理人員傾向於比較考慮家人的立場（Street, Ashcroff, Henderson, & Campbell, 2000）。因此這項抉擇是條漫長且複雜的路，需要有人一路相伴，不是一蹴可幾的（Hiltunen, Medich, Chase, Peterson, & Forrow, 1999）。

臺灣的醫療環境，除了科技的發展，也已注意科技對生命的掌控，反思生命的品質、急救對臨終病人的意義。實行臨終急救措施，表面上，這是個人的抉擇，或只是執行一項醫囑，但實際上卻涉及醫療之外的社會、倫理、法律面，以及個人對生命的觀點與對死亡的看法。因此，本章要探討臨床護理人員面對執行不施予心肺復甦術時所遭遇的困境，以便於思考未來努力的方向。

對話團體之簡介

本團體以非結構式的開放性方式進行，引導護理人員談談自己的照護經驗。每次團體進行60至75分鐘。為促進團體對話的進行，團體初期，選用書籍《醫院裡的哲學家》，採行15分鐘的讀書會；之後，討論自身目前工作遭逢的困境。本團體於某教學醫院病房會議室舉行，參與者為來自四所醫院的護理人員，主要是工作於感染科、精神科、腫瘤科病房。團體每週進行一次，共舉行14次。11位護理人員參加，每次團體人數5至10人，護理人員平均年齡為31歲、工作年資平均約8年，學歷皆大專以上。

DNR 的倫理關注

一、家屬方面

（一）對 DNR 的誤解

家屬誤認爲簽署不施予心肺復甦術的志願書，就是準備後事。

一位護理人員提及其經驗，「那個婆婆（病人）有稍微不好一點啦！然後也是講DNR的事情，然後他們也是簽了，然後簽的時候他們家屬就幫她換壽衣，幫她放佛樂，然後披上一張那種黃色的往生被，因爲家屬一直就認爲她現在就會死了，都準備好了，可是就過了兩、三天之後，她才斷氣這樣子。」

當病人決定在生命最終的時刻不要被急救，也就是當他簽署不予急救的意願書，這不是意味他需要停止一切照顧。反而需要將照顧的重點由維持生命的延續，轉爲保障人生最終時刻的生命品質。一位護理人員提到：「簽DNR只是最後一個形式，我覺得對一個癌末或是預後不好的病人，其實有一些緩和醫療的概念可以帶給病人或家屬。」

由上述案例顯示，簽署DNR時，病人及家屬並不清楚其意義，需要醫護人員的解釋；另一方面緩和醫療的概念，是指停止一些無效的醫療處置，轉而照顧身體的疼痛與不舒適，促進病人及親朋間的溝通，達到舒適與平安的生命狀態。顯示出透過不施予心肺復甦術的處置，是可以幫助病人與家屬轉化個人生命經驗的機會，但是醫護人員還有許多努力的空間。

（二）救與不救間的衝突

通常病人與家屬對簽署不施予心肺復甦術時，出現救與不救間的衝突，可分爲三種情形：

1. 家屬自身心態的矛盾：「當時他實在是覺得媽媽情況不好，可是後來又看媽媽知道自己叫她，實在是不忍心讓媽媽這樣子走了，所以最後還是決定讓她插管子，之後覺得她媽媽太痛苦了，覺得後悔要拔除……。」

2. 家屬與病人之間意見不同：「那病人知道自己預後不好，所以簽了DNR，差不多一、兩個禮拜之後，病人呼吸眞的是變差了，在那天晚上他太太不捨得，就同意給病人插endo；然後第二天，兒子來看到爸爸被插管以後，就不原諒他媽媽，然後媽媽又看到自己的先生被插管後的情形，非常非常的覺得自己錯了。」雖然，後來病人是回到家裡才過世，但參與這個家庭的護理人員擔心：「這對母子相處是不是會有一個難解的心結存在？」

3. 病危病人的家屬之間意見不同：有個兒子極力反對放棄急救，因爲「媽媽有跟我說，她2,500萬的遺產裡面有多少錢要給我，可是沒有其他兄弟姊妹都聽到！」

上述案例顯示，處理DNR醫囑是一種持續性互動的歷程，其中涉及價值觀、人際關係、家庭互動、悲傷輔導等重要的議題。

二、醫護人員方面

（一）自身預設的立場

醫護人員自身原有的立場，影響不施予心肺復甦術處理的方式。

一般醫護人員習慣於維持生命，一位護理人員提到：「站在我們醫療立場，還是希望說能夠延長他的生命，然後在他自己還沒有表態，說他需要什麼樣子的生命品質的時候，我們所能幫忙的就是救他……。」有時，急於搶救，是擔心法律糾紛：「到底要不要救，醫院都會採取比較保守的立場，因爲擔心會被告，所以還是要救。」

一位護理人員省察到自身先前存有的不同立場：「假設我們預設立場，抱著一個希望他簽DNR的心態；或是以一個比較客觀的立場，提供他兩面的意見，讓他自己去做這決定。」她接著反省到：「這兩種不一樣的心態，解釋（DNR）會不會有不同？」

（二）告知責任的歸屬

雖然病情告知屬於醫師的職責，同時不施予心肺復甦的簽署，是在醫師的處方下進行，但是，醫護人員的養成教育裡，缺乏如何告知壞消息的學習，因此在美國范德比大學（Vanderbilt University）的附設教學醫院，就聘請哲學家提供醫療倫理諮商（李察、詹納，2001）。實際上執行的困難，如一位護理人員提到其經驗，「醫師不會直接叫病人或家屬填DNR，也是透過社工，因爲他會認爲說，我們是醫療團隊嘛！他說有的治療如果說透過社工的話可能比較好一點……。」

理論上告知病人之前，應先經過心理諮商評估，在制度尚未健全下，告知責任往往落在跟病人關係密切的護理人員或社工人員肩上，「說一句實在的話，今天也沒有所謂的心理諮商師嘛！所以醫師反而有時候就把這樣的決策丢給我們護理人員來做決定。」一位護理人員質疑這樣告知的程序：「其實如果眞的要簽DNR的話，是不是這樣子就可以簽了？還是說需要醫師去跟他談過，還是說隨便一個護理人員跟他談過，只要他願意簽就好了。」而且當病人無法做決定時，醫護人員也會掙扎自己是否有如此大的決定權。

（三）告知內容的可理解性

不施予心肺復甦術的告知過程中，醫病或護病之間，若缺乏相互的溝通與理解，就會產生誤解與焦慮：「我有聽過住院醫師解釋得很不清楚，就是完全聽不懂！家屬聽完之後，根本一頭霧水，然後快要昏倒，好像他的寶貝兒子要被放棄，家屬就很焦慮到底要不要用藥，到底要不要插管？」，此時護理人員的角色就成爲溝通的媒介，來調節已發生的衝突。一位護理人員的觀點是：「護士可以先跟醫療團隊先討論看看，我們這麼覺得那你覺得呢，如果你也這麼覺得，那是不是要放一點風聲告訴他，對！然後你如果只是先跑一點訊息，我再來詳細解釋也可以。」

護理人員因能敏銳地觀察到病人的處境，因此能即刻解除病人對不施予心肺復甦術的誤解，是促進醫病溝通的重要人物。

（四）告知的時機

被告知簽署DNR時，病人需要了解自己身體的狀況，以便在充分的資訊下，完成自主性的抉擇。當病人陷於病危，無法充分的溝通與思考，很難達成這樣的抉擇時，就請家屬簽署。但是何時告知簽署才合適？一位護理人員觀察同事在病人狀況不是很好的時候，詢問家屬簽立DNR的意見，引發她思考：「在臨床上我們到底要在什麼時機，該跟病人討論這樣的問題……」；進而討論到家屬的立場：「……給他一段時間去考慮，臨時要急救的時候，問家屬要不要救；其實，換成我是家屬，我都會說要救，因爲那一時間剎那間的反應，怎麼樣一下子反應不過來，會覺得那是個很嚴重的問題。」告知時間點及病況不同，都會影響病人與家屬的決策能力。

病情告知的考量

不施予心肺復甦術的處置是基於尊重生命與維護病人尊嚴，但此處方直接涉及生命存活的執行，就增加執行的複雜性，是需要多方面的考量，包括醫療指標、生命品質、病人意願、生活脈絡背景（Jonsen, Siegler, &

Winslade, 1998）。具體而言，考量的依據爲心肺復甦術是無效的，即雖然此次救回，但不久又會心肺衰竭、病人的意願、救回之後病人的生活品質（Jonsen, et al., & Winslade, 1998）。使用這個技術涉及專業、倫理、法律、機構層面，而且做抉擇時，需要考慮病人的自我決定力、自主性、尊重個人等倫理原則，同時也考量照顧者、醫護專業人員、宗教法律倫理界人士和其他相關人員的介入。醫療單位制定的相關政策，其內容應包括使用不施予心肺復甦術的時機與理由、由誰做決定或寫下處方、如何記錄不施予心肺復甦術以及記載的地方、需要多久更新不施予心肺復甦術的狀況、由誰統管不施予心肺復甦術的決定，以及在什麼情況下有哪些病人與家屬需要簽署的文件、如果病人不能決定，誰可以爲病人做決定（CHA, CMA, CNA, & CHAC, 1995）。病歷上除了應記載不施行心肺復甦術的處方，同時也應將病人病情的進展、與其他相關人員討論的摘要記載於上，並且定期更新處方，如果病人改變意願，可以更改處方（Jonsen, et al., 1998）。

填寫不施予心肺復甦術的同意書，是目前處理臨終不予急救的依據。雖然，這種契約型態的決策模式是現代社會的產物，用來擺脫早期醫師權威的保護主義風格，並取代消費者過於抬頭而忽略專業的決策型態（Hamilton, 2001; Jonsen, et al., 1998）；但是，執行時經常遭遇一些困境。處於一個避免談論死亡的社會文化，邀請病人認識不施予心肺復甦術或是填寫同意書，都是很難啓口的話題。有時，儘管病人或家屬同意填寫，之後，眞的需要執行此種處置時，又出現不同的意見；或是沒有家屬的患者，該如何決定簽署不施予心肺復甦術的同意書等情形，都是需要繼續探究的議題。

護理人員處理DNR的議題時，面對病人或家屬的需求，要了解病人如何對待病情、如何帶著病情繼續活在世界裡等現象（許，2002），需要在由誰告知、告知什麼、何時告知、如何告知四方面進行更多的探究。

一、由誰告知

簽署不予急救同意書的告知過程，團隊合作是相當重要的。醫師在執行此處置時，扮演相當重要的角色，需注意來自環境中的訊息，包括病人、家屬、其他工作人員，除了要對病人表達出來，還要不讓病人覺得被放棄，是一項頗爲困難的任務；護理人員由於較長時間與病人及其家屬接觸，比較了解如何與其溝通，能夠促進病人、家屬、醫療小組間的互動，幫助當事人了解自己的處境做適當的選擇（Thibault-Prevost, et al., 2000）。研究亦指出，護理人員認爲他們本身最重要的角色在於，他們「清楚」何時病人或其家屬可以做施行不施予心肺復甦術與否的決定（Jezewski & Finnell, 1998）。

病人的生活世界裡，醫師與護理人員具有不同的角色功能。醫師常被刻畫著一種權威者的角色，偶爾出現在照顧情境中，與病人間的關係比較像父親，直接具體地提供指令；護理人員一方面了解來自醫療的訊息，另一方面了解病人的語言，由於時常與病人接觸，可以像一個常在身邊、包容一切的母親，又像可以隨時談心的手足，是比較容易訴說抉擇困境的對象。

二、何時告知

通常告知不施行心肺復甦術的時間因人而異，較佳的時機是：病人有意願想了解自己病情時、病人能夠存活兩個月的機會少於50%時、或是年齡超過75歲以上的病人（The SUPPORT, 1995）。國外有些醫院或長期照顧機構，爲尊重病人對自己生命的決定權，將不施行心肺復甦術成爲病人入院評估的項目之一。病人入院時，就可以有機會與工作人員討論這個議題，如此可以避免當病情惡化無法表達意願時，難以決定需要急救與否的困境，但此前提是，能夠充分討論同意簽署DNR所遭遇的各種情況。

三、如何告知

告知DNR的議題，除了由誰告知、告知時間，如何告知是重要的部分，畢竟要傳達不好的消息是很難啓口的。直接請病人或家屬簽署DNR是非常不合人情的，因此，談話的主題可由當下身體狀況開始，再論及心情感受，接著談對未來的想法，此時即可涉及DNR的議題。研究者個別訪談一位護理人員注意到，當他觀察到病人的身體每況愈下之後，在執行日常護理照顧活動時，就與病人聊天，先詢問他現在身體的感受，再與他談及生命的觀點，過程中也透露一些專業經驗中觀察到的疾病流程，最後談到心肺復甦術的內容，同時介紹病房中一些經過急救後使用呼吸器維持生命的個案，在照顧病人日常生活的工作中，自然地提供相關的訊息，讓病人在得到充分的資訊後，才考慮自己要做什麼選擇。當護理人員知道病人考慮之後的決定，可以再與醫師討論。

同時，不施行心肺復甦術的處方，應讓參與照顧的其他工作人員都要知道。另外，讓家人參與告知的過程，有助於促進病人與親人間的溝通，共同面對一些抉擇。

當病人出院後，又帶著這個處方回到急診室時，可以讓家屬主動告知急診室的人，以免接受不需要的治療。

四、告知什麼

爲了避免病人誤認爲簽署不急救的志願書是宣告死亡，或是醫師要放棄對他的治療，所以應告知當事人身體狀況以及可能的處理措施，讓病人了解自己狀況，決定自己是選擇或拒絕急救，以及對生活的安排。告知內容也要讓家屬知道，否則若家屬不同意病人的意見，或是家屬隱瞞病人病情，最後病人陷入昏迷，家屬之間為病人病情起衝突、爭執，就更難處理。

清楚的告知病人及家屬，對醫護人員本身也是非常重要的學習經驗，研究指出，如果年輕的醫師能夠對病人及其家屬清楚解釋DNR以及考慮涵蓋的倫理處境，就能夠真正了解此醫囑的意義，同時，也比較認同病人可以參與決定（Perron, Morabia, & Torrente, 2006）。

此外，一般認為老年必然邁向人生終點的觀點，也會影響告知內容。一個關於使用不施予心肺復甦術的價值議題研究，指出老年病人使用不施予心肺復甦術醫囑的比率較其他年輕病患高出許多。根據美國SUPPORT的研究結果顯示，1000名的重症老年患者，只有將近四分之一的人曾親身和他（她）的醫師討論在疾病進展必要時，是否執行心肺復甦術，Ebrahim（2000）認為可能是醫師在面對老年病患時，其本身已存在著「老年歧視」（ageism）（Cherniack, 2002），顯示出專業人員對生命價值的觀點影響自己照顧的態度。因此，專業養成教育中，需要學習意識個人價值、信念；當面臨照顧措施的抉擇時，更要小心檢查自身的價值觀是否會影響照顧策略（蔣、余，2001；蔣、張、余，2001；蔣、陳、蔡，2003；Chiang, Lu, & Wear, 2005）。為了避免自身的盲點，需要整個醫療團隊的討論，共同找出對病人最合適的照顧模式，所以醫院中病人臨終照護倫理困境決策會議的存在是非常必要的。經由這樣對話的機會，避免自我膨脹的傲慢，醫護人員由照顧經驗中，整理自己的價值觀，學習理解他人的立場（蔣、余，2001；蔣，2002）。對於倫理議題的討論，時常需要第三者（third party）的介入，此時，醫院設立「醫事倫理委員會」就扮演居中協調的角色（SHHV-SBC, 2004, June 25），同時也提供醫護專業人員學習的機會。

結論

處理不施予心肺復甦術的醫囑，顯示出團隊合作的重要性。團隊包括醫護人員及家人，醫師評估病人的生理指標，護理人員持續觀察病人的情況，家屬介入醫囑的抉擇。護理人員擔任病人的代言人，執行不施予心肺復甦術時，可以促進家屬、病人以及醫療人員間的溝通。家屬對不施予心肺復甦的內容並不清楚，常在救與不救間掙扎，因此，呈現出以家庭為中心照顧的重要性。當家人面臨死亡，家庭不知如何面對與處理，必然出現危機，此時周圍人物的幫助，可以化危機為轉機，促進對生命價值與意義的重新思考以及家庭關係的連結。醫護人員有幸參與一個家庭發生的重要生活事件，透過對處理不施予心肺復甦術醫囑的討論，理解病人與家屬彼此的經驗、信念、價值、意願，有機會促成雙方有效的對話，提升照顧的品質。

照顧過程中，除了考量病人與家屬的意願，也要時常由行動中反省醫護人員自身的價值、信念、經驗與意願。明白自己的行動受到什麼因素影響，自己又如何由與每一個生命的接觸中學習。不施予心肺復甦術醫囑的執行，經由落實在告知前評估、告知時機、告知方式、告知內容等現象，可以開展出生命相互激盪與成長的空間。

引導反思

告知實情（truth telling）目的不僅是讓病人對疾病的治療做出知情的抉擇，也是幫助生活安排的考量（Singer, 2003）。告知，是一種對話，知己知彼才能說出讓對方聽得懂的言語，也要聽懂對方的生活處境，才能清楚其所表達的深層意涵。至於，臨床上應如何處理守密的事宜，考量應該告訴誰？或是應該告訴多少內容？

2000年立法院通過《安寧緩和醫療條例》之後，歷經三次修法，雖然是保障病人擁有尊嚴、自然往生的權利，目的是善終，但是，如何溝通「不施予心肺復甦術」，對醫護人員而言，仍然是不容易的。即使長照機構的住民已經簽署「不施予心肺復甦術」，一旦出現病情惡化，需要轉院或治療時，家庭或機構之間，依然出現爭議。2019年又將施行「病人自主權利法」，其核心重點爲：在意願人意識狀態清楚的時候，透過預立醫療照護諮商完成「預立醫療決定」，自我選擇未來的醫療方式（林，2018）。然而，自主選擇必須是負責任的自主，時常必須在關係中進行，此即所謂關係性的自主（relational autonomy）。當醫師、病人、家屬、代理人之間能在關係中進行自主的交流、判斷與選擇，才能促成相關各方做出最好的共融決策（collegiality of decision-making）（孫，2012）。

這種共融的決策，是需要依據法律條文？還是倫理實踐？

參考文獻

Peter A. Singer（2003）。*臨床生命倫理學*（蔡甫昌譯）。臺北：財團法人醫院評鑑暨醫療品質策進會。

李察、詹納（2001）。*醫院裡的哲學家*（譚家瑜譯）。臺北：心靈工坊。

林玟妮（2018年2月23日）。「病人自主權利法」2019上路，全台七間醫院試辦成果揭曉。關鍵評論網。取自https://www.thenewslens.com/article/90221

孫效智（2012）。安寧緩和醫療條例中的末期病患與病人自主權。*政治與社會哲學評論*，*41*，45-91。

許禮安（2002）。病情世界初探──由病情告知談起。*安寧療護雜誌*，*7*

（3），239-251。

陳榮基（2002，1月31日）。安寧緩和醫療條例宣導。*安寧照顧基金會*。http://www.hospice org.tw/ relax/about.htm。

趙可式（1996）。臨終病人照護的倫理與法律問題。*護理雜誌*，*43*（1），24-28。

蔣欣欣（1989）。癌症患者對自己診斷的察識歷程。*國防醫學*，*9*(3)，318-321。

蔣欣欣、余玉眉（2001）。護病間的互爲主體性。*國立政治大學哲學學報*，*7*，307-322。

蔣欣欣、張碧芬、余玉眉（2001）。從護理人員角色的創造探討護理倫理的實踐。*哲學雜誌*，88-103。

蔣欣欣（2002）。由護理實踐建構倫理進路。*護理雜誌*，*49*（4），20-24。

蔣欣欣、陳美碧、蔡欣玲（2003）。建構照顧情境中專業自我──自身與他者之間。*本土心理學研究*，*19*，201-226。

Canadian Healthcare Association (CHA), Canadian Medical Association (CMA), Canadian Nurses Association (CNA), & Catholic Health Association of Canada (CHAC) (1995). Joint statement on resuscitative intervention. *Canadian Medical Association Journal, 153*, 1652A-1652C.

Cherniack, E. P. (2002). Increasing use of DNR orders in the elderly Worldwide: Whose choice is it? *Journal of Medical Ethics, 28*, 303-307.

Chiang, H. H., Lu, Z. Y., & Wear, S. E. (2005). To have or to be:Ways of caregiving identified during recovery from the earthquake disaster in Taiwan. *Journal of Medical Ethics, 31*, 154-158.

Ebrahim, S. (2000). Do not resuscitate decision: flogging dead horses or a dignified death. *British Medical Journal 320*, 1155-1156.

Hamilton, J. B. (2001). The Ethics of end of life care. In B.Poor &G. P. Poirrier (Eds.), *End of Life Nursing Care* (pp. 73-103). MA: Jones and Bartlett.

Hiltunen, E. F., Medich, C., Chase, S., Peterson, L., & Forrow, L. (1999). Family decision making for end-of-life treatment: The support nurse narratives. *Journal of Clinical Ethics, 10*, 126-134.

Jezewski, M. A. & Finnell, D. S. (1998). The meaning of DNR status: Oncology nurses' experiences with patients and families. *Cancer Nursing, 21*, 212-221.

Jonsen, A. R., Siegler, M., & Winslade, W. J. (1998). Indications for Medical Intervention. In J.Dolan & P. McCurdy (Eds.), *Clinical Ethics——A Practical Approach to Ethical Decisions in Clinical Medicine*. (Forth ed., pp. 13-45).NewYork:McGraw-Hill Companies.

Larsen, g. (1999). Family members' experiences with do-not-resuscitate. *Jouunal of family issues, 20*, 269-289.

Long, S. O. (2000). Living poorly or dying well: Cultural decisions about life-supporting treatment for American and Japanese patients. *Journal of Clinical Ethics, 11*, 236-259.

Perron, N. J., Morabia, A., & Torrente, A. D. (2006). Evaluation of do not resuscitate orders (DNR) in a Swiss community hospital. *Journal of Medical Ethics, 28*, 364-367.

Ravenscroft, A. J., & Bell, M. D. D. (2000). "End -of- Life" decision making within intensive car e-objective, consistent, defensible? *Journal of Medical Ethics, 26*, 435-440.

SHHV-SBC Task Force on Standards for Bioethics Consultation. *Discussion draft of the SHHV-SBC Task Force on Standards for Bioethics Consultation*. Retrieved 6月25日, 2004, from http://www.mcw.edu/bioethics/DISDRFT4.html.

Street, K., Ashcroff, R., Henderson, J., & Campbell, A. V. (2000). The decision making process regarding the withdraw or withholding of potential life-saving treatments in children's hospital. *J Med Ethics, 26*, 346-352.

The SUPPORT (1995).Acontrolled trial to improve care for seriously ill hospitalized patients. *JAMA 274*, 1591-1598.

Thibault-Provost, J., Jensen, L.A., & Hodgins, M. (2000). Critical care nurses' perceptions of DNR orders. *Journal of Nursing Scholarship, 32*, 259-265.

第十三章 照護死嬰的不安與行動

前言

產科護理學課程的重點是正常的生育，少有周產期新生兒死亡的相關課程，面對新生兒死亡的深度討論，很難出現在課室中（Fenwick, Jennings, Downie, Butt, & Okanaga, 2007），而護理專業人員應該提供父母面對胎死腹中或新生兒死亡時的調適，但往往不常被討論，西方學者提出即使是專業的助產師和醫師（Gold, Kuznia, & Hayward, 2008; Wool, 2013），面對死嬰也是艱難的課題。國內缺乏產房護理人員面對新生兒死亡之相關文獻，故有必要深入探究與釐清。

國內醫院產房針對異常新生兒的處理流程，當醫護人員發現胎兒或是剛出生的新生兒已經死亡或即將死去時，首先會儘快地通知父母親此異常的狀況。而當所有新生兒出生後，會進行即刻的身體檢查，並將測量之體重、外觀及性別告知父母親，醫護人員以支持和關懷的態度提供父母親清楚眞實的資訊，並肯定父母親對孩子的關切和愛心。

產房通常安排分娩的隔離區及待產的非隔離區，通常瀕死的新生兒會被安置在隱密的分娩隔離區，職責上護理人員必須陪伴著、觀察著，直到遺體轉送太平間的流程，即使受過專業教育的護理人員，當看見胎兒的軀體仍然會感到震驚與不安（Wallbank & Robertson, 2013），而產房

原文出版於：林千惠、鄭凱元、蔣欣欣（2015）。與初生生命的道別——護理人員面對死嬰護理的不安與行動。*護理雜誌*，*62*(1)，29-38。

護理人員往往是新生兒生命最後的、甚至唯一的陪伴者。護理人員在面對哭泣、壓抑，甚至拒絕探視孩子的產婦，往往不確定要將嬰兒抱離她，還是引導母親與孩子見面，提供她今生僅有一次的親子接觸與道別的機會（Balaguer, Martín-Ancel, Ortigoza-Escobar, Escribano, & Argemi, 2012）。此時產房護理人員經歷著生命的誕生與逝去，不僅面對失去嬰孩的產婦，更要面對處理瀕死新生兒的現場。

護理人員面對哀傷的母親及放棄救治的新生兒時，出現不知所措，並質疑自我該如何做才是善的、正確的行爲，這不是依靠外界教導便能學習到的知識，而是需要能判斷情境中的意義，並完成合乎仁義作爲的實踐智慧（practical wisdom）（Gadamer, 1998/2011）。

胎兒安寧緩和護理（perinatal palliative care）主張不論預期胎兒存活多久，應有機會順其自然的娩出。以藥物或是針殺處理終止胎兒生命並非唯一的選擇，當胎兒爲致死性的先天異常，有替代終止妊娠的選擇，約四成婦女願意選擇繼續妊娠，讓作爲母親的自己能有更多的陪伴機會（Wool, 2013），即使胎兒出生後只剩下的一小時及至三星期的生命（Breeze, Lees, Kumar, Missfelder-Lobos, & Murdoch, 2007），這樣的陪伴讓母性情感獲得滿足，而胎兒生命有了延續的自由，同時，護理超越原有醫療體制的規範，展現倫理實踐與人文關懷的意涵。

人往往在經歷內心的糾葛與不安，才有機會啓發自身的反思（Clinton, 1998; Stockhausen, 2006）。Osterman與Kottkamp（1993）提出反思學習（reflective learning, RL），反思是整合思考與行動，達到學習和行爲改變的方法，並藉由反思改善個人本身以及組織效能、建構出個人的知識與意義。

團體會談是透過人與人的互動，可以出現眞誠投入與有意義的生命對話（Platzer, Blake, & Ashford, 2000），有意義的團體對話，蘊含人性化照顧的重要元素，可以促成倫理態度的轉化與實踐（蔣，2013；Cherin, Enguidanos, & Brumley, 2001）。團體是包括成員之間的互動及相互依賴，形成人與人之間相互牽引的網絡，而團體治療是社會的集合體，有著社會的表面特性及人與人的特性，就像是社會的縮圖，運用治療性團體的理論基礎，產生自我與他人的治療性互動，如宣洩情緒及彼此認同（蔣，2013；Yalom, 1995）。

對話團體之簡介

本團體自2012年8月至10月邀請產房願意參與本研究之護理人員參加，每週一次，每次團體進行90分鐘，共舉辦8次，並有一位現場觀察員做過程內容記錄。共計11人參與，平均年齡35歲（30～42歲）；教育程度以專科畢業爲多，有8人（72.7%）；宗教信仰以佛教及道教爲主，有7人（占63.6%）；婚姻狀態以已婚居多，有6人（54.5%）；護理階級以N2占多數，有10人（90.9%）；平均產房護理年資16年（10年～23年）；每次團體參加人數爲5至11位成員，成員出席次數爲3至7次。

團體屬於非結構式，以此時此地（here and now）自在的情境中進行，尊重成員的主體經驗與自發性，因此，事前不決定每次團體對話的主題。團體進行時，先由團體帶領者（研究者）引發成員提出喜悅及困擾的深刻經驗，或工作經驗中記憶深刻的事件，目的不在得到深入的資訊，而在於讓人願意開口說話，以及令人覺得舒坦自在（Krueger & Casey, 2000）。接著彼此形成關心的主題時，以不干擾的方式開始讓團體成員自由述說。若當次團體對話熱絡，可能會將未完全討論而有高度興趣之主題延續至下次團體。因此，每次團體主題是由團體成員討論後形成，包括：面對死嬰的自我內在的知覺感受、母嬰護理需求的觀察與認知、表達自我覺察護理行爲的改變原因與想法等。

面對死嬰的處境

一、無法救治的不安

照顧被放棄救治的新生兒，面對其出生又是瀕死的時刻，使護理人員承受著內心糾葛（conflict），特別是只能看著眼前這仍然有生命軀體的逐漸消逝。此時，護理人員的主觀感受，包括不能做什麼的罪惡感與終止生命的情緒糾葛。茲詳細說明如下。

（一）不能做什麼的罪惡感

一位護理人員坦承尊重母親的選擇及尊重生命無法兩全的內疚感，「我看到他是還在動的，好像在說他可能可以活著、救我，我卻不能救他，眞的很難過，但是眞的沒辦法，小孩是他的，我們能說什麼！（極度早產的案例）」（05E15），護理人員的內心是難過與不安，轉化爲一個合理的說法，尊重病人（產婦）的意願而不救治。談論到致死性的先天異常不能活的孩子，遲早會自然死亡，面對生命的消逝，還是會很難過嗎？護理人員認爲即使他是無法存活的生命，仍然深感不安，「我不喜歡做死嬰護理這件事，心情會不好……。」（03C112）「有一個無腦兒在我面前，我看著他還在動，你知道嘛，還不會很快走掉，又不能救他，還有遇過很久好幾個小時不走，我們就是要等著觀察……我帶爸爸去看小孩時，爸爸在哭，我也很想哭，總覺得就是看著生命死去。」（02F08）對於面對沒有致死性的先天異常，或是極度早產的新生兒，護理人員皺著眉頭敘述在護理放棄救治的過程，是一段煎熬與不安的感覺，「我遇過早產的出來本來不救……我再問她要不要救，最後媽媽想一下……想試試看，變成要試試看耶……我們趕快救，轉加護病房，其實要救比較人道，只是孩子不是我們的，也要尊重媽媽（極度早產的案例）。」（06D50）「不明白有些即使唐氏症也有被生下來，甚至唇顎裂很嚴重都生下來，那個處理之後可以很漂亮，同樣的異常，有些……她們就是就要完美的，稍微有缺陷，就不要了……。」（06A59）護理人員批判不要救的決定，自覺應該可以救，而不要救的情境產生不安與質疑。

（二）終止生命的情緒糾葛

面對診斷爲先天性致死性異常的無腦兒案例討論中，一位護理人員開始批判針殺嬰兒的醫療作業，以氣憤表達產房既然是迎接生命的場所，就不應該執行終止生命，「我這邊是生產的地方耶！怎麼可以做減胎術（fetal deduction），之後還要在這邊引產……，我竟然要看著他從有生命到沒有生命……。」（10J98）另一位護理人員緊接著說：「醫師要求我們跟診，我拒絕！他們住院醫師自己跟……因爲我覺得自己是幫凶。」（10E101）「畢竟他也是一個生命，怎麼死去，不能隨便啊……我們有去跟護理長討論，讓護理長去處理，現在已經不這樣做了……，他們醫生有一個倫理委員小組了……有更多的醫師共同確認。」（10K104）這樣的動作背後的意義是，護理人員不能原諒自己做不重視生命的事情，對於醫療感到無可奈何之餘，思考如何做好照護一個生命。洞悉當時醫療現場中的自身，「我也不要做對不起他人生命的事情」，談論至此，團體由氣憤頓時轉爲靜默，接著一位護理人員說道：「但是……不先殺死他，生出來，一樣慢慢觀察他自然死去，對他（新生兒）是不是也是一種受苦……。」（10C108）聽見護理人員嘗試進入他人的立場互爲主體的表述，會場再次靜默，接著，一位護理人員回應：「是啊！做減胎的醫師感覺如何呢？……也許要訪談一下。」（10K109）

二、面對生命的道別

護理人員透過團體中分享死嬰護理的過程，表達出面對逝去的生命時，深層的自我哀傷、不安的糾葛，也就是母親與嬰兒間的道別及護理人員自身與嬰兒間道別，分述如下。

（一）母親與嬰兒間的道別

護理人員從敘述生命逝去的自我感受，轉而談論關注死嬰及母親的需求，超越自我內在的不安，展現照顧死嬰及其母親的護理實踐。

1. 關注母親的目光

從批判處置作業流程以及自我對於面對死嬰不人道的討論，自我的罪責感增強了思索死嬰的護理是無法逃開的職責，同時反思如何能善盡符合公義及利他的助人行為，也許護理人員對於母子沒有相見的機會感到遺憾，因此，當與母親共在接生室當中，也就是專注在照顧新生兒與母親間，一方面是關注產臺上的母親，一方面護理著抽動著小軀體的新生兒，一位護理人員說：「我會尊重媽媽，問要不要看孩子，有些拒絕，說她不行看……不要看……媽媽說不要看，我看到她，說不看，但是就是有在看，這樣的距離也看得到，即便是瞄一眼……我的餘光都看到了。」（10C92）另一位護理人員藉著十多年的護理經驗做出回應，「曾經問到媽媽為何不要探視孩子時，媽媽說是婆婆交代的，看了孩子靈魂跟著她，讓她下一胎一樣不健康。」（10A112）「可能是一種迷信但是還是會擔心，所以有些就是不要看。」（10I113）「媽媽拒看小孩，其實在產臺上目光就是注視著新生兒處理臺的這邊……我覺得她還是想看的耶。」（10A116），另一位護理人員接著說：「我不會一定要她看或是不看，但是我知道還是會想看……，我自己都會難過，媽媽應該覺得很難過吧，我想她是想看的！」（10B122）因為自我面對死亡引發的悲苦，延伸至關注母親的意圖，聽見母親不要看小孩的表達之外，護理人員發現母親無聲的表達「想看小孩」的眼光。上述討論中，護理人員經驗到從「我在這裡」看見「媽媽在那裡」用瞄的，想看但是不敢看，引發護理人員討論對母親的關注，從討論中護理人員轉換他者（母親）的立場，關注母親放棄新生兒救治的現象，母親內心期待探視新生兒，卻不敢探視的情感糾葛。

2. 承擔母嬰最後的相處

透過討論彼此的互動與意識交流，開啓了護理人員彼此激勵的機會，一位護理人員說：「我覺得小方她很棒，我們單位大概只有她這樣，竟然還準備溫水，就告訴媽媽說，幫小孩洗乾淨……我心裡眞的很佩服，因爲我沒有辦法做到這些……。」（07F104），護理人員將新生兒包裹送至太平間時，面對正在哭泣的母親，一位護理人員表示：「我是工作比較久了，比較知道安慰，我告訴媽媽，沒有關係！因爲可能有異常才會這樣，如果硬是安胎安住了，生出來對他更不好……。」（08F24）此時引發護理人員分享自身經驗，在給母親探視之前，應該幫助母親具備與新生兒道別的勇氣，「我是心裡想著，我把你擦拭乾淨喔、輕輕的包裹起來要讓媽媽知道……孩子好好的被整理好然後送走……有時整理好了媽媽會改變想法，就想說看一下，因爲我將孩子包裹好送太平間前，我會覺得應該再次問要不要看，有些母親想法就改了，……我想應該是整理乾淨了讓媽媽比較不會害怕吧，我是知道學理都支持母親應該有機會看到初生的孩子，跟他道別，表達出感受，是比較好的做法……我做到讓她願意看看，只是有時候還是會失敗，但是也是不能用勉強。」（08G42）

（二）自身與嬰兒間的道別

1. 爲嬰體祈福

當談論面對死嬰的情境時，護理人員說在心裡會與嬰兒對話，

「我發現我會跟死掉的小孩說，他可以變成天使，不用在世間受苦。」（06G12）呈現爲一種精神實體（spiritual beings）相關的境遇，「我會默念……好好投胎祝福他。」（06A16）「我心裡會對小孩說，就是因爲我不能幫忙他繼續活著，我能做的就是把他擦拭乾淨、包漂亮……，我想著儘量不要有溼溼黏黏的樣子。」（07J33）「……我想起來了，我有的唸阿彌陀佛，他（瀕死嬰兒或是死嬰）樣子不是很好看，不會與媽媽一起被推出去接生室，會留在接生室，只剩下我跟他，不管多久都會持續觀察他，直到心跳停止，我會唸著阿彌陀佛。」（07E43）一位護理人員則震驚的回應，「我很感動你們會這樣祈福。」（07H46）護病關係中有機會敞亮自己，建立照顧與被照顧者的關係，即使是精神上的、無聲的，護理人員與無聲胎兒互動與回應。

2. 尊重逝去的嬰體

護理人員對於包裹死嬰然後送交太平間人員處理時，有著關切的情緒，一位護理人員說：「將小孩包起來，有時候因爲太小了，有的不到五百公克，包起來小小一包，包布上我用一張紙寫上小孩頭的方向、與正面的註記，因爲我擔心被放顛倒，或是打開時，沒有注意小孩在裡面……太小會黏在布單上。」（04D09）面對失去孩子無助的父母親，護理人員協助將死嬰完成最後的處理，護理人員提到，「有的家屬可能覺得醫院處理費用太貴，要自己帶回去處理，我會請家屬準備盒子包巾，……有一次家屬要我用塑膠袋裝給他，我實在不敢這樣做，最後我找盒子跟醫院的毛巾包給他（四個月胎死腹中的案例）。」（04F33）「再怎麼害怕，我們就是他生命最後送走他的人，就當做好事，他會保佑好人，保佑我，我會這樣想。」（09G101）上述護理人員述說的倫理實踐，以祈福念經與嬰兒道別，同時護理是最後的、也是死嬰唯一的送行者，爲其代言，避免讓他的軀體可能在運送過程再度受到傷害，因而交付妥善的處理，皆是發自內心對自己要求的行為。

照護行動的省察

護理人員面對瀕死新生兒的活動力或是已無活動力的身軀，接收新生兒發出有聲或是無聲的訊息，引發護理人員情緒的勞頓與不安，同時從不安與良知的糾葛中，轉而思考如何道別，展現照顧死嬰的行為，以下深入探討不安以及如何能從不安中展現「生命的送行者」的護理行動。

一、不安的罪責感

護理人員依醫囑及尊重母親的意願，完成放棄救治的工作，同時引發內心的情感不安與糾葛，護理不再只是完成工作，而是對人的關懷。

表13-1　面對死嬰護理的不安與行動

不安	照護行動
無法救治的不安	（一）不能做什麼的罪惡感 （二）終止生命的情緒糾葛
面對生命的道別	（一）母親與嬰兒間的道別 1. 關注母親的目光 2. 承擔母嬰最後的相處 （二）自身與嬰兒間的道別 1. 為嬰體祈福 2. 尊重逝去的嬰體

行動反思覺察自我內在的不安，在此情境的是感受「不安」，有如孟子提出是「人」的本質：「人皆有不忍人之心」，也就是人性本善，但也有著生存的罪責感（existential guilt）（Buber, 1957）。護理透過自我與

被照顧者產生眞誠的護病關係，首先是感到不安的煎熬、不得已，這是人性本質存在的感知，護理人員歷經不救治的良心煎熬是本質的反應，表述「生產的地方不應該執行針殺胎兒、我不要跟診」，詮釋自己是「幫凶」的罪責感，同時產房是接生生命的地方，不能執行終止生命，促成相關的醫師成立倫理委員小組。文獻也指出，所有參與照顧死亡嬰兒及其家庭的醫療同仁都有可能會感受到挫折、悲傷和不捨，甚至是懊惱和自責，需要以專業、支持和非批判的態度開放討論問題及感受（Nelson, 2005）。

護理人員從自我的反省，延伸至互爲主體的觀點，開始思考胎兒如何不受苦、尊嚴地死去。護理人員從「幫凶」的角色，反省到「不要在產房執行針殺殘忍的事情」，轉而找尋讓胎兒更不受苦的方式，並且嘗試理解醫師的做法，呈現倫理主體的知識性。

在團體對話中，護理人員表達「減胎不應該在產房」、「針殺太隨便」，由罪責感開始的自我覺察與探究，重新自我詮釋護理在情境中的意義。

二、為逝嬰送終

面對瀕死的生命，護理人員反省不只是做，而是爲了死嬰的需要而做，爲嬰兒祈福、尊重逝去的嬰體，呈現以人爲主體的照顧倫理意涵。護理人員在理解病人前，已經存有預設立場，認爲引導母親見到逝嬰，即使是悲苦，也是必要的療癒過程；然而，眞實的情境是連自己看到死嬰都會害怕了，該要如何讓媽媽探視；又因爲媽媽不要看小孩，所以一再地把死嬰帶離母親送交太平間。內心重複及持續的糾葛與矛盾，促使護理人員試圖去發現眞相。於是護理人員開始關注媽媽的眼神，經驗「我從這裡看見媽媽在那裡，用瞄的注視孩子」，似乎媽媽說不看，可能是不敢看的意思，於是護理人員覺察應該要爲母親裝扮嬰兒，諸如：儘量將小孩擦拭乾淨、以溫水為死嬰沐浴。在接生室現場，護理人員安慰了母親，同時也照護了消逝的小生命。

護理人員獨自陪伴著、觀察著，在轉送太平間的流程裡，往往是與死嬰接觸時間最多的對象，同時也是他生命中最後的、唯一的送行者。當轉送太平間，護理人員會交代好包裹中嬰兒頭的方向及正面，用紙張書寫後貼上，避免軀體被顛倒，當家屬要求自行處理屍體，護理人員拒絕家屬以帶來的塑膠袋裝置嬰兒，而是改請家屬帶箱子與包巾來處理，同時指導死嬰屍體處理的可行與合法流程，叮嚀不可隨意棄置。這些都不是工作常規，而是護理人員自發性的行為，從實踐中找出行善的護理行為，同時消弭內心的不安。此外，護理人員表述「我會祝福他好好投胎」，這是消弭罪責及害怕，同時也是憐憫生命的意涵，如Gadamer提出處境中人必須決定自己的行為，沒有人沒有道德知識，也沒有人不能應用道德知識，更沒有人不應用道德知識（Gadamer, 1998/2011）。

面對死嬰隱藏想逃避的情感，轉化為對生命的祈福，護理人員以無聲的方式與嬰兒互動交流，安慰消逝的小生命。護理人員內心默念經文為生命祈福，行為則是代言說道、妥善的裝扮嬰體以及嬰體裝置與移送的人道考量，試圖消弭心中的悲苦與不安，有如送行者的角色。

新生兒是無聲的等待死亡，而護理人員透過意識祝福他化為天使、默念經文安慰的話語，也就是面對當前的醫療科技制度，當下逝世嬰體的召喚，護理展現出超越自身，因此出現不同的照顧態度（蔣，2006），從面對死嬰護理的行動，護理人員內在意識從恐懼屍體到向外擴張為理解他人的苦難，主動的執行送行與祝福的行動，從轉化的歷程中，展現不同於他人或是自己過去經驗的照顧態度，開展死嬰護理倫理的實踐知識。

結論

從護理人員的面對困境到轉化爲護理行爲，特別是從懼怕死嬰到眞誠地爲嬰兒沐浴祈福、安慰在世的母親，護理人員無論是內在的言語或是表達於外的行爲，能夠給人關懷、溫暖與陪伴的創造自我倫理知識。護理人員面對死嬰的護理工作，透過個體自我內在的反思與體悟，從產生的不安與罪責感，轉而激發護理對己與對他人行善的動力，護理人員是自我身體力行、覺察進而展現照顧的意涵。

引導反思

雖然照護倫理或醫療倫理實踐都是規範健康專業人員的服務態度與品質，但是兩者稍有不同，醫療倫理重視判斷與抉擇，提出的問題是「救不救這個嬰兒？」；照護倫理則重視存在的關係，提出的問題是「自身如何面對死嬰的現場？」或「如何照護面對死嬰的母親？」

促進健康、保護生命是醫護人員的職責。當無法挽救生命，醫護人員常會出現自責，一種存有的罪責感。罪責感必然影響專業自我的認定，若未能妥善處理，容易造成對專業自我的傷害，或壓抑自己的情感，或是選擇離開職場。其實，罪責感是人性中的情感之一，善用罪責感，促進思考省察，可以釐清處境，提昇自己，因此，透過罪疚可以進入懺悔、悔改（Kristeva, 2000），能使自己與生存世界和解。

不孕夫婦在接受人工生殖技術時，遭逢的減胎手術，對孕婦或是產房護理人員可能產生哪些衝擊？

參考文獻

邱碧玉、蘇燦煮、陳月枝、柯滄銘（2006）。多胞胎孕婦接受減胎手術的生活經驗。*護理雜誌，53*(6)，25-33。

陳來（2010）。*宋明理學*。臺北：允晨文化。

蔣欣欣（2006）。*護理照顧的倫理實踐*。臺北市：心理。

蔣欣欣（2013）。*團體心理治療*。臺北：五南。

蔡錚雲（2014，4月12日）。護理倫理的哲學省思。於國立陽明大學護理學院主辦，*護理與哲學的對話研習會*。臺北：國立陽明大學。

Gadamer, H.（2011）。*高達美詮釋學*（陳榮華譯）。臺北：三民書局。（原著出版於1998）

Merleau-Ponty, M.（2008）。*可見的與不可見的*（羅國祥譯）。北京，中國：商務印書館。（原著出版於1964）

Nishida, K.（2013）。*自覺中的直觀與反省*（吳文宏譯）。臺北：聯經。（原著出版於1911）

Balaguer, A., Martín-Ancel, A., Ortigoza-Escobar, D., Escribano, J., & Argemi, J. (2012). The model of palliative care in the perinatal setting: A review of the literature. *BMC Pediatrics, 12*(1), 25. doi:10.1186/1471-2431-12-25

Barlem, E. L. D., Lunardi, V. L., Lunardi, G. L., Tomaschewski-Barlem, J. G., da Silveira, R. S., & de Lima Dalmolin, G. (2013). Moral distress in nursing personnel. *Revista Latino-Americana de Enfermagem, 21*(Spe), 79-87. doi:10. 1590/S0104-11692013000700011

Breeze, A. C. G., Lees, C. C., Kumar, A., Missfelder-Lobos, H. H., & Murdoch, E. M. (2007). Palliative care for prenatally diagnosed lethal fetal abnormality. *Archives of Disease in Childhood-Fetal and Neonatal Edition, 92*(1),

F56-F58. doi:10.1136/adc.2005.092122

Buber, M. (1957). *Guilt and guilt feelings. Psychiatry, 20*(2), 114-129.

Cherin, D., Enguidanos, S., & Brumley, R. (2001). Reflection in action in caring for the dying: Applying organizational learning theory to improve communications in terminal care. *Home Health Care Services Quarterly, 19*(4), 65-78. doi:10.1300/J027v19n04_04

Clinton, M. (1998). On reflection in action: Unaddressed issues in refocusing the debate on reflective practice. *International Journal of Nursing Practice, 4*(3), 197-202. doi:10. 1046/j.1440-172X.1998.00088.x

Fenwick, J., Jennings, B., Downie, J., Butt, J., & Okanaga, M. (2007). Providing perinatal loss care: Satisfying and dissatisfying aspects for midwives. *Women and Birth, 20*(4), 153-160. doi:10.1016/j.wombi.2007.09.002

Gold, K. J., Kuznia, A. L., & Hayward, R. A. (2008). How physicians cope with stillbirth or neonatal death: A national survey of obstetricians. *Obstetrics and Gynecology, 112*(1), 29-34. doi:10.1097/AOG.0b013e31817d0582

Kristeva, J., & Hennan, J. (2000). The Sacred and Revolt: Various Logics. *In The Sense and Non-Sense of Revolt: The Powers and Limits of Psychoanalysis* (pp. 20-31). Columbia University Press.

Krueger, R. A., & Casey, M. A. (2000). *Focus groups: A practical guide for applied research*. Thousand Oaks, CA: Sage.

Nelson, R. M. (2005). Ethical decisions in the neonatal-perinatal period. In H. W. Taeusch, R. A. Ballard, & C. A. Gleason (Eds.), *Avery's diseases of the newborn* (8th ed., pp. 17-22). Philadephia, PA: Elsevier Saunders.

Osterman, K. F., & Kottkamp, R. B. (1993). *Reflective practice for educators: Improving through professional development*. Thousand Oaks, CA: Corwin

Press.

Platzer, H., Blake, D., & Ashford, D. (2000). An evaluation of process and outcomes from learning through reflective practice groups on a post-registration nursing course. *Journal of Advanced Nursing, 31*(3), 689-695. doi:10.1046/ j.1365-2648.2000.01337.x

Schon, D. A. (1983). *The reflective practitioner: How professionals think in action*. New York, NY: Basic Books.

Stockhausen, L. (2006). Metier artistry: Revealing reflection-in-action in everyday practice. *Nurse Education Toay, 26*(1), 54-62. doi:10.1016/ j.nedt.2005.07.005

Varcoe, C., Doane, G., Pauly, B., Rodney, P., Storch, J. L., Mahoney, K., & Starzomski, R. (2004). Ethical practice in nursing: Working the in-betw eens. *Journal of Advanced Nursing, 5*(3), 316-325. doi:10.1046/j.1365-2648. 2003.02892.x

Wallbank, S., & Robertson, N. (2013). Predictors of staff distress in response to professionally experienced miscarriage, stillbirth and neonatal loss: A questionnaire survey. *International Journal of Nursing Studies, 50*(8), 1090-1097. doi:10.1016/j.ijnurstu.2012.11.022

Wool, C. (2013). State of the science on perinatal palliative care. *Journal of Obstetric Gynecologic & Neonatal Nursing, 42*(3), 372-382. doi:10.1111/1552-6909.12034

Yalom, I. D. (1995). *The theory and practice of group psychotherapy* (4th ed.). New York, NY: Basic Books. doi:10. 1177/105960117600100117

第十四章 護理人員面對臨終的倫理自我

前言

臨終照護的場域，對醫療的衝擊常常是視死亡爲醫療的失敗，因此臨終病人仍必須承受一套制式的急救處置來延宕死亡時間（Goh, 2012）。面對病人死亡的同時，也在面對自身的死亡。臨終照護過程會引起護理人員對存有或生命深刻的思考，護理人員會和病人一樣焦慮、恐懼或不知所措，甚至去迴避談論死亡（劉、蔣，2014）。臨終照護讓人最難受的，不僅是疾病或死亡本身，還有目睹臨終病人的受苦而苦的處遇。忙碌的護理人員如何帶著死亡的衝擊承擔照護？如何轉化照護工作中的磨難而找到護理的價值與自我？本章以詮釋現象學的視野進行護理人員的團體對話，試著從列維納斯（Levinas）「他者」的思維和倫理性出發，理解臨終照護護理人員在現代化醫療下的照護經驗。

一、看見他者

現代醫學跟隨西方實證科學的架構，以主客二分並以自我爲主體的思維發展，其結果容易落入以自我爲中心的封閉與霸權（鄧，2013）。複雜的臨床處遇，病人或死亡常是醫療專業所定義的客體（object），醫療

原文出版於：劉盈君、蔡育倫、蔣欣欣（2017）。生命中可承受之重──探究臨終照護護理人員的倫理自我。*護理雜誌*，*64*(2)，34-43。

的實證理性容易客觀化與常規化死亡與疾病。然而護理工作無法全然如同醫療的理性與客觀，因為照護中關涉許多情緒、感受等等情感的面向。若以理性來包覆照護過程中的情感，護理人員也將成為被醫療場域所物化的一員（楊，2013；蔡，2013），同時會讓護理人員感到挫敗、疲憊與職業倦怠，進而選擇離開其工作場域，或者護理人員會壓抑被視為不專業的內在情感而冷漠的執行常規。另一方面在理性的醫學教育下，護理人員總是被教導要如何關懷病人，但如何調適在照護過程中產生的感受，卻常被視為是護理人員應具有的能力，而在養成教育中被忽略。不被關注卻存在於照護關係中理性以外的面向，需要不同的觀點來理解，才能貼近臨終照護護理人員情感的眞實經驗。猶太籍法國現象學家列維納斯（Emmanuel Levinas, 1906～1995）提出「他者」（the other）哲學，反省如何在習慣以自我為中心的傳統中看見他者並接待他者。「他者」因具有絕對的他異性（otherness; alterity）而無法被我所化約，我只有無條件地開放並對他者負起責任，其倫理性才可能建立。看見他者意味著離開自我的封閉與霸權，回歸人與人之間的友善、信任與責任（賴，2014）。對他者的責任意味著回應（response）他者的能力（ability），也表達出接待他者的意涵，即使他者是一個全然的陌生人（Floriani & Schramm, 2010）。因此，列維納斯（以下簡稱為列氏）所談的倫理責任自然不是一套指導行為的規條，或是將倫理簡單的視為一種道德判準或義務大綱，而是自我承擔著對他人的憐憫與操煩，放下自己生物性掠奪或化約他者的慾望，完完全全接待他者的存在（梁，2006）。

照護關係中的他者，通常是陌生的病人、家屬，但也是疾病、死亡，甚至是內在的自己。因此根據列氏接待他者的觀點，照護關係就不是互為主體或回報性的關係，而是回應性（responsive）的關係（蔡，2014）。另一方面，接待陌生他者之所以可能，其主動性並非來自我，而是他者所啓動，因為自我都是先被某個內在他者所接待，才可能成為一個接待的主體而去接待他者。照護關係中，我之所以能照護他者，是因我先被他者所照護，才能回應其內在最深處由他者而來的召喚。所以一位護理人員是因先有了被他者照護的經驗，才可能作為一個照護的主體而存在，即使護理人員已然忘記過去什麼時候或被什麼人照護的經驗（鄧，2013；楊，2009）。

二、建構自我

列氏所說的自我必須遇見他者並回應他者，才是自我主體建構的契機（林，2007；蔣、廖、劉，2014）。猶太裔宗教哲學家Martin Buber（1878～1965）提出，生而為人就具有生存的罪責感（existential guilt; Buber, 1965/1988）。誠如孟子所說的「不忍人之心」，指在人性中天生就有不忍他人而情感受苦的倫理面向，此罪責感無法用科學性的分析將其具體化或歸類，而是列氏所說「為他者」受苦而苦的感受，即「使自我對他人受苦與瀕死感到不安的，或是使自我在與他人相遇時，應該對他人同情與可憐當下，錯過回應他人需要而後悔莫及的感受」（楊，2012）。因此，他者也深藏在我內在，事實上我們都無法獨立於他者而存在，固守自我的結果就不能在存有的世界中發現倫理的向度。照護中以接待他者的態度所建構的關係，其受到照護的不只是病人，也包括醫療人員，特別是在臨終照護的場域，醫療人員提供照護也被照護。照護中的情感來自於照護關係中的同理與友誼，其療癒和支持的力量來自照護者與受照護者共在合一（oneness）的當下，並且這種相互性使得護理人員和病人得以超越自我（Janssen & MacLeod, 2012）。

對話團體之簡介

本團體邀請具有臨終或安寧照護經驗之護理人員參加，於北部某醫學中心張貼宣傳單，並以滾雪球的方式邀請參與者。參與本團體的護理人員共13位，皆爲女性。平均年齡38.4歲（30～52歲）；護理工作年資平均爲13.4年（4.5～31年）；學歷方面，專科2位、大學畢業6位、研究所以上有5位。其中有3位未婚，其餘皆已婚。團體對話以團體分析不預設主題的方式進行，讓成員在被團體護持的環境下可以自由地述說（蔣等，2014）。本研究共進行六次的團體對話，每週一次，每次約90～120分鐘。

本章試圖從護理人員團體中的對話，呈現臨終照護的經驗與意義。文中引用團體對話的編碼以六個英文或數字代表，例如編碼顯示爲G2P6NE，G2（Group 2）代表是第二次團體，P6（Page 6）代表是出自該次團體文本的第6頁，NE（Nurse E）代表護理人員的代碼E。

面對死亡的倫理自我

由團體對話的資料歸納出護理人員透過臨終照護迎面死亡的歷程，歸類出三個主題及次主題：一、與死亡相遇：救到底的死亡、生與死；二、遇見自己：不能原諒自己、不能再做什麼、我是不是準備好了；三、迎接死亡：珍惜、放手。分別說明如下。

表14-1　臨終照護者的倫理處境

倫理自我	面對死亡的處境
與死亡相遇	（一）救到底的死亡 （二）生與死

倫理自我	面對死亡的處境
遇見自己	（一）不能原諒自己 （二）不能再做什麼 （三）我是不是準備好了
迎接死亡	（一）珍惜 （二）放手

一、與死亡相遇

當代醫療的訓練以救治或延長生命爲主要價值，因此在現代醫療化下的死亡樣貌常是救到底的死，以及積極救治仍無法掌握的生與死。

（一）救到底的死亡

一位資深護理人員分享所照護的臨終病人，雖已簽好拒絕急救的同意書卻無法善終的經驗，她說：「有一個病人他已經非常末期，他已經簽好他的遺囑並且sign好DNR（do not resuscitate），那他一進來，他非常的喘，已經喘到他的心臟已經衰竭，血壓開始掉，可能那一刻已經很快要來臨了，於是大夫打電話給家屬說，你們確定要DNR嗎？後來就是家屬有一個還沒擺平就是小女兒，就是遺產，那當下主治醫師卻是下達緊急搶救的命令，於是老伯伯就被插管，在morning meeting，大夫就報告說自從插了管之後病人就不喘了，其實在旁邊的我非常非常難過，他已經喘了這麼多天，他面對死亡的過程，他一個人這麼lonely，他好不容易也許可以解脫了，我不知道他還可以撐多久，我只知道他現在身上的管子愈來愈多……，其實有的時候該放手就應該要放手，那個伯伯已經九十多歲了，我只是心疼，那個心臟是已經快不行了，還要再延長他死亡的時間多久？」（G2P6NE）

臨床上救到底的不僅是醫療人員，也包含家屬，即使是安寧病房的臨終病人，護理人員E在第五次團體提到：「我想到我的病人，他們也是鰜鰈情深，先生都一直在照顧這個癌末的太太，然後他就從腫瘤病房一直住到後來的安寧病房，到他太太嚥下那一口氣爲止，就在安寧病房，太太在床上就是已經沒有EKG（electrocardiogram）了，可是先生就跳上去壓，這時候有一個很正義的醫生跳出來說，請你不要再欺負我的病人了，你應該放手讓他走。」（G5P4NE）

（二）生與死

在第二次團體對話，一位資深的護理長分享曾經照護一位失去胎兒的產婦，面對只有數週大的胎兒，如同面臨臨終病人救與不救的困境，她回憶說：「在醫學上，我們眞的沒有辦法肯定在什麼樣的狀況是一定可以救回來，一定救不回來，眞的蠻難。我們幾年前有一個醫糾，就發生在產科，她的週數我記得那週數不是很大，因爲我們一般肺部要20幾週才成熟，……但是她的週數就讓我們覺得不可能，就算你生下來，小孩終生都有問題，就考量各方面其實你不大會去救，……後來那個媽媽非常的難過，她很不能接受，她就去國外找了文獻，拿來跟我們argue說爲什麼你要讓我放棄，……我覺得這個case讓我們非常shock。」（G2P8NG）

生與死的抉擇有時不盡然是求生，當臨終病人面對肉體的逐漸敗壞，醫療科技也盡力之際，死亡可能成爲臨終病人的希望。一位護理人員回憶起照護一位清醒的病人期待死亡的心情：「因爲那個病人是漸凍人，他已經只剩某一隻手可以有一點動，基本上是沒有辦法動，他每次都在跟醫生說他要死，他要死，他的生命就在這一口跟下一口呼吸之間，就是在這樣一直重複，有時候甚至也不曉得有沒有下一口，可是他就是一直在等，每天眼睛打開就是呼吸呼吸，因爲癢了你也沒有辦法抓，這是一個很痛苦的過程，後來那個醫生很妙，因爲病人一直跟醫生說想死想死，那個醫生就跟他講說，你今天又離死亡更近一步了，然後他就很開心，這也是一種希望，通常我們遇到病人跟你說他想死的時候，我們常常的反應都講說不會啦！沒關係啦！不要這樣想，可是他躺在床上沒有別的可以想，就是在想死。」（G3P6NG）

二、遇見自己

「生死的照護」容易引起照護者內在原初的情感與深層的記憶，照護中透過病人、疾病、死亡與自己內在相遇，包括不能原諒自己，不能再做什麼，我是不是準備好了。

（一）不能原諒自己

一位護理人員因照護臨終病人，想起十多年前父親因車禍意外死亡的記憶。當時身爲護生的她，是家中唯一具有醫護背景的家屬，因此由她決定爲父親簽下氣切的同意書，三天後父親仍然過世。臨床工作中看見病人因醫療介入所受的苦，在團體對話中引發她深埋在心中十多年的愧疚，分享她因當時做這個決定而很難原諒自己，並且她一直想得到父親的原諒：「我不知道他（指發生車禍的父親）會不會怪我就是簽那個氣切同意書，我覺得我可能要去我爸那個靈堂那邊擲筊，除非眞的出現『正反』說OK，不然內心就是會有那個問號，除非就是他眞的讓那個擲筊出現『正反』（代表父親的原諒）。」（G5P20NB）

（二）不能再做什麼

「照護臨終」護理人員雖知道醫療與自我的有限，但總有想爲病人多做什麼的心情，與不能爲病人再做些什麼的愧責感，護理人員K：「其實有時候我們也滿無助與無力的，我們不知道怎麼幫助他們，但是也

許我們陪伴他們，或者是聽一聽他講他的story，也許心情會好一點。」（G5P6NK）

照護病人的時間越久，看著病人走向死亡，護理人員也經驗著一種內在的難過與不捨，護理人員J分享：「……就是可以預期，他一定會走到那一塊（指病人死亡），就覺得自己有責任要去陪他走過，只是我不知道怎麼樣去幫他。」（G4P10NJ）

（三）我是不是準備好了

一位兒童癌症病房的護理人員談到隨著照護時間越長久，與病人關係有如某種程度上的家人，護理人員對即將到來的死亡而呈顯出內在眞實的感受。「我現在有一個小朋友（兒癌的病人），他四歲發病，他現在已經十一歲，已經做過兩次骨髓移植了，其實那個病能活到十歲就算很不錯了，所以從他發病到現在我已經認識他六、七年了，重點是他現在可能又復發，已經不知道怎麼治療他，可以預期他之後就是一定會那個（指死亡），那我不曉得怎麼去陪他走那一段，……我也不知道我有沒有準備好，因爲我覺得我已經跟他認識太久了，就是非常認識，我不知道眞的到那一步的時候，我是不是準備好了？就很擔心，那一刻……。」（G3P4NB）

三、迎接死亡

臨終照護可說是死亡照護，醫療化下的死亡，啓動護理人員對受苦中他者的不忍之心，無法逃脫的責任要求轉化內心的意念，超越對死亡的威脅，回應並迎接死亡的行動，包括珍惜與放手。

（一）珍惜

透過臨終照護，無法逃避的死亡不再是遙不可及或不能談論的存在，對護理人員而言，超越死亡的不可逆，是讓死亡再現於當下的生活中。例如從所照護病人的生命故事中體會寬恕：「我說的寬恕，不是臨終的病人要去寬恕，而是在我們生活上，是不是要去寬恕別人。」（G4P5NA）

又如資深護理人員提到因臨終照護，讓她有勇氣很自然的開始準備自己的死亡，她說：「不是說我們離死亡愈來愈近嗎？我現在有這樣的感覺，爲什麼？……我開始寫我還沒完成的事情，2013年的夢想清單，我有哪些還沒有做，我寫『最愛的光碟』，其實是我安息聚會的光碟，然後今年我增加了一個篇幅，感恩、感謝、我要感謝的人。」（G3P11NA）

臨終照護讓護理人員想到自己的親人而有關懷的行動，同一位護理人員A說：「我堂哥剛開始是肝癌，然後又大腸癌，從他診斷到現在已經一年了，我都沒去看他，我覺得是因爲我自己不想去面對，自從來參加這個團體，我覺得我領悟眞的很多，我願意去面對，禮拜二的時候我兒子就陪我，我們兩個早上五點多就出發了，我們開車到高雄長庚去看他，當天來回，回程雖然很累，可是我覺得不虛此行。」（G3P3NA）

護理人員看到家屬對臨終病人的表達，體會當下愛要說出口，因而打電話向家人表達愛，護理人員分享：「有一次母親節看到一個老先生，他媽媽就是coma，我就坐在外面那邊寫紀錄，我從這個角度看去，他就是牽著他媽媽的手不知道在唸什麼，看到這一幕我非常感動，我就把住院醫師叫來看，我說你看今天是母親節，不知道他對他媽媽有多少話想說，可是婆婆已經聽不到，在這個當下我就馬上衝去打電話給我媽媽、還有我爸爸，說我眞的很愛你們，然後一開始都會不好意思，可是之後你就會發現這是很珍貴的……我跟我爸說因爲看了很多臨床故事，我不想我的愛來不及說出口。」（G5P17NE）

（二）放手

護理人員雖有不能再做什麼的罪責感或不忍人之心，但體認到死亡照護需要放手。「放手」是接納死亡，也是原諒自己。

H分享：「之前很愧疚，然後我就想到我要原諒我自己，因爲不寬恕是對自我的一種傷害，病人走了，我們來不及處理自己內在的情緒，對我們來說也是一種傷害。」（G1P10NH）

E反省自己的有限而學習放手，她提到：「其實當有一個問題出現的時候，我一直在想一定要一直去解決它嗎？我知道很多的安寧緩和學理，但臨床就是這麼難，很多時候我認爲無爲也是一種爲，眞的不一定要強迫自己要去解決那個問題，也許時間還不夠。……有時候也許就是等機會，所以關懷他的心要一直在。」（G3P8NE）

迎接死亡帶來護理人員的轉化，例如珍惜臨終照護工作帶來的價值：「我覺得當護理人員這麼久，我還是對這份工作很熱愛，金錢換不來的。我大多是照顧兒癌的病人，……今天我在談時已經比較不會哭了。」（G1P8NA）

護理人員談到臨終照護中經歷的哀傷情感，迎接死亡也表現在和哀傷的情緒共處一段時間：「就是我們一定會很長時間沉浸在那個情緒裡，可是有時候要跳出來把自己稍微放空一下，就是要休息，但有時候它就是會一直跑來妳心裡面，就試著跟妳的悲傷和平共處，才能走過那個哀傷期。」（G5P5ND）

由醫療化的死亡返回倫理自我

臨終照護的確是充滿挑戰、磨難與試煉，但也是護理人員學習由開放自己、接待他者、返回倫理自我的過程。

一、與內在自我相遇

從列氏的觀點，他者不僅是外在的他者，也包含內在自我的他者，自我可透過與外在他者而與內在他者相遇（Gutmnan, 2014）。臨終照護中無法逃避的死亡或照護中的磨難（sufferings）是外在的他者，回應的當下也可能是與自己內在相遇的契機，此內在他者使自我意識到自己的界線與責任，如照護中的受苦經驗、不能原諒自己的罪責感、不能再做什麼的無力感等，都是內在他者突破自我界線的經驗，這些經驗向護理人員揭露了某種使自我不再以自我爲中心的方式生活於世的事物，這種內在他者的經驗是倫理主體現身的重要背景。護理是特殊助人的專業，護理人員內在都有一個慾望想去緩解他者的疼痛，此慾望也來自過去生命中的創傷。倫理主體的浮現也透過反省自我受苦的經驗，即與內在他者相遇，才能投入眞誠的照護關係（Christie & Jones, 2013; Johnson, & Gray, 2013）。例如臨終照護喚起護理人員過去爲父親簽下氣切與急救同意書的記憶，對照如今所照護的臨終病人，引發沉積在心中十多年不能原諒自己的內疚感。透過團體中的述說和對話，重新看待此經驗而有不同的理解後，表現在試著原諒自己、對臨終病人的放手等。以列氏的觀點，最大的折磨不是死亡而是磨難（Levinas, 1988），在這種眞實的磨難中，自我如何自由呢？期望未來有所補償或視而不見只是一種逃避，並不能改變當下的苦境。轉變的契機只有回到或直接面對苦境的瞬間本身，以尊重、開放的方式等待，這樣才可以獲得眞正的希望，並且從磨難的時間中解放出來（孫，2008）。

醫療人類學家Kleinman（2009）認爲，給予照護是一個倫理行動，起源於對受苦者的關照，受苦或磨難使照護者更擁有人性。當護理人員承認自我也是脆弱與易受傷的，並且向苦難開放與接待，便有機會可以從與苦難共度（walking wounded）轉化並超越進入療癒，成爲一個負傷的療癒者（wounded healer），負傷的療癒者說明其有能力超越自身的苦境與傷痛（Christie, & Jones, 2013; Conti-O'Hare, 2002）。例如護理人員即使害怕死亡，仍會陪伴與安慰臨終病人，反而從此經驗中自己也得到安慰。或護理人員在病人往生後寫卡片給家屬，或參加病人的告別式等，都是護理人員透過與死亡相遇而與內在自我相遇，回應內在苦境與情感的行動，這些行動幫助護理人員從理智客觀化的照護，轉向具有在地情懷的倫理行動（余，2013；Johnson & Gray, 2013）。

二、接待他者

列氏提出「爲他者」（for the other）思維，爲的是自我能走出封閉的我執。「爲他者」的意涵不是我們選擇做什麼，而是必須去回應自我內在他者對我的呼求，這是倫理（楊，2012；Clancy & Svensson, 2007）。另一方面，看見他者有時是透過磨難或苦境，因此「爲他者」的展現是透過爲他者的受苦，但事實是我們永遠不可能成爲他者而替代他受苦，「我」只能承擔自身，其「爲他者」的責任意義就顯示爲，即使在情感上我想要爲他做更多，但卻只能做到此的挫敗感，在此就說明自我對他者的責任是無盡的（楊，2013）。臨終照護過程中，見證病人的苦而苦（suffering for the suffering ...... of someone else; Levinas, 1988, p.159），可說是一種爲他者的寫照，對護理人員來說即使是磨難的、試煉的，但也是轉化並建構倫理自我的契機（Edgar, 2007）。事實上，死亡也是無法認識與無可思考的，護理人員只有離開科學理性主體的思維，以開放接待死亡帶來的威脅並負起回應的責任，轉化臨終照護中的困頓（being for death；鄧，2013；Johnson & Gray, 2013）。例如護理人員可以事先準備自己的死亡而不忌諱，學會珍惜關係而開始向家人說出愛，了解到寬恕或放手成就生命的更新等，都是轉變對死亡的威脅，展現在當下生活的方式。從列氏的他者觀點，說明護理無法如醫療只是一個理性客觀的主體，反而必須努力從理性主體過渡到倫理主體。而倫理主體必須藉由培養反省自我的習性與自我質疑與批判能力，不斷回應當下的道德焦慮與恐懼，才有能力在高度醫療與科技化的環境中，以悅納異己的方式迎面他者，和諧共在（賴，2014；Clifton-Soderstrom, 2003; Floriani & Schramm, 2010）。例如護理人員分享雖然在臨終照護中有許多身體、心理上的磨難，但仍然體悟到臨終照護工作帶來的意義與價值是金錢換不來的，而熱愛這個工作。本文結果顯示，在日漸複雜的現代化醫療處遇下，臨終照護需要找回護理人員的倫理自我，建議透過自由談的團體對話方式，引發護理人員從照護經驗中，反省倫理原則與規範的限制與封閉性，並可於臨床在職教育中，增加有關自我與他者觀點的課程。

三、安寧照護的倫理自我

以救治生命爲主導的醫療現場，充斥著理性、科學證據與科技的氛圍，護理人員所經驗的是醫療化下病人被救到底的死亡樣貌，以及死亡所帶來與照護信念交織的衝突、煎熬與掙扎（蔡，2013）。安寧療護在臺灣推行多年，面對主流的醫療價值，仍然無法解決照護中因死亡帶來的難爲與掙扎，此難爲與掙扎不是安寧療護信念的介入，或醫療科技的退場就可以消除。例如不放棄救治的醫療價值，護理人員目睹臨終病人無法善終而難受的經驗，又如護理人員心疼著已簽署DNR的病人，因不放手的家屬而必須接受一套制式的救治直到死亡的無奈。從列氏「爲他者」的觀點，這些「難爲」正是因他者（死亡／受苦的病人）的出現而來，是無法逃避也不能視而不見的。看著病人走向死亡，除了不捨與難過，還有說不清楚的內在感受，這也是一種來自對他者的掛念（Clancy & Svensson, 2007）。這些難爲的感受（sensibilities）觸及護理人員內在曾被他者照護的經驗，啓動護理人員必須有所回應（response）的慾望（desire），此慾望是超越以自我為中心而貼近他者、接待他者的慾望。列氏稱為形上學慾望（metaphysical desire），是不以尋求滿足（fulfill satisfaction）為目的，而是為了深化（deepens it）幫助他者的慾望，所以此回應他者的慾望來自盈餘和無限，不像心理學所說的「需要」（need）是來自匱乏和局限（Edgar, 2007; Gutmnan, 2014）。向他者開放，意味著追尋作為一個倫理自我（ethical self）的深邃渴求（Kong, 2008），倫理自我的慾望，如：正義、同感、友情、大愛、同情、憐憫、善等，這也是護理的本質。如護理人員所分享的，即使在照護或醫療的範疇中已無法再為病人做什麼了，或護理人員雖然感到無助、疲累，但總想再為臨終病人做什麼的感受。回應他者並非一定是做出道德或符合倫理規範的行動，也是從被引發的感受中反省自我的過程（劉、蔣，2014）。

結論

臨終關懷與照護在龐大實證、科技的理性醫療主體下，僅靠一些安寧理念、生死教育，不足夠提供臨終護理人員理想的照護資源與品質。接近死亡的時刻，其照護的倫理性無法以簡單化約的倫理原則或規範來彰顯。護理人員需要超越理性醫療主體的局限性與霸權，返回倫理主體，才可以在磨難的照護行動轉化並獲得眞正的自由。臨終照護需要的不是抽象、去脈絡的知識，而是需要從切身的處境經驗、照護的疑惑困頓中產生體悟，明白自己內外轉化，產生動能，在照護困頓中尋找出路的知識與方法，這也是護理服務專業的恩寵。

引導反思

死亡象徵一種生命的有限性，人透過觀看他人的死亡而意識到自己的局限性。當體驗到死亡不是別人的事，而是與自己距離很近，發現自己的無能爲力，就要思考在自己有限的能力中，可以做什麼最好的選擇，此時必須要眞誠面對自己的生命。正視自己的生活、自己與他人的關係，仔細思考有能力做什麼選擇，開展出倫理自我。

爲了培養自己面對他人死亡的能力，先要整理自己與死亡相遇的經驗。什麼是自身與死亡相遇的經驗？這個經驗對生活、工作、學習的影響是什麼？

參考文獻

余安邦（2013）。人文臨床與護理照顧的遭逢：一種偶然性的越界與逃逸。*領導護理*，*14*（4），11-23。

林鴻信（2007）。敘事情節當中的自我與他者——從利科觀點看自我與他者。*臺灣東亞文明研究學刊*，*4*（2），1-26。

孫向晨（2008）。*面對他者：萊維納斯哲學思想研究*。上海市，中國：三聯書局。

梁孫傑（2006）。狗臉的歲月／水月：列維納斯與動物。*中外文學*，*34*（8），123-150。

陳美碧、蔣欣欣（2008）。安寧緩和療護的困頓與成長——護理人員的經驗。*實證護理*，*4*(3)，191-199。

楊婉儀（2009）。生存與超越——對萊維納斯哲學中倫理意義的反思。*東海大學文學院學報*，*50*，155-168。

楊婉儀（2012）。以「在同一當中的大寫他者」論萊維納斯的責任與倫理意涵。*東吳哲學學報*，26，109-135。

楊婉儀（2013）。倫理照護的美學實踐。*護理雜誌*，*60*（4），9-13。

廖家惠、蔣欣欣（2016）。團體對我與家庭之影響——面臨癌末親人之家庭互動。*中華團體心理治療*，*22*(1)，25-38。

蔣欣欣（2013）。*團體心理治療*。臺北：五南。

蔣欣欣、廖珍娟、劉盈君（2014）。為人與成己之間——面對他者的照護倫理態度。*護理雜誌*，*61*（2），44-53。

蔡錚雲（2013）。照護知識的藝術性格。*護理雜誌*，*60*（4），5-8。

蔡錚雲（2014，3月）。護理倫理的哲學省思。於國立陽明大學護理學院主辦，*護理與哲學的對話研習會*。臺北：國立陽明大學。

賴俊雄（2014）。眾裡尋「他」：列維納斯的倫理洞見。*人文與社會科學簡訊*，*15*（3），59-67。

鄧元尉（2013)。照護他者：列維納斯與護理關懷。*源遠護理*，*7*（1），11-15。

劉盈君、蔣欣欣（2014）。臨終照護中的實踐智慧。*護理雜誌*，*61*（5），33-42。

Buber, M. (1988). *The knowledge of man: Selected essays* (M. Friedman & R. G. Smith, Trans.). New York, NY: Humanity Books. (Original work published in 1965)

Clancy, A., & Svensson, T. (2007). "Faced" with responsibility: Levinasian ethics and the challenges of responsibility in Norwegian public health nursing. *Nursing Philosophy, 8*(3), 158-166. doi:10.1111/j.1466-769X.2007.00311.x

Christie, W., & Jones, S. (2013). Lateral violence in nursing and the theory of the nurse as wounded healer. *The Online Journal of Issues in Nursing, 19*(1),

1-7.

Clifton-Soderstrom, M. (2003). Levinas and the patient as other: The ethical foundation of medicine. *The Journal of Medicine & Philosophy, 28*(4), 447-460. doi:10.1076/jmep.28.4.447.15969

Conti-O'Hare, M. (2002). *The nurse as wounded healer: From trauma to transcendence*. London, England: Jones & Bartlett Publishers International.

Edgar, A. (2007). The art of useless suffering. *Medicine Health Care and Philosophy, 10*(4), 395-405. doi:10.1007/s11019-007-9082-2

Floriani, C. A., & Schramm, F. R. (2010). How might Levinas' concept of the other's priority and Derrida's unconditional hospitality contribute to the philosophy of the modern hospice movement? *Palliative & Supportive Care, 8*(2), 215-220. doi:10.1017/S1478951509990952

Goh, C. R. (2012). Medicalization of dying: Are we turning the corner? *Journal of Palliative Medicine, 15*(7), 728-729. doi:10.1089/jpm.2012.9579

Gutmnan, D. (2014, March). *When "A" encounters "B": The Transformation.* Keynote speech at the 9th IAGP Pacific Rim Regional Congress, 2nd Chinese Group Counseling and Group Psychotherapy Conference. Beijing, China: Beijing University.

Janssen, A., & MacLeod, R. D. (2012). Who cares for whom? Reciprocity of care at the end of life. *Palliative Care & Medicine, 2*(7), 3-5. doi:10.4172/2165-7386.1000129

Johnson, S. C., & Gray, D. P. (2013). Understanding nurses' experiences of providing end-of-life care in the US hospital setting. *Holistic Nursing Practice, 27*(6), 318-328. doi:10.1097/HNP.0b013e3182a72c83

Kleinman, A. (2009). Caregiving: The odyssey of becoming more human. *The*

Lancet, 373(9660), 292-293. doi:10.1016/S0140-6736(09)60087-8

Kong, B. H. (2008). Levinas' ethics of caring: Implications and limits in nursing. *Asia Nursing Research, 2*(4), 208-213. doi:10.1016/S1976-1317(09)60002-5

Levinas, E. (1988). *Totality and infinity: An essay in exteriority*. Pittsburgh, PA: Duquesne University Press.

第十五章 照護性加害者的倫理考量

「作家不是預言家，要緊的是活在當下，解除騙局，丟掉妄想，看清此時此刻，同時也審視自我。自我也一片混沌，在質疑這世界與他人的同時，不妨也回顧自己。災難和壓迫固然通常來自身外，而人自己的怯懦與慌亂也會加深痛苦，並給他人造成不幸。」

——高行健（文學的理由—得獎演說）

護理實務中，時常面對與性相關的照顧議題。包括，病人本身的性別認同問題、受強暴的婦女和幼童、病人之間的不適當性行爲，或護士對病人身體的接觸、病人對護士的騷擾，此外，還有工作中的性騷擾。近年來，也注意到照顧性加害者的問題（sexually violent predator）。我們對這些照顧議題，時常習慣以醫療觀點切入，但是護理人員身爲一位社會人，在執行照顧的專業角色時，無法避免會涉及倫理道德的展現。關於性加害者的治療，是需要團隊的參與，除了醫護、心理、社工等專業人員外，尙包括典獄長的參與、教誨師的協助，以及社區治療等，試圖讓性加害者能擺脫犯罪行爲的惡性循環。這個複雜的照顧議題，必然面對更多的護理倫理困境。

「倫理」這個字的本來含意，是「居留」、「住所」，即指人居住

原文出版於：蔣欣欣（2001）。由性加害者的照顧反思護理倫理議題。*護理雜誌*，*48*(2)，33-36。

於其中的敞開的場所，這個場所讓人成爲她之所「是」，同時，成爲「在場的」。倫理的本質是人如何與存在者相處、保持、留住存在者，讓之存在的行爲、態度（毛，1995）。護理倫理是探討護理專業上關乎倫理或道德價值之行爲準則，其中的意涵包括表述、描述與知識形成（引自蕭，1999）。討論照顧性加害者的倫理議題時，有多面向的考慮，本章重在表述照顧的存在部分，不在描述倫理規則，或形成知識體系，因此較顧及在情境中彼此如何相處。爲協助護理人員理解照顧的困境，將以電影素材及實地個案資料，由探究照顧性加害者的存在困境與超越，思考護理照顧本身的存在困境與超越，以及專業自我的超越。

照顧性加害者的處境

對於此問題的探究，將以電影「越過死亡線（Dead man walking）」爲背景。此影片描述一位穿著便服的修女至監獄中，協助已宣判死刑之強暴殺人犯面對生命與死亡的過程。這個過程中，修女作爲一個照顧者，面對許多的困境，包括監犯輔導神父對她照顧動機的懷疑、性加害者的挑逗和不認罪、拜訪性受害者家庭所面臨的敵意、自己親人的質疑、服務社區民眾的排拒等。其中涉及，「這麼壞的人，你爲什麼要去照顧？」「你有這些力氣，爲什麼不多輔導一些不識字的小孩？何必浪費在這個不知反省又沒有希望的人身上。」

這部影片闡述著性加害的照顧經驗中，施害者、受害者、輔導者的心境。如何由無力、憤怒、恨，走向愛與原諒。能夠這樣走過，根源是「愛」，也就是一種支持系統，修女作爲一個強暴殺人犯的照顧者，讓加害者逐漸感受到自己有人陪伴、關心，也慢慢體會自己生命存在與別人生命存在的關係；修女在照顧過程中，面對許多倫理抉擇，基於尊重每個生命的價值，同時，受到來自信仰與同事的協助，能夠超越個人的限制，完成對強暴殺人犯的照顧。愛的能力，讓彼此存在且超越自身。

照護者的存在困境與超越

性加害者是破壞社會規範的人，被認爲是必須接受處罰的犯人。照護時，自己的價值觀也面臨考驗。當價值判斷進入醫療體制時，照護者必然觸及如同影片中這位修女的困境：「應該照護壞人嗎？」對於好壞的決定，牽涉到個人的理性價值判斷；對於照護的部分，牽涉到個人身體經驗情緒的投入。

在理性價值判斷方面，到底誰是「壞人」？「壞」的是「行爲」，還是「人」？是誰在定義「壞」？自己是如何判定「壞人」或是「壞行爲」？自己是如何對應「壞行爲」？「行爲約束（治療）」是面對壞行爲的法寶？自己對生命的看法是什麼？只要是生命就是尊貴，或是好人的生命才值得尊重？上述提問，讓我們從倫理照護困境中思考自己的價值觀對照護行爲的影響。

Corley與Raines指出護理人員面臨倫理困境出現的道德壓力（moral distress）呈現不同的反應方式，包括改變規則、創造意義、否認、離職（Corley & Raines, 1993）。此外，研究指出，護理人員長期在工作中面臨的道德壓力，除了影響其身心健康之外，也是造成護理人員崩耗或離職的原因（Forchuk, 1991; Fowler, 1989; Jameton, 1993）。

在個人身體經驗與情緒層面，如同，病房中出現性挑逗的病人，自己依著什麼判準斷定她（他）的行爲？特別是自身成爲性騷擾的對象時，自己的情緒是什麼？親身涉入的身體與情緒的關係是什麼？自己如何對待這種情緒？

一位年輕護士提到自己在面對所照顧的病人要求：想要親她，想要有肢體碰觸，如握手，想做她男友，甚至告訴她，自己與過去女友的做愛經驗。事後，護士述及自己當時的情緒是，「整個事件中，自己的情緒是50%的恐懼，30%的抗拒，20%的羞怯。恐懼是因爲害怕個案突如其來的動作及不可預知的想法；抗拒是因爲曾經有過不愉快的經驗；羞怯是由於不習慣直接將性話題公開討論，尤其面對異性病人。」

護理專業的辛苦，並不只在於身體的勞碌，深層的是照護情境中，面臨無法逃避的內心掙扎。然而，因爲這種受苦經驗，使得生命的感覺更眞實，提供超越的機會。同時，處於醫護專業的文化之中，基於專業知識的訓練，難免落入某種知識體系中，形成一些妄想，誤以爲病人是依據自己的期望而生存。無形中，讓自己習於成爲一個預言家，這個預言家，常在自己的知識價值體系下，進行所謂的照護工作，如此必然存在預言失敗的時候，專業需找出解決內心煎熬的出路。只是在使用這些專業知能時，必須小心謹愼的審視自我，注意到自己的怯懦與慌亂。否則，照護者的角色會在自己無意識中，變爲造成他人不幸的加害者。

上述年輕的護士提到，在與病人對談後，耳邊常存其隻字片語，久久揮之不去，有一陣子惡夢都與此病人有關，才驚覺自己受傷，本想找人談，卻怎樣也說不出口。她，雖然了解病人行爲深蘊著對護士的信任，但是病人言談內容，卻讓自己內心的小女孩受到驚嚇。後來，協助她跳脫這個困境的，也是這位個案本身，因爲後來個案說了一句讓她感動的話，「小姐，不知那天我對你說那些，你會不會介意，眞不好意思。」最後，她反省到「若過程中，我沒有卸去自己的防備，一味認爲個案是惡意性騷擾，而拒絕與他深入溝通，我就不會有機會眞正發現個案的問題、發現自己的想法。」

「發現自己的想法」的自我認識是透過「他」找到這個「我」。她由面對自己照護病人的困境中，眞誠的、靜下來，面對內在的聲音，創造出反省的機會，才有超越自我的可能。

專業自我超越的意義

關於照護中的情緒，一位年輕護士提到「做個護士，向來要耐心聽病患的感受。但我也是人，也有情緒，難道不能拒絕嗎？」作爲一個普通的社會人，確實擁有拒絕的權力；但作爲一個護士，專業上的角色，是即使能夠拒絕，卻難以逃避。面對這無法逃避的困境，是要委屈的承受？勇敢的抗爭？還是有超越的可能？專業我的超越，對個體我有何意義？

專業職責的完成，滿足自我實現的需求。但是，人的最高層次需要僅是自我實現？如同上述護士所述說的，「自己在專業的角色上是得到滿足。」然而，實際上，另一面是「內心的小女孩卻受到驚嚇。」她仍生活在困頓之中。心理學者Maslow，晚年注意到人的靈性需求，提到人需求的最高層次不只是自我實現，而是超越（transcendence），眞正面對高尙的層面，向上追求生活意義。後來，依此發展的超個人心理學的學者，顧及人的崇高層面與理想抱負，認爲經由心靈的抱負把自己拉上，誘導上升，走出小我關心別人。任何處境都能有意義，看你用什麼方式解讀（李，2000）。經由高層次自我的提升，能安頓內在受傷的意識層次的自我。專業我（professional self）與個體我（personal self），因此，不必相互衝突，而是相互激勵。

護理實踐中，主要的倫理概念有下列四項：代言人（advocate）、負責（accountability/responsibility）、合作（cooperation）、照顧（caring）（Fry, 1994）。其中必然觸及人與人之間存在的倫理議題。當面臨困境需要抉擇時，首先要識別個人存在的影響因素，包括，確認情緒反應，探究個人偏見、文化的價值觀、開放人際間的溝通（杜，1994），這是指涉面對高層次自我。林、蔡（1998）的研究討論到，倫理困境涉及自我超越之靈性層次的探討。然而，自我的超越需要透過自我的反思（蔣、余，2001），反思是一種審視自我，回顧自己。就是讓人的良知參與，良知是行動的無上命令，主張做善不做惡。以價值爲主，珍惜生命。採取行動與否不是取決於外人禁止，而是個人內在愛護價值的立場；不是怕被罰，而是尊重自己懂得的可貴的價值。接受高層次眞誠自我的邀請、誘導，爲善。一直向上超越，相信我有責任、也有權利，去管理自己。

這種向上超越，讓高層自我管理自己的能力，是面對難處的倫理困境中所需要的，但是個人如何能達成？這是值得探討的議題。

曾經有一群四年級的學生，在專業問題研討的課程中，最初，指出要討論「護理人員是否有權拒絕照顧愛滋病人」，想要明白當時護理人員對照顧愛滋病人的抗爭活動，也想要明白自身的權益。當這六位同學結伴實地去病房觀察護士的照顧行爲，之後，她們自己決定改變立場，將題目改爲「如何照顧愛滋病人」，她們讓自己參與照顧活動中，同時，也努力化解周遭親人的憂慮。她們由在意自身的權益，超越到關心他人的立場。這樣的超越，也讓自身生活得更圓滿。

引導反思

反覆入院的成癮病人

某醫院的精神科急診，遇到一位反覆入院的藥物成癮病人。護佐對護理人員說：「他就是吸毒啊，一直來，一直來，這個不用顧啦，就是讓他回去，留他在這裡幹嘛？」護佐對病人的不友善，讓護理長感到困擾，後來就以說出病人的苦難，取代以言語規勸。護理長談到，「嘗試讓他們

（護佐）去短暫地了解這個人的故事……類似建立他們的同情心，當他們有一點同情心的時候，他能夠理解這個人……。」之後在急診室就減少了護佐對病人的責難。

骨折的性侵犯者（一位護理人員的自述）

我曾於臨床上照顧一個強暴犯，他號稱是「XX之狼」，他專門針對年幼少女下手。而這次送進醫院的原因是因爲他跳進別人屋內正對一位年只18歲的少女施暴，恰巧被人發現，於是被打到雙腿及骨盆骨折，送進臺大醫院急診室就醫。我生平最討厭強暴犯，故當我得知要照顧這個強暴犯時，心中眞是又害怕又討厭，眞的是很不願意照顧，但又不得不照顧。而平常照顧此類骨折病人時，我一定全套、全人照顧。但今天是要照顧這個強暴犯時，我眞的是很難與此種人溝通，更不想去照顧他的腿。心想這種人眞的是活該，乾脆死了算了，眞是浪費醫療資源。但之後又想到今天我是護理人員的身分來照顧他，他在醫院只是個「病人」，而不是「強暴犯」。病人應該受平等的待遇，不該有貴賤之分，這種複雜的情緒眞是難以用筆墨來形容。

照護一位犯罪者或不同價値觀的病人時，自己的情緒與個人內在、周遭人的態度關係爲何？如何調整自己，以勝任照護者的角色？

參考文獻

毛怡紅（1995）。自然的自然性及其意義。*中國現象學與哲學評論*，第一輯，現象學的基本問題（pp. 187-188)。上海：譯文。

李安德（2000）。*超個人心理學*。臺北：桂冠。

杜敏世（1994）。護理的困境與倫理。於陳心耕、張博雅、陳月枝、杜敏世、沈宴姿、陳玟秀合著，*護理學導論*。臺北：空大。

林小玲、蔡欣玲（1998）。探討加護護理人員其倫理困境與相關因素。*榮總護理*，*15*(4)，363-373。

蔣欣欣、余玉眉（2001）。護病間的互爲主體性。*國立政治大學哲學學報*，*7*，307-321。

蕭宏恩（1999）。*護理倫理新論*。臺北：五南。

Corley, M. C., & Raines, D. A. (1993). Environments that support ethical nursing practice. *A WHONN's Clinical Issues in Perinatal and Women's Health Nursing*, *4*, 611-619.

Forchuk, K. (1991). Ethical problems encountered by mental health nurses. *Issues in Mental Health Nursing*, *12*, 375-383.

Fowler, M. (1989). Moral distress and shortage of critical care nurses. *Heart and Lung*, *18*, 314-315.

Fry, S. T. (1994). *Ethics in nursing practice*. Geneva, Switzerland: International Council of Nurses.

Jameton, A. (1993). Dilemmas of moral distress: Moral responsibility and nursing practice. *A WHONN's Clinical Issues in Perinatal and Women's Health Nursing*, *4*, 542-551.

案例賞析篇

如果分析案例只是用於倫理的應用，就失去案例的倫理價值。提供案例，不是指出每個情況都有其個別性，對於實踐的問題都有其善意，也不是外人只能保持沉默，而是我們需要經由案例試圖引出能讓彼此繼續深思的問題。

第十六章 照護的苦境與美感

本案例以訴苦情的對話內容及照護憤怒老伯的經驗陳述，引導對照護者與被照護者立場與情境的思考。

照護者的訴苦情

「訴苦」是一種常見的情緒出口，醫護人員不只面對個案身體的病痛，也承擔許多情緒，因此醫療照顧其實蘊含著情緒的勞務。女書是婦女使用的文字，起源於明末清初的湖南省江永縣，當地女性用於抒發個人感懷、敘說他人生命經歷的訴苦情（或訴可憐）。某次，護理學院邀請劉斐玟教授關於女書演講之後，引發一場對話及後續的反思。

參與此演講之後的座談者分別是臨床護理人員（B、N）、護理老師（T、T_2、T_3、T_4）與劉教授（L），座談主持人T引導大家討論「女書」的訴可憐與護理人員處境的相關性。

一、網路世界的訴可憐

B　我值班時，有個家屬就一直罵護理人員，我去了解之後就對此家屬說：「這個老先生要換尿布，請你一起幫忙，」然後他就生氣了，他說我付1,500元的病人費，爲什麼這種事還要我們做？這種這麼髒的事應該是你們護理人員要做。那他罵了我兩個多小時，……過了半個月情緒比較好了，我在臉書上，寫我現在遇到怎樣的狀況，我很害怕我那熱忱不見了，……我很怕臉書上的人這樣回應我：你好辛苦喔，趕快走吧。

（略）

L　我覺得Facebook（臉書）現在都變成抱怨的一個地方，我有個朋友，他在Facebook上，他說他自己有什麼挫折，或是困難，一定等到自己找到一個出路，一個心理上的東西，才放上去，因爲他要讓大家知道，其實這個事情是這樣，可是我可以怎麼樣去思考。

（略）

T_4　可是我剛看到B，我覺得很棒是他在FB（臉書）已經有沉澱過，……那如果一群臨床護士下班就是在那邊抱怨護理長、病人，怎樣怎樣的，那時候就是沒有往內心，因爲那個場景大概也不太容易探討到內心。

T　家屬罵你兩個小時，你就站在那邊兩個小時讓他罵？你有時間給他罵？

B　因爲我是值班護理長，他已經罵普通病房的護理師罵半個小時，他們已經撐不住，請我趕快把他挪到其他病房。

T　所以你要看到那個家屬的憤怒。

B　我覺得他不能理解是我要幫他處理，我不能讓那個老先生沒有地方可以處理……，後來我打電話聯絡到他女兒，他女兒第一句話說：「那你找警察把我爸媽趕走好不好？」就表示說他以前就是常常這樣子。

T　所以他不是對護理人員，不是對護士，他是自己內在有某種情緒，某種東西。

B　我知道他也一整天沒休息，他也累了，可能家人對他的關注也不夠，他只要看到白色護理師的人（就開罵），對其他人就不會，對醫師也還好。

T 所以他有個出口，白色的衣服讓他可以有個出口，讓他自己的東西、他的情緒可以有個出口，他如果沒有那個出口，他也沒有女書，他能怎麼辦？

B 他沒有女書，我就只好靠臉書。（大家笑）

T 所以要常常寫日記，常常自我書寫。

情境反思

1. 網路世界的情緒書寫與照護有何關連？
2. 什麼是網路霸凌？
3. 請討論下述一件虐童案報導與評論：

2019年1月，國內虐待兒童的「肉圓家暴案」。一名男子因爲兒子代買的肉圓沒有加辣，情緒失控便施暴於妻兒。此事一出，席捲各大媒體版面。妻子也於事後公開指控丈夫過去多次暴力相向，孩子甚至向她哭訴「爲什麼要生下他？」、「很想死掉！」，並提供丈夫用鐵條打孩子的影片佐證。影片在網路上曝光後，引發公憤，更有網民肉搜出男子的住所，聚眾動用私刑。

根據聯合報2019年1月17日的報導，專家指出網路影片雖是求助管道，但網路上的資料無法抹滅，反而可能造成受虐者雙重傷害，不僅當時要面對事件造成的創傷，還要接受影片日後持續流傳，「過去永遠無法過去」。

二、用感情在做事

在經過幾位成員分享各自不愉快的經驗，話題來到護理人員的情緒與照護行動。

T_2 就是這些經驗，失敗也好，成功也好，就是把經驗弄出來，大家來討論。

T 開放式的討論，不是評斷式的討論。

T_2 現在大家都忙得要死，又要求那麼多，那個設計案例的人一定要好好的想。

L 而且我說實話那東西如果分享出來，會增加大家對護理人員的同理心，因爲我們大家不知道原來護理人員不只是在做專業的工作，他們是用感情在做事情。

T_2 會哭喔，我們會掉眼淚。

L 我覺得這東西是好，眞的是。

T_2 我們有時候會掉眼淚。

N 我們眞的是有感情，感情會帶動我們的氣場，我記得有一次有個病人在家裡把自己的臉戳到毀容，來到病房就是一般傷口護理，可是我覺得臉部不能用一般四環素塗一塗就好，我怕會長得滿臉都是疤，所以我對這病人產生感情，我天天幫他換藥。因爲很少處理臉部的傷口，我就打去問傷口護理師，我又把我要買什麼東西把它搞懂，看問醫生有些東西健保可不可以給付，很多東西都不會啊，可是因爲有感情（T_2：你care），你就會什麼都學，反正不會我就把它學會爲止，看到傷口一天一天長得好漂亮，就覺得好棒喔，好像自己的臉沒有被毀容那種感覺。

T 那對於那一直罵我的人呢？我怎麼跟他有感情。

L 我覺得不要理他，不然你會變成你自己的burden（負擔）。

B 我覺得一直罵我的那個家屬，他只是一個代表人物，……我很想用感情做事情，但是怎麼別人都用這種感情對待我，那我該怎麼辦？

L 這時候你要用理性去……。

B　理性就我還是需要這份薪水這樣嗎？（大家笑）

T　不是，可能是說他的憤怒不是對你，弄清楚他的憤怒是對誰或對事；然後你對他的這種情緒，受不了的這種感覺，你是對他嗎？還是你對整個制度？

T_2　對於你的憤怒，你自己也要研究一下。

T　你要研究他，你也要探究你自己，你才能夠看清楚。

情境反思

1. 檢視照護他人時，自身內在的情緒。
2. 情緒如何影響照護行動？
3. 如何安頓身心？

憤怒的老伯

醫院是讓人恢復健康的場所，除了醫師的診斷與治療疾病（disease），護理人員更關心病人的生病經驗（illness）。疾病，是客觀科學的認定；生病是個人主觀的體驗（蔣、盧，1996）。人文關懷的照護，重視個體面對疾病所產生的主觀經驗。護理人員如何能透過與病人的關係，引動病人自我照護的動機與行動？

一位罹患血癌而住院的老先生，住院期間遇到一位值得信任的護理人員，不僅改善他與生活世界的關係，也讓他不再自暴自棄，擔負起自己康復的責任，促進療癒的進程。

一位七十幾歲的老伯伯，首次在本院診斷AML（急性骨髓性白血病）打首次化療，住院期間我是他小夜班的主責護理師，伯伯剛入院的時候，對於罹患癌症處於震驚、否認期，心情五味雜陳，所以對於醫療人員其實是敵視的、是憤怒的，常常會有一些情緒性的字眼，後來在家人一番勸說之下，決定施打首次化療，在放置頸部中央靜脈導管時，因爲置入困難，所以其實他挨了兩針（身體損傷感），讓他除了敵視醫療外，開始產生不信任感。就在打完化療後，全血球低下，病況欠穩。

原本對於醫療不信任，加上頻繁的侵入性治療，還有血球無法恢復的情形，伯伯感到憂鬱、無望，覺得治療無法達到理想（目標、期望沒有辦法滿足），每天躺床不願下床活動，愁容滿面，家屬說他偷偷掉眼淚，還想要寫遺囑（自我貶值感）；而且醫師要求伯伯打完化療後要吃無菌餐，醫院的無菌餐其實很不錯，但是因爲他憂鬱的情緒影響，吃得很少，瘦了近20公斤，剩下45公斤左右。因爲營養不良，靜脈留置針置入困難，同事們都很害怕幫他打針，因爲他總是會說一些難聽的話，或是不相信較資淺的護理人員，擔心不能一針打上，他常常說：「可不可以找資深一點的人來打？」、「爲什麼我要一直受這種皮肉痛，你們不能一針就打到嗎？」對於打針也有很多要求、理由（溝通阻斷行爲），某一次我很幸運的一針打上，後來伯伯就特別喜歡找我打針。

因爲病況欠佳，擔心伯伯憂鬱的情形影響病情、預後，儘管上班奔波忙碌，下了班，我還是會擠出時間協助伯伯使用助行器下床，走到病房陽光室，讓他看看外面的風景、曬曬太陽，拿些最近的雜誌或是到院內圖書館借書讓他看，陪他聊聊天，轉移他的注意力，減少空白胡思亂想的時間。

每次的侵入性治療，他就會害怕、恐懼，要花上好一段的時間、耐心和他說明、溝通，又騙又哄的，一段時間下來的相處、了解，與伯伯建立了良好的護病關係，對於醫療的處置漸漸開始配合，也開始慢慢吃東西了。

兩年期腫瘤科訓練完畢，我要輪調至精神科，輪調前他難得感性，跟我說：「以後我就看不到張董了（他都這樣叫我）。」**我說：「你要快點好起來，然後可以不用助行器，自己走到精神科來找我哦！」**

輪調到精神科後的某一天小夜班，同事說白天的時候有一位自稱是我同學的爸爸來找我，但沒有留下聯絡方式和姓名，隔幾天小夜班我正在跟病人會談時，同事跑來說病房外面有個自稱我同學的爸爸要找我，到病房門口時我發現，是那位老伯伯。**他說：「因爲你離開前的那句話，所以我今天自己走來找你了……」**，白白的頭髮，八字眉，單眼皮小小的眼睛，操著一口外省腔，不一樣的是胖了近20公斤，從45公斤到62公斤，臉上堆滿了笑容。（懷萱）

情境反思

1. 老伯伯的情緒由憤怒至憂鬱，兩種情緒有何異同？
2. 如何轉換人的情緒？
3. 如何促進人的自我照顧能力？

倫理思量

照護之美，一種人性之美，如巴金在一篇散文中所述：

就是見了你，人馬上忘掉了自己，他底心高揚起來，好像受到了一次祝福，要把祝福再施給他人。總之，一切瑣碎的思念都沒有了，只想做一件好事，幫助他人，甚至不認識的人。你底美，就是這樣一種美。

此美感經驗不是視覺的，而是一種眞摯的身體經驗，透過美的眞誠學習面對生命的態度，一種有感覺的活著。康德分析人的審美判斷有四個特徵：有感反應（felt-response）、沒有規則性（absence of rules）、快樂感覺（a feeling of pleasure）、坐忘無私（disinterestedness）（林逢祺，2010）。美感經驗中想像力與理解力的運作達於和諧、自由的結果，產生一種自由與生命掌握在自己手裡的感覺，一種自在、一種快樂、一種美。一種有感而發的，不能以強迫的方式進行，只能透過指引與邀約；同時是與利害無涉、物我兩忘、超離利害計較的一種無限自由。

美感經驗中的和諧、自由，以及對自己生命的掌控感，有時候會出現在團體對話的場景。某次臨床教師成長團體的尾聲，成員E提到，痛苦會過去，美會留下，帶領者就問到，美，會是誰？這裡有美嗎？成員J隨即回應，每個人的經歷就是美，看到不同的經歷，讓我學習到，原來這世界上不只我會碰到這些事情，大家都會碰到，我不是一個孤獨或者可憐的人，……因爲這些經歷使大家變成更好的自己。成員D接著說，經驗痛苦本身其實就是一種美，就是你去承受它、面對它。……其實在分享的時候，那個瞬間都是有光芒的。……也許當下是眞的很痛苦，但是你走過去之後，其實那個都是非常的美。另位男性成員憶起成員G餵養孩子的經歷，補充說明照護的美，就像剛剛分享小孩啊、母奶啊，就可以看見母愛的美，表達出無微不至的照顧，從她的經驗就可以看到她是怎麼照顧她的小孩子，那就是美。（G1117-18）

照護之美，不是來自病人或家屬的讚美，而是一種親身投入後的有感與坐忘無私，爲他人的成就而感到快樂。一位非常不滿意自己身體功能的個案，住院約十天後，她告訴護理人員，「看你這樣看重我，我以後也要對自己好一點。」一個提供給癌症病人與家屬的支持性團體，在某次團體中，一位病人調整他的價值觀，提到：「護士對大家都很關心，不因爲人的身分地位不同，而受到不同的待遇，覺得人是平等的。」

當病人自己懂得「要對自己好一點」，當病人親身體驗到「覺得人是平等的」，藉由照護行動，讓人能愛護自己、相信世界。實現這種照護之美，需要善用生活與生病所導致的挫折憤怒。

最近工作中的挫折是什麼？自己如何應對？照護活動中存在的美感經驗還有哪些？

醫護人員照顧病人時，往往發生現實與期待的落差。這種挫折感導致的情緒，該如何以言語清楚有效的說出，引發理性思考的運作，調整舊習。書寫與對話的習慣，是利於鍛鍊自己的思考。

人是處於情境之中，心與境之間總有些無可奈何。有時，當前的受挫，不自覺地誘發未癒合的舊傷。舊傷可能源自職場，也可能源自個人生活，新愁與舊恨，使得自己難以跳出情緒的牢籠。因此，所有的健康照顧專家也無法自苦難逃離，都是負傷的療癒者（wounded healer）。然而，生活世界的痛苦、孤獨、疲勞和犧牲，又將是醫護人員產生悲憫（compassion）的源頭，培育療癒技藝的養分。讓自己的創傷成爲治療的泉源，並不是膚淺的公開個人痛苦，而是心甘情願地意識到，自己的痛楚與苦難出自人類處境的深處，沒有人能置身度外（Nouwen, 1998）。

成功的照護者，常常是負傷的療癒者，他們曾在童年或成年時期受過傷害（Vachon, 2001），然而，不畏於進入我們內在的中心，專注在我們擺盪不定的靈魂，但也用心於隨時準備好回應他人的需要。如同出自猶太公會（Sanhedrin）的一個故事：

祂滿身傷痕，與窮人坐在一起。其他人都一次解開身上所有的傷口，並準備包紮一個又一個傷口。但是，祂每次只解開一個傷口，然後才包裹那傷口，且自言自語：「或許有人需要我，所以，我必須隨時預備好，免得耽誤時間。」（Nouwen, 1998）

負傷的療癒者會邀請病人進入療癒的關係，有時無法治癒他人的痛楚，有時是需要加深其痛苦，使痛苦達到可以分擔的地步。藉由與病人分享痛苦，可以知道我們不必逃避我們自己的痛苦，但假如我們可以將這些痛苦轉化爲人生的共通經驗，這些絕望的感受也有機會轉化爲希望（Vachon, 2001）。

當我們於內心中找到一處停泊點，將能夠讓他人自由地、自然地、無所畏懼地在那裡活動、表達自己。因此，自身的存在將不再威脅他人、不再向他人索求，成爲一個吸引人的、能自在展現的存在。如果臨床專業人員願意自在地以自己的受傷作爲照顧他人的源頭，那麼就要以殷勤款待（hospitality）作爲主要的態度，殷勤款待是營造一個空蕩蕩的地方，讓人自由來去、親近或疏遠、說話和靜默，讓人可以找著自己的心靈。然而，如何安頓自己成爲一個具殷勤款待態度的人？當自身忙碌於例行工作之際，如何回應病人或其家屬的呼喚？

請在工作或學習場域中，找尋或營造一個和諧、自由的對話團體。

參考文獻

巴金（1992）。未寄的信。*當代世界小說家讀本47*（林春輝譯）。臺北：光復。

林逢祺（2010）。*教育規準論*。臺北：五南。

蔣欣欣、盧孳豔（1996）。健康疾病的文化觀與現象分析。*護理雜誌*，*43*(4)，42-48。

劉斐玟（2014）。*女書和女歌的文化心理情結：從「訴可憐」到「歌功頌德」*。*同理心、情感與互爲主體——人類學與心理學的對話*（299-348頁)。臺北：中央研究院民族學研究所。

Nouwen, Henri J. M.（1998）。*負傷的治療者——當代牧養事工的省思*（張小鳴譯）。香港：基道。

Vachon, M. L. S. (2001). The nurse's role: The world of palliative care nursing. In Ferrell, B. & Coyle, N. (Eds), *Textbook of Palliative Nursing*. Oxford, England: Oxford University Press.

第十七章 照護者的越幫越忙

倫理素養的提升，是源自照顧行動的體驗與省察，鍛鍊出深層的智性直觀，產生實踐的智慧。

每個照顧行動的展現，與個人及專業自我有著密切的關係。照顧者由感受引發對於個人的信念、價值、意願的反思，使專業自我能朝向超越性。照顧行動，所涉及的不僅是照顧者與被照顧者，其周遭的人事物，也影響照顧的行動。

本案例提供一個對話歷程的分析，以及照護立場的省察。

案例

一位負責安排實習的護理教師，處理學生家長控訴師生戀，周旋於家長、系主任、同事、學生之間，深感困擾。

在護病關係的討論課堂上，帶領者（T）引導三名護理人員進入對話。延續上週成員E所提出處理師生戀的困擾，之後，E分別晤談師生，但雙方均否認此事，又屢次接到家長電話，以及系主任要求終止此事件。討論過程中，G分享自身的經驗，提到必須看清對象的需求。E隨後逐漸釐清自己的立場，也引發G與F關注到自己同感爲難的處境。

（建議採取角色扮演方式閱讀案例：帶領者T，提問者E，分享者G、F）

E　其實談完之後，當然就是雙方（師生）都否認這件事情，包含老師也否認這樣的事情，我禮拜一跟老師談，老師是說沒有這回事，家長誤會了，禮拜二跟學生談，請他到學校跟他聊一下，他也跟我說是他媽媽誤會了這樣的事情，他也跟我陳述了一下。

T　你學到什麼？

E　後來，我一直覺得這件事情有點像〈羅生門〉（黑澤明導演拍攝之電影名稱），好像我們都會傳達給別人的是我們自己的想法跟價值觀，我們在聽別人說話的時候，是眞的有在聽嗎？還是在我們聽的過程當中，我們會針對他講的每句話，會去有個反應，就會想要去陳述我們心裡面對他這句話的想法。

T　你是說你自己嗎？

E　我是眞的有在聽嗎？還是我只是聽到片面？然後很想急於去解決這件事情，我就在思考這個問題，然後我眞的有聽出來他們講的是什麼？

T　那你聽到什麼？

E　我聽到什麼，其實我還沒有釐清，我只是心裡面有一個心情在告訴我，我聽到的……。

T　你會不會覺得你越幫越忙？

E　對，我就覺得好像我聽到的不像是眞實的東西，好像有某些東西是我沒有聽到的，我就在思考這樣的東西，我眞的沒有聽到什麼，感覺上我聽到了，可是我好像沒有聽到眞正存在的意義。

T　你聽到媽媽什麼？

E　我聽到了，我的感覺是聽到媽媽的擔心跟焦慮，我認爲啦。

T　她的需要是要有人處理問題，還是她是需要有人聽？

E　我剛開始以爲她是需要我去處理問題，可是因爲我後來跟那學生聊，之後我就覺得她是不是也想找個人說說她心裡面的焦慮，而且不見得一定要我去處理什麼事情。……因爲我覺得我需要去思考，應該說釐清我自己的思緒，再去想我眞的是需要跟他聊嗎？那到底是需要聊什麼？還是找他來說，而不是我跟他聊，聽他說，因爲我還沒釐清，我就還沒找他，對。

T　其他人有越幫越忙的經驗嗎？

G　太多的介入，只會讓對方來跟你們（「助人者」）說些他們（當事人）協調好的說法，就像當初跟我的前男友對外有一致的說法（回應周圍的反對聲音），就是要避免你們再來干擾我們，我不知道你（對E）的學生跟那位老師的狀況是怎樣，我把我那時候的經驗分享給你，眞的會有越幫越忙，眞的要看清楚當下的他們，才會知道他們（當事人）要的是什麼。

E　我只是當下覺得這件事你們（學生與其母親等人）吵得我好煩，我趕快把這件事處理完就沒事了。（其實沒有仔細推敲當事人的需求）

T　那你現在在幹嘛？

情境反思

1. G的發言，與E的困擾有何關聯？
2. E的助人行爲，涉及周圍哪些人事物？

繼續對話

E　現在應該是說我在想我到底要幹嘛，我可能會暫時不做任何回應，因爲我覺得我還沒去釐清一些我自己的想法跟思緒，而且我覺得在我還沒釐清之前，我實在是不適合再做任何事情。

T 這種東說說，西說說，都到我的耳朵來，這種經驗其實在臨床上很多嘛。

F 最近也聽到以前單位的一個同事，現在有一個醫療糾紛，就是人家會告到院長信箱，說要對這位以前同事提出告訴等等的……。

T 你怎麼知道這件事？

F 因爲那是我們以前單位的同事，然後學姊、護理長、督導大家都在處理這件事，先聯繫啊……

T 跟他（E）很像。

E 對，都在處理。

F 當下那同事他沒有覺得自己有做不對的事情，當下不願意道歉，……這件事情護理長跟督導還在處理的過程中，他們已經寫院長信箱了，所以前兩天就有紅色卷宗下來，他們要寫報告，這件事情要怎麼處理。……然後，最近要開始（研究的）收案，好開心喔，我又可以去接觸病人，跟他們聊，可是我又說我又會覺得很擔心，擔心我沒有辦法幫他們解決他們想要解決的問題，……我以前收案都是我們科內的病人，就是關係已經建立好，我們去收案的時候有一定程度的護病關係，他對你有一定的信任。

T 你那時候還是一個護士。（F於數月前轉至護理部負責研究工作）

F 對啊，我那時候還是臨床護理人員，那現在我覺得我也沒有care過他，我去的目的就是「你可以幫我完成那份問卷嗎」的這種感覺。……我自己會有那份擔心，我也不想要就是說，讓病人跟我接觸時，他問我什麼，我回答他：唉，因爲我不是照顧你的護理師，所以我也不是很清楚耶，我就怕那種感受，其實我自己也不是很好。

T　所以，你也是越幫越忙。

F　很怕啊，我就一直想說我要怎麼進去，進去到那樣的場景去做這件事情。

T　（問G）繼續教育有沒有越幫越忙？

G　有，就是因爲我現在的工作在推教育，就是臨床教育，我希望能夠更多元化，所以我們現在弄了很多不一樣的多元的教學方法，就是希望能夠讓臨床教師跟學生之間有更不一樣的互動，可是我們這一季在多元方法這部分的滿意度，有點讓我們小挫折，……他們是覺得很多東西我們都太理想化，在臨床上可能用不到，或是用起來反而更麻煩、更複雜，而且他們要去學更多不一樣的方法，他覺得他們負擔加重了。

T　今天是看見我們的角色，從別人的需要看到我們的角色，從我們的行動裡面看到我們還有進步的空間。

情境反思

1. 在閱讀下段文字之前，請先想像自身是帶領者T，揣摩一下自己在上述兩段情境中的感受及提問的立場。

倫理思量

一、對話的運作

人的生命存在，可區分爲客觀、主觀、超主客三種心靈境界（唐君毅，1977），由團體對話的帶領，讓人經過描述實際發生的客觀界的事物，進入主觀經驗的省察之主觀界，最後逐步進入第三者的立場之超越主客的角度，進行省察與期許。以下根據團體對話記錄說明三種心靈境界。

（一）**從客觀界的引導，思考外界的事情。**

由團體中的對話，無論是自己或其他成員間的發言，引導反思到自身、此時此刻，運用方式如下：

1. 凝聽事件：處理澄清師生戀之事實，卻得到師生雙方的否認。
2. 引動反思，詢問「學到什麼？」
3. 由共通性切入個別性，當其回應是「我們好像在聽別人說話的時候，……」，語句中使用「**我們**」，是以共通性遮蔽自身的體驗，不易進行反思。因此提問，「你是說你自己嗎？」開啓自我反思的訴說。
4. 確認其經歷的客觀事件，詢問其「聽到什麼？」

（二）**主觀界，由客觀界的事情引發產生主體的內在思考，反求諸己。**

5. 指出對其處境的感通，「你會不會覺得你越幫越忙？」
6. 引導探究他人的立場，「你聽到媽媽什麼？」
7. 由個人經歷切入普及性，「其他人有越幫越忙的經驗嗎？」不再針對其個人，減輕個人的壓力，使得E能勇於面對個人的情緒：你們吵得我好煩，我趕快把這件事處理完就沒事了。
8. 再次澄清其當下的主觀境界，「那你現在……？」

（三）**超主客界，超越自身與他人，進入第三者的立場，觀看世事。**

9. 超越主觀與客觀，再次轉進共通性，「其實在臨床上很多這種東說說，西說說，都到我的耳朵來的經驗。」
10. 其他成員分享工作中感到爲難的經驗一位提及前同仁被家屬告發至院長信箱的事件，護理人員不認爲說話失禮，拒絕道歉，並指出自己擔任研究護士工作中，必須進行收案的心理糾結，我擔心我沒有辦法幫他們解決他們想要解決的問題。還有一位擔任教學訓練的G指出其設計的多元方法，收到的評值滿意度低，他們是覺得我們的教學設計都太理想化，在臨床上可能用不到，或是用起來反而更麻煩、更複雜，反而增加他們負擔。

11. 共有的生存結構：**從別人的需要，看到我們的角色，從經驗裡不斷地學習，反省自己是怎麼回事。**

良好的照顧品質與合作性的溝通，促成以正向的觀點面對衝突。以破壞性角度面對衝突，通常是由於時間限制、角色衝突與權力不對等，而難以溝通。護理人員經常涉入負向的溝通，無論是與醫師、病人或同事衝突，這些衝突常導致護理人員無法致力於滿足呈現於眼前的各種需求，會發現自己不能設定或是達到可及的目標，因此持續著衝突中的負向循環。

團體對話的引導，不是在爭論衝突的建設性或破壞性，而是看到是衝突怎麼被框架。讓團體成員深刻地理解到衝突的個別性與普同性，以建設性的角度對待衝突，有助於形成優質的教育方式，學習分析問題及透過有效的合作過程管理衝突（Kim, Nicotera, & McNulty, 2015; Nicotera, Clinkscales, & Walker, 2003）。

二、照顧的有所為與有所不為

助人者的立場是蘊含著信念與價值的衡量（appraisal），進而出現行動的意向（Noddings, 2003）。照顧行爲，出發點總是良善的，希望療癒疾病、促進健康。照顧者所處的立場，影響照顧的行爲。當照顧者的立場是僅著眼於自身的需要，完全不注意被照顧者的處境，提供的照顧常是增添他人的不適，造成負擔型的照顧。若除了自身之外，並考慮被照顧者的處境，配合彼此的需要，產生一種締結型的照顧。若照護者能自我覺察，放下自身先入爲主的觀點，超越原有的立場，與個案處於互爲主體的交融（mutuality），能夠承受他人的脆弱，擔當他人的疾苦，產生反思型的照顧（蔣欣欣，2006）。

照顧行動中，照顧者與被照顧者彼此相遇。相遇之中，看見別人的存在，進入共存世界（with-world）。共存世界的關懷（care）具有兩層面的意涵，一是對物的擔心（concern），以及對人的關心（solicitude）。關心與擔心兩種不同的存在方式，是不能各自獨立的。沒有擔心是沒有關心的，沒有擔心的關心，是只關注自己，沒有關注他人。關心與擔心是直接而同時的，不是由擔心到關心，而是在我們共同存在的世界，就擁有自然而然直接了解人的能力。

而對人的關心，有積極或是消極的形式（陳榮華，2003）。

積極關心，含括體貼（considerateness）、寬容（forbearance）兩種模式。體貼是往後看，看他與世界的困難，設法替他解決；如果把一切困難都解決了，使他成爲依賴者、被統治者，會剝奪別人本眞的存在，他無需反省自己與世界的關係。體貼，呈現出相互受惠的照顧型態，照顧者覺得自己有所作爲，被照顧者也覺得稱心滿意。寬容是往前看，把他的存在還給他，讓他了解自己的存有。關心他當時的存在是否本眞的，跳到他的前面去看，這是能關注其當下的處境與未來的生活，不只由照顧者自身的角度提出意見，而是彼此共同探討困難與可行策略的反思型照護。

消極關心，呈現的是不體貼、不理會，即是懶於往後看（當下的回顧）他人生活世界的困難，也懶於往前看（當下的預期）他人的存在經驗。此時出現的照顧，只在應付現前的問題，常是讓人不舒服的負擔型照護。

靜下心，想一下：最後工作或生活中的照護他人或被他人照顧的場景。如果可以自己寫下來或與他人一起討論，不妨再觀察一下，由書寫或訴說會發生什麼樣的變化？再注意一下，書寫或訴說的方式，如何影響自己的心境？

本案例可參考照護行動的立場，人性化照護的感通，以及爲人與成己之間等篇章。

參考文獻

唐君毅（1977）。*生命存在與心靈境界*。臺北：學生書局。

郭昱沂（2014）。尼帕蜕：如蟲化蝶——流動在病者與醫者之間。載於劉斐玟、朱瑞玲（主編），*同理心、情感與互爲主體——人類學與心理學的對話*（207-260頁）。臺北：中央研究院民族學研究所。

陳榮華（2003）。*海德格「存有與時間」闡釋*。臺北：國立臺灣大學出版中心。

蔣欣欣（2006）。*護理照顧的倫理實踐*。臺北：心理。

蔣欣欣（2008）。情緒與護病關係。*護理雜誌*，*55(*1)，20-23。

蔣欣欣、徐畢卿（2006）。身心安頓的倫理技術。*護理雜誌*，*53*(6)，20-24。

Kim, W., Nicotera, A. M., & McNulty, J. (2015). Nurses' perceptions of conflict as constructive or destructive. *Journal of Advanced Nursing*, n/a-n/a. Retrieved from http://dx.doi.org/10.1111/jan.12672. doi:10.1111/jan.12672

Nicotera, A. M., Clinkscales, M. J., & Walker, F. R. (2003). *Understanding Organization through Culture and Structure: Relational and Other Lessons from the African American Organization.* Mahwah, N. J.: Lawrence Erlbaum.

Noddings, N. (2003). *Caring: A Feminine Approach to Ethics & Moral Education*. California: University of California Press.

第十八章 產前母血篩檢的照護難題

基因檢測是簡易的抽血技術，用以得知某些疾病的可能性。由技術與知識、技術與人、科技與生命的角度分別探究此項技術的發展與使用，衍生出許多值得深思和討論的醫療科技相關議題。

本案例以產前母血篩檢技術的推行，思考當今科技與照護的關係。

案例

一、技術與專業知識

（一）醫療知識傳遞

關於政府醫療機構說明產前母血篩檢，先後有不同的論述方式說明**唐氏症**，2002年「新婚優生保健手冊」的版本是「唐氏兒最主要是有智力障礙，也可能同時有許多生理上的合併症（如：先天性心臟病）。而這些病患終其一生均需要家人的長期照顧，造成極大的精神及經濟上的負擔……雖然高齡產婦生出『唐氏兒』的機會較高，但是80%的『唐氏兒』卻是由小於三十四歲之年輕孕婦所生。因此每一位懷孕的婦女都有機會生出『唐氏兒』。」

2007年「給準媽媽的叮嚀」的描述方式則是「大多數唐氏兒合併的畸形或功能異常是可以治療的，大大地提升他們生存的機會，而其智能障礙也能透過早期療育及父母的用心，也能有顯著的進步。」

情境反思

1. 請比較政府醫療機構於2002年與2007年介紹唐氏兒的內容，指出「母血篩檢唐氏症」所隱含的生命價值觀，以及兩者的異同？
2. 對於疾病（唐氏症）採用不同的論述，帶給民眾的感受與行爲有何差異？
3. 基因篩檢技術，屬於價值中立嗎？對醫療照護的影響是什麼？
4. 生物科技公司的營利邏輯、醫療的商業化，以及民眾的求醫行爲之關係爲何？

（二）防禦性醫療

法律與制度也影響諮詢關係中主體呈現的方式。一位生下唐氏症兒的母親訴說自己與其醫師相處的經驗，「後來當確定孩子是唐寶寶時，（產科）醫生僅是趕緊拿出母血檢查爲陰性的報告（僞陰性），告訴我他並沒有醫療疏失。我當然知道醫生沒有醫療疏失，我只是很喪氣，到頭來，連一個關懷與同情都沒有，只是趕緊撇清責任。」

爲了避免法律糾紛，醫療人員學習使用「低風險」的言語。對於產前母血篩檢的相同結果，過去使用的是「你的小孩還好，不用再做什麼檢查了。」反觀目前則是「你的小孩是唐氏症的『低風險』，但是不表示一定不是！」

情境反思

1. 具有遺傳疾病傾向的胎兒，是否該出生？
2. 防禦性醫療對於醫病關係的影響是什麼？
3. 產生防禦性醫療行爲的情境因素爲何？

二、技術與人

（一）孕婦的身體衝擊

當被告知產前母血篩檢的結果呈陽性反應，一位孕婦說出她當時在產科門診的情形，「那個時候我聽到了以後，我回來是邊走邊哭的！……醫生是很親切啦，只是我被嚇到了，根本不知道要問什麼？」另一位孕婦提到：「（聽到母血檢查結果）忍不住會發抖，就是忍不住，我就出來跟他（先生）講，我眞的很害怕。……禮拜六也是一整天沒辦法吃東西，到晚上睡覺時更不舒服。」

（二）孕婦的自我觀

產前母血篩檢，雖然只是簡單的抽血檢驗，不會傷及母體及胎兒，但是所提供的訊息，卻衝擊孕婦對自己的觀點，懷疑自己的體質有問題。

一位第三次懷孕的婦女，每次產檢均接受唐氏症母血篩檢，三次都是陽性。前兩胎都正常，顯示兩次篩檢結果是僞陽性，當她得知第三次檢測仍爲陽性後，接受訪談時依然憂心著胎兒的健康，甚至懷疑自己的體質，「人家就會質疑是不是妳本身基因有問題，那如果讓我婆婆那邊的人知道，那又更不懂，她會覺得我去娶這個媳婦，是不是有病，是不是本身基因就是哪裡缺陷……，即使現在小孩子非常健康非常活潑，還是會擔心自己基因會傳給他，好像掛著名牌，即使沒事，人家還是覺得掛著名牌。」

情境反思

1. 懷孕婦女通常對腹中的胎兒，有哪些想像與期待？
2. 篩檢結果對懷孕歷程的影響是什麼？
3. 唐氏症母血篩檢呈陽性反應後，孕婦多會接受羊水檢查以確認診斷，此檢查報告，需費時3至4週才能完成。這個等待報告的過程，孕婦及其家庭要面臨些什麼？如何面對？

（三）門診護理人員與孕婦

在產科門診，一位等候醫師告知母血篩檢診察結果的孕婦，描述自己在候診室的經驗，「……其實我很想知道，但是我又很害怕，我就在那邊拉扯，最後沒有問。其實，我也會去觀察她（護士）的表情，……。」

孕婦由揣摩護士的表情，想要預知篩檢結果；實際上，護士也在注意孕婦的表情。另一個產科門診，有位資深護士說道：「如果看到報告是不正常的話，不可以先講、不可以透漏任何消息，要先評估一下這個母親人格特質是什麼？然後等醫生跟她講完報告，她可能很depression，妳可能要適時的去介入。」

情境反思

1. 上述情境，有哪些語言與非語言的互動？
2. 此資深護士與該產科醫師之異同？
3. 專業人員如何提供訊息？

三、科技與生命

一位四十多歲的男性，他的前妻帶著就讀國小的兒子與女兒再嫁。最近個案接受基因檢測，被診斷爲亨丁頓舞蹈症（Huntington's disease）。目前住院，每天坐著輪椅，頭與手腳常不自主地扭動著，日常生活都需要協助，偶爾能以簡單字詞回答問題。照顧這個病人涉及倫理議題的討論。其中關於是否告知、何時告知子女自己罹患遺傳疾病。醫師提到告知個案子女時，需要考慮子女的年齡，即先要評估其認知發展的成熟度。

情境反思

1. 如果父母確定罹患遺傳疾病，是否告知子女？
2. 適合告知的時機？是否考量子女的年齡及其認知發展程度？
3. 如果遺傳疾病沒有任何治療方法，是否需要接受遺傳基因檢測？
4. 如果讓孩子接受此遺傳基因檢測，會出現是什麼樣的處境？
5. 失能者，是否有生育的權力？

倫理思量

篩檢提供知識的善意企圖，也可能導致災難。這項技術不僅可能讓懷孕婦女及其家庭產生不必要的焦慮，也讓醫護人員落入一種必須面對風險溝通（risk communication）的不歸路。使得危險的來源不再是無知，而是知識。此種醫療知識甚至具有「意識形態」的功能，製造出某種社會圖像，進而製造出市場需求，有時會促使某些檢測過早市場化，同時引發生命價值的爭議。

一、遺傳檢測與生命價值

由於目前多數產前遺傳檢測的疾病，沒有積極的治療措施，僅是透過技術避免生下殘缺的小孩，並建構某種論述，鼓勵大家接受此篩檢，因此不僅是法律制度，專業文獻與宣導文件也都出現支持遺傳檢測的立場，但是當篩檢成爲常規，無形中也塑造某種優生的生命價值觀。在德國曾以「基因檢測」爲題召開公民會議，其會議結果的報告書（蔣欣欣&張天韻，2004）提出人的圖像之觀點，值得參考：

一個人並不是他人期望或想像中順服的客體，也不可被化約爲統計數值。……同時，經濟與科技工業的影響力也如同宗教和媒體一般。

診療與生殖的新科技暗示了失能和疾病是可以被避免的，而只有正常、健康的人是有價值的生命，並且現今的社會要求一個標準化的個人。

沒有人應該被化約爲一個特點或弱點，一種疾病或殘障，每一個人都有權利以她／他完整的能力和弱點，被當作是一個全人（whole person）來對待和認知。寬容與理解是其中最重要的，人類生命的多樣性必須以所有的樣貌被接受。

——人的圖像：2001德國「基因檢測公民會議」

二、技術網絡

醫療診斷技術的發展，是存在於一個技術網絡之中，通常這個網絡中牽涉到專家、常民和技術，以及支持此技術的政策、研究、經費，我們對生命價值的看法也是構成網絡的重要基礎。網絡中每個實體的屬性並非來自內在，而是在被建構的關係中表現自身。

以「母血篩檢唐氏症」爲例，這些因素至少包含統計技術的標準認定和風險判斷、醫院內部相關規範和程序的建立、專業組織和認證制度的形成、各種宣導手段和論述，以及生物科技公司的營利邏輯等。當我們跟著技術發展的軌跡，勾勒出這項技術的「技術網絡」，我們就能夠理解，一項技術之所以成功，不僅僅取決於科學發展，更重要的是，這項技術如何建立起一個「穩固」的技術網絡，這是技術得以「存在」的重要基礎。

三、用「科技」解決焦慮？

形式上，基因篩檢可以避免產下異常胎兒的焦慮；實際上，卻也造就不少的焦慮。醫療科技不僅僅用來試圖解決孕婦的焦慮，更重要的是，醫護人員也希望透過各種更精確的科技或更細緻的操作來削減自身的焦慮，試圖避免「僞陰性」個案帶來的醫療糾紛。因此，追求篩檢率更高的醫療技術、更完整的篩檢程序和更「科學」的用語（例如「高風險」、「高危險群」等用詞），可能也是醫護人員試圖消除自身焦慮和保護自己的方式之一。

總結來說，透過「母血篩檢唐氏症」這個案例，我們其實已經可以看見，一項醫療技術的發展如何影響醫、護、病之間的互動，醫護人員可能試著藉由醫療技術來建立他們想要的醫護病關係，但也可能因爲無法掌握技術內在的邏輯，反而破壞了原先的醫護病關係。

本案例可參考生物醫學化對醫療照護的影響、DNR的倫理議題、思考死嬰的照護以及護理人員面對臨終的倫理自我等篇章，探討科技發展與照護倫理之間如何互動。

延伸閱讀

蔣欣欣、喻永生（1997）。唐氏症嬰幼兒父母認知眞相後之歷程。*護理研究*，*5*(1)，19-29。

蔣欣欣、張天韻（2004）。德國基因檢測公民會議共識報告。*應用倫理研究通訊*，*31*，62-69。

蔣欣欣、喻永生、余玉眉（2005）。剖析產前遺傳檢測之諮詢與倫理議題。*中華心理衛生學刊*，*18*(1)，65-86。

蔣欣欣、楊勉力、余玉眉、喻永生（2003）。由照顧情境反思遺傳諮詢的倫理考量——產前檢測的遺傳諮詢模式分析。*應用倫理研究通訊*，*25*，46-53。

第十九章 面對死亡的習題

我們對死亡的態度，會影響我們如何面對自己及他人的死亡。臨床上護理人員常常會面臨病人的死亡，除了不預期的自殺事件之外，即使是預知疾病帶來的死亡，都是不容易的習題。當得知病人的死期不遠，醫療團隊如何告知、如何看待病人剩下的日子，護理人員又該如何與病人、家屬溝通，如何與自己相處？

眞相告知

醫療場域中的眞相告知，主要是指病情的告知，由醫師對病人或家屬說明疾病的診斷或是預後等。理想上是尊重病人知之權利，告知病情，便於醫療團隊與病人配合著疾病診斷與預後，採取必要的照護行動。但是實際上，執行眞相告知時，往往出現許多非預期的狀況。

有時是在家屬要求之下，必須隱瞞病人實情；有時是醫師僅考量醫療技術成效，忽略病人生活世界；有時是護理人員察覺家屬逃避病人即將死亡的眞相，採取行動後，以致衍伸出倫理照護的困境。

一、真相或希望／避免被問的窘境

一位四年多前確診爲大腸癌的病人，歷經手術、化療後，日前又因嚴重腸阻塞入院，決定再次手術，但術後隔天傷口裂開、腸子暴露出來。專科護理師前往換藥時並與病人談論其病況，病人的妻子在旁使眼色。待專科護理師離開病房後，病人妻子追出來指責她：「腫瘤科醫師跟他說『做化療還有機會』，所以他一直抱著希望才可以活到現在。如果妳現在告訴他太多，會讓他失去希望，他會活不下去的……。」

一位資深的護理人員說：「如果病情不告知的時候其實會有很大的困擾。碰到這些病人的時候，每次去做治療我都會很害怕，希望他不要問我問題，我也會很快速的把事情做完離開、彼此的互動會變少，溝通關係建立上會變得比較生疏……。」

情境反思

1. 關於專科護理師在換藥時與病人談論其病況，您的觀點爲何？
2. 您如何理解病人妻子的指責？
3. 隱瞞病情，對照顧行動的影響是什麼？

二、失敗的家庭會議——醫師忽略病家的立場

醫師希望爲一位快90歲大腸癌末期的病人做腸造口，以減緩他的失禁性皮膚炎。舉行家庭會議前，醫療團隊有討論到手術風險；但在召開家庭會議時，醫師再三提出手術的效用，希望家屬同意手術，最後在護理長提醒下，才主動提到術後照顧問題。參與家庭會議的護理師回顧說：「他（醫師）一直在畫一個美好的願景給家屬，但家屬其中有提到說奶奶會害怕什麼的，但他好像沒有聽得很進去的那種感覺。」

情境反思

1. 身處於醫生和病人之間的護理人員，該如何擔任病人代言者的角色？

三、刻意責備家屬的舉動

一位加護中心護理師刻意向家屬透露病人在使用多種升壓劑後的身體狀態，告知家屬病人已經是重症末期，不應該再積極搶救：「故意翻腳

給他看說：你看這都黑啦、你看他的手都這麼腫啦，可是你們家人還是決定要讓他這麼辛苦啊，……在對話背後隱含的意義是想告訴他們家屬說：『其實你們不應該讓他這麼辛苦，其實你們做這個決定是錯的，就是不應該再這樣讓他拖下去……』我覺得我在責備他，我只是用我自己的方式，然後好像要告訴他其他的事實，然後是要讓那個做這樣決定的人知道說你這樣做是害了他。」而另一位加護中心護理師回應：「啊？那是責備嗎？可是當下我用意只是想澄清他的現實感，讓他（家屬）了解他（病人）的現在，我沒有去責備，我眞的當下沒有覺得我是在責備，我只是讓你了解你當初做的決定、你看到結果是什麼？」

情境反思

1. 在照護行動中察覺自己與家屬的照顧理念不同時，您如何處理？

臨終照護

倘若醫療照顧的基本理念是治療疾病、促進健康。那麼，死亡，意味著生命的終結、治療的失敗。臨終的現場不僅是挑戰著照顧者治癒疾病的理念，也衝擊著自身的生命價值。這種挑戰與衝擊的現場，教導我們什麼？

一、最後的禮物——求死的病人／遺體護理

一位資深呼吸治療師回憶她在加護病房與一位食道癌肺轉移末期病人筆談：「有一天他就是很喘，因爲已經水都淹滿了吸不到氣，他就寫一個字條給我說：死，可不可以讓我輕鬆的死？不喘的死？然後我就把這個訊息告訴主任，他就給病人很強的sedation（鎮靜劑），然後病人眞的就很peace（平安）的走掉，然後就是我覺得最近自己蠻有成就感的。」

加護病房護理師（B、D、E）在團體對話中提到遺體護理，認爲與病人及家屬相處是幸福的，而執行遺體護理（body care）是屬於護理人員的特權。

B　我覺得加護病房作body care時間（可以）花很久（相較B在普通病房的經驗），好好弄、弄漂亮。

D　有些護理人員就會權利下放，就直接打電話叫阿姨（護理佐理員）來，我就覺得這非常非常的……把護理最後的那一點價值……

E　把特權讓給別人。

D　對，都讓給別人了，你照顧他這麼久了，應該也是要跟他做一個護病關係的結束。然後你也想要送他最後一個漂亮的ending（結束），其實就是把他弄漂漂亮亮，然後跟家屬一起（做遺體護理）。

情境反思

1. 末期病人表達求死的願望，您會如何回應？
2. 身體的照護行動（如：遺體護理），蘊含著哪些心理與心靈意涵？

二、陪伴死亡——機構中的住民

長照機構的住民因身體功能急遽下降，需緊急轉送至醫院急診治療，一位護理人員（N）分享自己送住民去急診的情境。（L爲人類學者，T爲教師）

N　我剛好講到進入情感的部分，因為有時候其實自己已經進入那個情感自己沒有去發現，（L：對）我是想說有時候真的是，因為我是長期照護，長期接觸那邊的長輩，有時候突然就是我覺得我好像沒有特別對他好，就是一般的這樣照顧，這樣相處，然後我也不覺得我對他有特別的感情，但是在他送上救護車，嚥下最後一口氣的剎那，我就戴著口罩，我不知道為什麼我就哭了，而且他的外傭反而愣住了，不知道該怎麼面對我。

L　感情是一個兩難的東西，進退兩難。

N　不知道，就已經覺得不知道怎麼形容。

L　對，我們又要求醫護人員要有愛心，愛心就是有感情去做這件事情，可是妳同感病人之後，有什麼機制幫助你們出來？

N　我送完他就是陪他到急診室，儀容就是稍微幫他整理入棺，心情就慢慢比較好，然後等家屬到。

T　家屬到，你自己心情也……

N　比較平靜下來，但是他走的那剎那就很捨不得，突然就是之前照顧他的畫面都出來了，就在救護車那段過程當中。

T　我想接觸每一個病人，都是在我們人生裡面一個特殊的對象，我們已經跟他有關聯了。

N　幾年的時間，我們也是照顧過很多人，我也沒有覺得我跟他互動特別……我本來就比較感性，我就看到他走的時候就是一直回想當初他怎麼跟我們講他以前的故事，他以前還跟馬英九握手，他是做什麼，他講他自己的例子，突然間想到當初跟我們講的一些事情和一些過程，到最後他就是比較虛弱不能講話，差別就這樣子，整個過程就是會……我也沒有特別要去想，就是（他生命的場景）自己跑出來。

情境反思

1. 在救護車上，長照機構的護理人員，當時的身體感官經驗爲何？
2. 請描述曾經體驗過的一個死亡的場景與感受。

三、難以預料的死亡——夢中道別

一位學生夢到曾經照顧過的病人來他的夢中道別，便去醫院確認病人不久前才過世：「當下我所有的情緒都抽離了，只是呆呆地看著電腦，想著照顧他時的種種，還有他跟我說他放不下的什麼，那個晚上我哭了。後來去問了許多人，他們都說我太誇張，我也因此檢討了自己在治療性關係上的界線。後來在綜一實習，遇到兩位臨終的病人，一樣的心裡有些酸苦的情緒，但是我後來領悟了會走進你心裡的人，一定是你眞的用心照顧過或用心關心過的，面對走進你心裡的人離去，那些情緒都是正常的，心就是心，無法控制的平滑肌。」

情境反思

1. 面對照顧臨終病人的體驗爲何？
2. 照顧者，也可能是一位負傷者？
3. 負傷的照顧者，如何執行照顧行動？

四、護理人員不能哭？

……（教師討論）那有同學說，講到安寧，他說，他本來以爲他不能哭，他去了安寧之後才發現護理人員跟著哭，他說他好訝異，然後他最後說，喔，原來我們護理人員是可以哭的，……他覺得這樣挺好的，可以讓他宣洩，要不然他感覺是不可以哭的，……同學說，後來我看了老師的文章之後才發現，原來在面對死亡的時候，並不可怕，因爲他可以跟他感情投入以後，是可以超越自我的，他懂得怎麼超越自我，所以他不會哭了，他並不是沒有感情的，他是超越了自己，所以他沒有哭。

另一位教師回憶自己的過往，提到，學生時候，第一次看到病人哭，我就凍住了，我不知道怎麼辦，當時很自責，心裡想到護理不是要關心病人嗎？可是自己看到她哭，卻是傻眼站著旁邊……。現在想想，那時沒有逃開，安靜地站在床旁邊，還是正確的決定。

情境反思

1. 照顧經驗中，面對病人或自身流淚的場景爲何？
2. 哭泣或是流淚的行爲，涉及的那些情感、價值？
3. 沒有逃開，安靜地站在床旁邊。怎麼會是正確的決定？

倫理思量

面對死亡的習題，有一種說不出的感情，難做是與否的判斷，像是氾濫的感情，難以形容的感情。這種感情的綿延，像是無底深淵，是與他者連接的時間，與你形成一種沒有關係的關係，也是個人經驗的「敞開」（尙，2008）。

曾經有一位患者本身是一位護理人員，新婚不久，發現卵巢癌。住院期間，家屬堅持不可告知診斷，病人則懷疑自己是癌症，每天追問醫護人員，但聽到的總是檢查報告還沒出來等等搪塞之詞（蔣，2006，183-195頁）。

雖然，理性上，了解病人擁有知的權利，但是家屬基於保護的立場，要求隱瞞病情。社會學家分析癌症診斷告知的處境，指出彼此對於眞相出現不同的察識（awareness context），分別是封閉的、懷疑的、互相僞裝的、開放的四種歷程。雖然診斷告知是醫師的職責，但實際照護的活動中，無法僅是服從規範，還需要具有臨場回應的能力。過於服膺於規範，有時陷於應該照顧但卻無法照護的困境。

雖然在照護環境中的謊言與隱瞞，大部分是仁慈的、立意良好的和爲了維持社會功能，保護病人免於被壓力或是負面的診斷擊潰，但我們必須停下來思考，我們的作爲是爲了病人，還是爲了專業人員？或是由於保持善意的謊言，久而久之，也蒙蔽了自己？（Carter, 2016；Vries, & Timmins, 2016）專業人員需要能夠發展出具有批判性的反思能力，了解倫理上的脈絡、挑剔組織性與社會性的環境，這樣個人的煩惱才能夠昇華爲公眾議題（Goodman, 2016），避免落入只是聽從機構或制度而不去思考之惡（the banality of evil）（Arendt, 2013）。引導他人過程中，更重要的是眞切關懷、堅信生命的價值與意義、與盼望。因爲堅信生命的價值與意義，所以能持續付出眞切的關懷，引人超越眼前苦難或欲望的盼望（盧，1998）。

當家屬要求不可以告訴病人實情，醫護人員如果僅是聽從家屬的言詞，不深入了解家屬的擔心，就是一種平庸的照護。促進彼此對話的家庭會議，是提供解決此困境的出口。但是，家庭會議如何召開？

身爲陪伴在旁的照護者，時常隨著病人的狀況或情緒而起舞，彷彿兩者是一體的，所以照護者有時可能會被困在一些自己設想的情境，而矛盾、掙扎。正由於這些不安的情緒，迫使照護者正視自己與病人的關係，以及爲甚麼會出現複雜的感受，如果健康照護人員，善用照護情境中自身的情緒，能積累出生命與照護的智慧。倘若照護者不去正視自己的情緒，忽略自我疼惜，就落入北野武所描述的冷淡，如果以一種殺死自我的方式在顧及他人，一般會因爲疲憊不堪最後讓自己成爲討厭人群的冷淡傢伙。

照護者，如何自我疼惜？自我疼惜與自憐、自私自利有何差別？

參考文獻

尚杰（2008）。死亡現象學。In 楊大春，N. Bunnin, & S. Critchley (Eds.), *列維納斯的世紀或他者的命運：「杭州列維納斯國際學術研討會」論文集*（47-55頁）。北京：中國人民大學出版社。

蔣欣欣、廖珍娟、劉盈君（2014）。爲人與成己之間——面對他者的照護倫理態度（Between the Self and the Other: The Ethical Attitude of Providing Care to Others）。*護理雜誌，61*(2), 44-53。

蔣欣欣（2006）。*護理照顧的倫理實踐*。臺北：心理。

盧雲（1998）。*負傷的治療者——當代牧養事工的省思*（56-59頁）。香港：基道出版社。

Arendt, H.（2013）。*平凡的邪惡：艾希曼耶路撒冷大審紀實*（施奕如譯）。臺北：玉山社。

Carter, M. (2016). Deceit and dishonesty as practice: the comfort of lying. Nursing Philosophy.

Goodman, B. (2016). Lying to ourselves: rationality, critical reflexivity, and the moral order as ‘structured agency’. Nursing Philosophy.

Nouwen, H. J. M.（1998）。*負傷的治療者：當代牧養事工的省思*. 香港沙田：基道出版社。

Rolfe, G. (2016). A sacred command of reason? Deceit, deception, and dishonesty in nurse education. Nursing Philosophy, 17(3), 173-181. doi:10.1111/nup.12124

Vachon, M. L. S. (2001). The Nurse’s Role: The World of Palliative Care Nursing. In S. C. P. N. C. D. Department of Nursing Education and Research City of Hope National Medical Center Betty R. Ferrell Research

Scientist, Pain & Palliative Service Department of Neurology Memorial Sloan-Kettering Cancer Center (Ed.), *Textbook of Palliative Nursing*. NY: Oxford University Press, USA.

Vries, J., & Timmins, F. (2016). Deception and self deception in health care. Nursing Philosophy.

第二十章 不對等關係

在專業照護知識層面，醫護專業人員與常民之間，存在著不對等的關係。表面上是專業人員擁有的知識與能力，醫師具有處方權，護理人員擁執行權，都呈現專業的權威，但是病人持有接受或拒絕的權力。因此，專業人員與常民間實際存在著一種雙重不對等關係（double asymmetry），專業人員表面上擁有知識與技能，但當病人拒絕時，也是無助的受困者；常民在表面上是無知者，但卻是最終的抉擇者（Clancy & Svensson, 2007）。

這種雙重不對等關係，不僅呈現在醫病、護病，也存在於醫師與護理人員之間、生存與死亡之間，考驗著我們，也激勵著我們看見理性權力的限制，發現感知柔弱的力量。

一個人的死亡，掀起波波的漣漪震盪著週遭的人。面對親友自殺、病人自殺、醫療人員自殺，我們該如何自處？我們如何消化身邊的人選擇自殺的事實？有時，面對自殺，是否因爲把死亡當成是一個「事件」來看待，而鈍化了我們原本對死亡的強烈情緒。

本案例是出自團體對話，提供照護互動與罪責感的省思。

「你是病人，我是護理師」── 權力與無力

一位精神科護理師（I）在團體中描述病人被針刺傷後，自己與病人的衝突，以及後續情緒的發酵。

病人就跑來跟我講說，針刺到他的手，……我就幫他聯絡給專科護理師，看要不要打破傷風的疫苗，……我的病人就衝進護理站，就拍桌子對我講說，……你爲什麼要把事情嚴重化，你這個護理師無理取鬧，他還說，你這樣還可以當護理師嗎？……後來我就深呼吸，我就對著我的病人講說，你知道爲什麼我要這樣子做嗎？……講完之後，病人就要走，我就叫他回來，我就跟他講說，**今天因爲你是病人，我是護理師，所以，我不會當面這樣跟你衝突**，……當下呢，我是選擇相信他是有病的，但是他咆哮我的這件事情，整整讓我**悔恨**了十個小時，……我是帶著情緒回家，後來我的專師有跑來跟我講說，叫我不要想太多。

面對這位憤怒的病人，I觀察到專科護理師與自己不同的處理方式。之後，臨床教師（T、TC）引導I說出與病人衝突時內心的恐懼。

I　我不是被那個病人氣的要死嗎？然後，我後來就跟專科護理師講說你現在可以立刻下來六樓，跟那個病人好好會談嗎？那個專師非常資深然後很厲害，他來見到病人，顯得很擔心的樣子，就（對病人）說，「怎麼會這個樣子啊，怎麼那麼的不小心啊，會不會很痛啊？」我當下，我就在護理站裡面，心想說是要演多久，「下次要小心啊，啊！謝謝人家，那個護理師很用心，他有想到這件事情，跟人家說謝謝。」病人就說謝謝，「哎啊，要小心一點。」然後（下班後）我在遛狗的時後，我在想我一輩子都不會講出這種話。

T　我也覺得你剛剛講話非常的professional（專業）。

TC　因爲你是病人，所以我原諒你。

（略）

T　所以用理智在跟他的身體講話，……反而那個專師，是用身體的一種感覺在跟他互動，……這個理性有時候讓人家不舒服。

I　或許，但當下可以解決我的問題。

T　所以重要的是你自己的問題，你講給自己聽的。

I　對，因爲我害怕啊，他兇啊，所以我powerless（無力感），而且我不熟悉那個環境，我才在那邊支援兩天而已，所以我必須要這麼做。

I從訴說中，明察自己的情緒與處境。L由這段關注病人身體經驗的對話，啓發了自己的照護行動。在後續的團體中，L分享她將之實踐的事例：

那天要換床單，但是那個病人一直不起床，翻來覆去都不想起來，我就對她說：「小公主～～我們要換床單了喔！小公主要愛乾淨，所以要起床換床單了喔！」結果我這麼說，她就說：「好，我馬上起來」就從床上坐起來了。移動的速度我都覺得驚訝，因爲我以爲又要拖很久，她也很配合我把床單弄好。我以前是很費力地跟她說：「某某某，要換床單了，不換床單不行，很髒之類的」，就是用一個比較理性的方式去跟她說話，就會拖很久。（L）

情境反思

1. 「你是病人，我是護理師」的場景中，誰是主人？
2. 專科護理師與I的作法，有何異同？
3. 觀察自己從事照護活動時，使用的身體感知與理性思維。

護理師、醫師、自傷病人——相信是一種承擔

精神科護理師（M、J、K）討論自己與醫師面對自傷病人採取的照護行動不同，醫師習慣性選擇約束病人，而M試著相信病人、給予自由。

K　你信任了你的病人不會做出傷害自己的事情，所以就先不給予保護性的約束？

M　對。

K　啊！他們（病人）也給予同樣的回饋。

T（師）但是你這個相信之前，你要……？

M　我要先相信自己的專業還有相信我，某種程度的了解或是某種程度我可以掌握這個局面。那時候，其實那個醫師（看到病人情緒行爲的不安），他就說就打針啊。

K　打針？

M　約束啊，因爲他才來大概兩個禮拜，來這邊代訓的醫師，可能他的醫院那邊人力不足啊，就是會採取這種比較剝奪他人自主跟自由的模式，不相信他（病人）。

K　保護他。

M　對，就是保護他，就說好聽保護他也是不傷害他，也就是我們也不太相信他們說的話。他說那病人會傷害自己，然後他就說：「你敢這樣子把他放出，不把他約束、綁在輪椅上，然後放在護理站嗎？然後你要讓他在房間喔？」他就這樣問我，用了一個好像很驚訝的模式問我，然後我就覺得說，我就說，沒關係，但心裡也會有點驚驚，可是我還是，**給他、跟給我一個空間去信任或相信**。

J　所以，相信好像有一種含義就是說自己願不願意承擔這些後果，感覺是這樣，如果你願意承擔這些後果，你就會去相信病人。

T　相信自己的能力，相信自己，就算怎麼樣我都有辦法承擔。

情境反思

1. 指出上述案例醫師、護理人員、病人三者之間的關係。
2. 給他跟給我一個空間去信任或相信，意味著相信與信念具有何種關係？
3. 相信自己與相信病人的關係爲何？

生者與逝者——心中永遠的痛（罪責或愧疚感）

一位精神科護理師（J）回想照顧一位隔天將要出院的病人，向她要求約束自己，當時因爲忙於處理新病人，而未再追問原因，病人最後自殺成功。帶領者（T）與其他團體成員（C、D、Z），在團體對話中回應J的愧疚感。

J　病人跑來笑笑地跟我說：「J護士你幫我約束起來好不好？」我就說：「你沒事我幹嘛把你約束起來？」結果沒有三分鐘，學妹就接到電話，他從外面公共電話打來說：「B護士，謝謝你們這三個月的照顧，永別了。」這件事是我心中永遠的痛，覺得爲什麼當下我沒有放下手邊的工作，好好地看著他（問他）你爲什麼麼會這樣說？因爲精神科敏感度應該要夠。通常我們精神科不是都很會反問嗎？你爲什麼會這樣想？可是我當時就在忙新病人，我就選擇先忙完我手上的工作，我覺得我非常不應該。

（略）

D　不可能會有保護室保護他一輩子，所以不用guilt（愧疚感）。

J　我還是會罪惡，因爲我當下那個情境我認爲至少可以……，如果時光可以再倒流一次，可以讓我敏感度高一點，放下我手邊的枕頭跟棉被，也請新病人等一下，就問他一句「你爲什麼要約束？」

T　所以那個guilt是必要的，而且必要存在，我們也不需要把它殺死，讓它的在，成爲活著的一個動力。剛剛說guilt會變成一個資源，那個資源會讓我活著，影響我怎麼活著。可能也可以照料我自己，所以我們也不用擔心J。

J　我一直提醒我自己這種敏感性要增加。

C　我覺得比較重要的是我們怎麼去面對它。

Z　每個人解釋罪惡感都不太一樣，不管你的罪惡感是驅力，還是怎樣，它會驅動你往前或往後。

情境反思

1. 愧疚 / 罪責感與生活的關聯性爲何？
2. 回顧自己生命裡的愧疚/罪責感，以及它所帶出的正面與負面影響。

生與死的連結——校園自殺的社會劇

這是一個關於校園同學自殺後的故事，Y是校園中的一個學生，某一天，他自殺了，在每個同學心中拋下了一顆震撼彈，所有同學以及師長都是漣漪中的一份子，不論生者與逝者的親疏遠近，自殺都在每個人心中留下了震撼、不捨、自責的感受，同時也隱含著對逝者的無法諒解。

社會劇的課堂上，經由不同場景中生者與死者的角色扮演，彼此梳理著創傷的混亂感覺。這場社會劇，沒有腳本、不帶預設，我們沒刻意做什麼，只是順著同學的感受，去調整社會劇的頻率和步調，試圖貼近我們在這事件中的感受，試圖理解每一波漣漪在被震盪以後，發生了什麼。

Y爲逝者，C和P皆爲Y的同學，此場景由C扮演逝者。後來的劇中也請P進入Y的角色。

其中一段關於【初始角色扮演：我害怕他們太過重視你的生命】的對話，

P　這個世界眞的沒有一點點可以讓你留戀的東西嗎？

Y（C）　我覺得已經沒有了，死亡應該是最快樂的結局吧！

P　那你活著的感覺是什麼？你每一天過的生活是什麼？

Y（C）　我只是覺得我好像什麼都做不好，好像所有的人都討厭我，好像連上帝都拋棄我，我覺得死亡應該是最溫暖的方法。

P　我之前讀過一首詩，是潘柏霖的〈我們要如何知道自己能控制自己的生活〉，裡面有一段是這樣說的，他說：「我害怕他們太重視你的生命，可是卻忘了動物園令人著迷的原因，（哽咽）就是一隻又一隻動物被困在不屬於牠們的城市，哪裡也不能去」。

Y（C）　我眞的已經無法承受一個完全不受控制，我連我自己的生活、我自己的情緒都沒辦法控制住，我覺得我已經待不下去。

P　我不知道我要說什麼，其實我沒有權力講什麼，我們眞的不算認識，也不是那麼熟，只是互相知道對方而已。可是我覺得那是你自己的選擇，身爲你身邊的人，我怎麼尊重你的選擇？

接著同學由難過、震驚、責怪死者、自責、想拉住死者，到最後去思考「爲什麼要拉住他？我們該如何尊重他的選擇？」

【離開角色扮演，回到大團體討論】

N　我不知道你（指T）想拉住他，是因爲身爲他好朋友，或是欠他一碗麵，或是單純因爲你走過這樣的經驗、所以認定他不可以這樣，所以帶著愧疚感跟一定要幫忙的責任？

C　這件事情我最不能接受的是，一個好好活在世界另一個角落的人，有一天你就知道你們不可能再見面，這對我而言是最大的震撼，我很自責沒有任何一個機會跟任何一個跡象知道他發生這樣的事情。

P（Y）　在那種狀態下，眞的是什麼都聽不下去，他們愈拉我，我就愈不想被拉著。

C　可是我覺得應該要拉他一把。

師：你剛剛說「愈拉我，我覺得愈累」？

P（Y）　到後來連叫都不想，現在只有一個目標這樣。

師：特別是當你目標已經達成、已經死亡了，可是你看到人世間這些人還在這裡拉呀、動啊、吵啊、煩啊。

P（Y）　天堂那一段，我一下就哭了是因爲，那個瞬間我沒辦法分辨我是Y，還是我是我自己。其實有時候會覺得，在很不開心的時候，會覺得死亡是最快的方式，N剛剛講說：「你看這個世界還是沒有停止運轉」，那時候就覺得有點失落吧！如果我現在自殺，是希望這個世界可以給我更多關注的眼神，可是這個世界還是沒有停止運轉，大家還是過他的生活，學校還是長那個樣子，沒有事情可以因爲我的消失而有所改變。如果是我自殺，我上了天堂，我會怎麼看待我從天堂看下去，那個還是一樣照常運行的世界？

（略）

P　以前我高中同學過世時，我剛好看到這首詩，然後就一直讀那一段，「我害怕他們太重視你的生命，卻忽略了動物園之所以令人著迷的原因，就是因爲一隻又一隻動物被關在不屬於牠們的城市，哪裡都不能去。」其實那時候讀完還是有很多疑惑。因爲我不知道爲什麼要有那麼多防治或自殺專線？爲什麼一定要把他們拉回來？我到現在還是覺得爲什麼要這樣？如果一個人下定決心，這就不是屬於我的世界，爲什麼還要一直把他拉住？

情境反思

1. 每個人想死的原因都不同，你怎麼看待自殺這件事？
2. 曾經歷親友或病人自殺，如何對應？
3. 無力挽救生命的感受是什麼？

倫理思量

人降生於世的初始關係是母子關係，母親，不僅是嬰兒最初的接觸者，欲望的對象，並且是對話者、照顧者、有意義的他人、同感的理解者、鏡子，更是一個安全的堡壘，提供著探尋的勇氣、現實的限制、適當的挫折。因此，母親，不僅是一面反映出自己的鏡子，更要能照現出非我（not-me）的世界（Benjamin, 1988）。嬰兒要能認可母親是不同於自身的個體，母親也要明白自己的處境，提供嬰孩關愛，但不是一味迎合嬰兒。嬰兒與母親在彼此相異中的相互認可，建立出信賴感，促成彼此的發展。

自我的發展是基於真誠的面對真實，而不是建立自己的投射。透過與外界的關連（object relating），包容異於我的他人，才能創造性地使用（object-using）人我關係（Winnicott, 1971）。只有能認可世界的多元性，去除自以為是（投射）的觀點，才可能創造性地使用外界（團體）。上述第一個案例中，L面對不肯起床的女孩時，能將團體經驗與自身處境做連結，進而創造性的使用團體經驗，改良自己的病人的互動模式。這個歷程是先要打開心胸，勇於否定自我內在的觀點，才能看見外界樣貌的呈現。如同一位夠好的母親，提供一個安全堡壘，讓孩子能相信自己，負起解決自己問題的責任。

安全堡壘是指，夠好的母親，提供溫暖的胸懷，適時的給予嬰兒懷抱與呵護。「懷抱／護持（holding）」是兒童精神科醫師Winnicott於1965年提出，認為母子關係的氛圍影響嬰兒的成長，母親看到嬰兒的需要而直接給予滿足，使嬰兒感到世界是安全的，而勇於試探環境；「呵護/承擔（containing）」則是團體治療師Bion於1961年提出，指較大嬰兒遭遇挫折或衝突時，因為不能言語，經由母親代為說出心裡的苦惱而解困的母子關係，傾向於面對衝突時，對異於己者的承接與包容。護持，多以非語言的方式呈現；承擔，多以語言方式呈現（Moss, 2008）。

反思團體，可以像母親一樣，懷抱與呵護著照護者存在的處境。當團體帶領者能營造安全的情境時，讓人願意冒險分享內在的受傷經驗，放棄固有的自我保護，嘗試新的行為；此外，團體進行過程中，可能出現難以承受的情緒，此時，更需要一個良性的情境，承擔著照護者的苦情及自我的運作過程（Livingstonn, 2009）。團體並不出面解決問題，而是讓成員在團體中，自己找到解決問題的方式。在第四個案例，生與死的連結，團體帶領者（師），並未解決問題，而是陳述現象，讓說話者再次看見處境，加以理解，進入言說的對話圈。

適切的情緒與正確的知覺是提供良善的照顧之必要元素（Scott, 2000）。因此，情緒教育是發展倫理能力的重要元素。好的情緒教育，就是在發展一個懂得彼此尊重相互學習的態度，也就是將面對病人時出現的你我他〈她〉三位一體中的「我」先照顧好，讓「我」有能力適時進出「你我」、「他我」的照顧情境。

身邊的人自殺後，留下情緒強烈的我們。很多的「爲什麼？」瞬間一擁而上，經過社會劇或角色扮演的活動，讓哀悼者與逝者的生命有個連結，取消生與死的斷裂，每個人得以進入創傷事件去回溯自己當下劇烈的感受，並且試著進入逝者的角色，與他人對話。除了處理自身的情緒，也深入思考生命到底是什麼？生命是否有自主權？這樣的討論讓「自殺」不會只停留在單一點上，只有討論如何防範、自殺是錯的等等，這樣的討論讓自殺的觀點得以延伸，並且思考「爲什麼非要阻止不可？」而他人如果自殺，我們會陷入無限自責迴圈中而無法跳脫。這並不是說我們不反對自殺，而是除了討論死與不死的非黑即白以外，有沒有新的視野來看待自殺？

自殺不應該只被當作一個「流程」來處理，啓動通報、寫報告、談自殺預防，好像我們是在處理「事件」，而較少著重在「人」；這些流程以往也較著重在「我們應該做什麼來預防自殺」，而較忽略了「我們從自殺裡感受到什麼」。但逝者是人，我們也是人，我們不可能忽略感覺，而只忙忙碌碌地做著流程中的例行公事。

參考文獻

Benjamin, J. (1988). *The bonds of love: psychoanalysis, feminism, and the problem of domination*. United States: Pantheon Books.

Clancy, A., & Svensson, T. (2007). Faced with responsibility: Levinasian ethics and the challenges of responsibility in Norwegian public health nursing. *Nursing Philosophy, 8*(3), 158－166.

Livingstonn, M. (2009). Reflections and conceptualizations: A professional Odyssey. *The journal of the eastern group psychotherapy society, 33*(1), 7-26.

Moss, E. (2008). The Holding/Containment Function in Supervision Groups for Group Therapists, *International Journal of Group Psychotherapy, 58*, 185-202.

Scott, P. A. (2000). Emotion, moral perception, and nursing practice. *Nursing Philosophy, 1*, 123-133.

Winnicott, D. W. (1971). *Playing and Reality*. New York: Routledge.

附 錄　難搞的病人——護理倫理課堂對話

「之後如果遇到難搞的病人，我還是會去關心他」

——20161006，靜

時間：2016年10月6日

地點：陽明大學護理館

人物：一位教師與八位護理學系四年級學生

內容網要

一、遇到難搞個案，有解嗎？

1. 吐口水的病人
2. 冷漠的病人

二、遇到難搞個案，要換嗎？

1. 換個案：家屬拒絕護生／老師的意見
2. 護生的自我安撫
3. 換個案：家屬質疑護生／老師的回應
4. 不換個案：護生的立場／我了解他
5. 不換個案：護生的轉念

三、護士的情緒

1. 護士也是人，也有情緒

2. 了解病人生氣的對象

3. 情緒的累積與爆發

4. 不是針對我：能夠分辨病人的情緒對象不是自己

四、對話後的學習

1. 勇敢嘗試

2. 與自己對話：先尋求自己內心的答案

3. 與他人對話：觸發自己新的思考

課程說明

護理倫理是護理學系四年級的必修課程，2學分。18週的課堂，授課方式包括講授、影片觀賞（女書回生、薩爾加多的凝視、越過死亡線）、課前閱讀與案例小組討論（七次）、分組報告。32位修課同學，分為四組，每組由一位教師及8位同學組成（文內以英文字母代表之）。教師於第一堂課，說明分組案例討論進行方式（見表8-1）以及上網繳交每次討論後的心得。主席與觀察員由學生擔任。本紀錄之逐字稿由助理協助完成。

本案例是出自第一次分組討論訴苦情的案例，該次課程進行100分鐘。本文依團體進行的順序，整理主題摘記與描述（表一）。

表一　難搞的病人——討論主題

主題	內容重點
一、有解嗎？	1. 吐口水的病人 2. 冷漠的病人

主題	內容重點
二、要換嗎？	1. 換個案－家長拒絕護生／老師的意見 2. 護生的自我安撫 3. 換個案－家長質疑護生／老師的回應 4. 不換個案－護生的立場／我了解他 5. 不換個案－護生的轉念
三、護士的情緒	1. 護士也是人，也有情緒 2. 了解病人生氣對象 3. 情緒的累積與爆發 4. 不是針對我
四、對話後的學習	1. 勇敢嘗試 2. 與自己對話 3. 與他人對話

一、遇到難搞個案，有解嗎？

1. 吐口水的病人

W（主席）邀請大家分享自己的實習單位是否有「對醫師或護士開罵」的病人。J提到有一個生氣會對大家吐口水的病人，病人40歲，下半身癱瘓，四肢萎縮，需要別人餵食，他會罵醫生、罵護士、罵看護，也會對護生生氣，會說「什麼都不能吃，那你乾脆讓我回家死一死算了」。有一次，病人因為灌腸很不舒服而想反抗，醫護人員把他綁起來，治療完大家就走了，但那天是J實習的最後一天，所以J最後還是走進去安撫病人，沒想到這位難搞的病人說………

J　他說，其實他不是故意要兇我，也不是故意要兇大家，他只是覺得他很不舒服，他還跟我道歉，他還哭了，我有點不知所措，他問我明天可不可繼續來照顧他，可是那是我實習最後一天，我覺得有點尷尬，我就跟他說「我今天最後一天，可能沒有辦法。」他就說「那你之後要去哪裡？」，我就說「要去這邊的另外一個單位」，他就說他希望我可以常常回去看他，因爲**他說我是唯一有在關心他的人**。

師：他在你面前哭，你自己的感覺怎麼樣？

J　當時的感覺是眞的覺得他滿可憐的，大家都有點誤解他。學姐沒有時間去陪伴病人，會覺得「這就是個很番的病人」，而且連看護都疲勞轟炸不想照顧病人，坐在外面都不進去病房，可是我有寫小卡片給看護，說我覺得病人也不是故意要兇她，最後看護有聽進去，我後來要走的時候也對著我哭。這個病人給我滿大的影響是，**之後如果遇到難搞的病人我還是會去關心他**。因爲關心好像都還滿有用的，病人會對我們釋出善意。

2. 冷漠的病人

W接著提出另一個病人，惡性腫瘤，對外界的態度不是憤怒，而是冷漠，學姊交班都會說「那個病人不要理他」。但不論這個病人要做什麼大檢查，身旁總是沒有家人，都是W陪伴在側。

W　我有感受到他很需要情緒支持，雖然他對我也很冷漠，但我不斷的陪他聊天，我覺得他有比較信任護理人員。從一開始的冷漠，到後來他會說「妹仔可以幫我買個綠茶嗎？」他那時候感染一直在發抖，他覺得他是個男人、不可以哭，也不能跟媽媽說這其實是很惡性的癌症。有天我正要出去的時候，他跟我說「很不好意思，我很難開口，但我想請你幫我穿襪子。」**當下我很感動，他**

很不習慣表達他的情緒，因爲他平常習慣用抱怨掩飾他內心的脆弱，但當下我有感受到，他會小小聲的跟我說「剛剛謝謝你」之類的。（註1）

註 1：「遇到難搞個案，有解嗎？」解析

難搞的病人與忙碌的護士常常形成兩條平行線，因爲病人難搞，護士又很忙碌，所以我們常常會對這樣的病人下一個結論：「不要理他」。但是在「吐口水的病人」案例裡，即便病人罵遍了所有人和所有事情，J仍繼續照顧著病人，他的理由是「如果我不關心他，就沒有人關心他了」，他不放棄任何一個病人。病人一開始很難搞，看起來是個不配合治療的人，沒人想理他，但因爲護生的不離開與堅持留下，某一次的照護場景發生轉化，病人說出自己眞正的心聲：「我不是故意要兇你們的，我只是很不舒服。」就像是一個母親在足夠的等待後，孩子突然間可以說出自己的感覺一樣，原先令人煩躁的一切突然有了轉變。由此可見，「照顧本身是一個過程」，前面也許令人煩躁，但在歷經護生溫和、堅定、持續不斷的照顧後，病人終於可以用「成人」的方式表達自己的想法，關鍵在於我們是否有足夠的耐心等待。這也促進我們思考，臨床上的忙碌常催促著我們做事情要「快、狠、準」，使我們常常忽略「耐心、等待」的重要性。

J和W的分享開啓了一種思考「如何面對難搞的病人」的對話，接下來同學們便開始討論自己曾經碰到難搞個案的經驗，進而思考「遇到難搞的個案，要換嗎？」的議題。

二、遇到難搞的個案，要換嗎？

1. 換個案——家屬拒絕護生／老師的意見

接著前面的討論，Y（喻）想起自己實習時也照顧過一個1歲罹患水腦的女孩，與父母相處時最讓他感到挫折，因爲技術不純熟，父母常常會跟他說「你不要碰！叫你學姊弄！」讓Y覺得父母好像有點針對自己。後來，在老師建議下，Y換了個案。Y經由這次的同儕討論，反思換個案的舉動。

Y　老師問我說要不要換個案，我當時也沒有想很多，只覺得我也無法完成照顧個案，老師也叫我不要太在意，有可能他爸媽只是把沒照顧好這個小孩的自責跟緊張轉移到我們身上。**可是剛剛聽下來，會覺得我當時換個案是不是選擇逃避？如果我再多花一點時間去面對他的父母，或是透過某些方式化解他們的自責，然後再避免他們的負面情緒轉移到我們護理人員身上。**我那時候是沒有想那麼多，但是聽完靜和欣分享後，我才有這樣的想法。

師：你在問大家嗎？你剛剛分享經驗是想聽聽大家的想法嗎？

Y　**因爲J和W都不會只有用很負面的想法去看待病人的動作，比如說排斥、抵抗或是罵，**都不會。我那個時候是比較沒有去尋求其中的問題是什麼，就換了個案。

師：如果重頭來一次，你會繼續，你不會接受老師的意見？

Y　那個時候我只照顧了大概第三天我就換個案了，**如果可以的話希望可以再試久一點，**再試試如何突破家屬對我的防備吧。

師：同學有什麼想法？

I　因爲剛剛聽J和W講的，感覺都像是他們**有在照顧的過程當中看見病人在話語底下要表現出來的情緒，就是可能是他的不舒服啊，或是對疾病的害怕。**我想知道瑜那個時候有發現家屬是自責還是什麼的感覺嗎？

Y　其實我那個時候沒有這樣想。

I　**那如果你當初有發現他父母是自責的話，你會不會繼續照顧他**？

Y　會想要再多試試看吧！如果他今天那些東西不是只有針對我的話，那就表示其實我不是眞正最大的問題。

2. 護生的自我安撫

聽見Y的分享，同爲護生，X似乎想要安撫Y，這也發揮了同儕討論的支持力量。

X　我每次實習的時候都在想，他們不想給護生照顧是他們的損失，因爲我們本來就會做錯很多事情。但是**把自己想得比較優秀一點，這樣在做起事情來的時候，我覺得自己心裡也比較好過啦！**

師：我們比較優秀（欣：自我催眠），優秀至少要有具體事實，才能催眠成功啊。

（同學笑）

U　其實我還滿認同你講的，可是我覺得不是優秀。接受護生照顧的病人，無形之中他會收到很多好處，會有preceptor（臨床教師）特意過來看一下，護生也可以給他更多情緒支持，有很多無可取代的好處。我們是護生，可能確實還是有些東西比不上專業護理人員，但是我們可以帶給病人很多資源。

3. 換個案——家屬質疑護生／老師的回應

Z和Y有相似的經驗，Z也曾在兒科實習，因爲發藥時，會吵醒病人，媽媽會說「可不可以叫學姊來做？因爲他在打化療，可不可以不要在化療期間讓護生來照顧他？」Z便尋求老師的意見。

Z　那時候**我有去跟老師詢問要怎麼辦，老師就給我一個回應是「那家人本來就有點問題」（笑），叫我直接換個案**。在病人或家屬不信任護生的經驗當中，我會想要詢問別人的意見，我會找老師或是朋友，看我哪裡可以做得更好。有些老師會跟我說我哪裡可以做得更好，可是也有老師什麼都沒有講，他只有告訴我那家人有問題，然後就結束，對我來講是對這件事情沒有幫助的東西。

4. 不換個案——護生的立場／我了解他

Y和Z都是以換個案來應對父母的不信任，J則提出自己當時不換個案的考量是什麼，雖然J和吐口水的病人之間的相處也是起起落落，但他還是堅持下來了。

J　**其實中間老師有問過我要不要換，我那個時候是覺得，病人其實對我沒有那麼不友善到讓我想要換個案，所以我是跟老師說「沒關係，我可以再試試看」**。其實那個過程超複雜，中間我覺得他好像有對我敞開心房，可是後來因爲他抽血的data是高血鉀，高血鉀有一套很麻煩的治療流程，要打點滴、讓他灌腸，他一天被灌了三次腸，整天大便的次數是17次。好不容易關係變好了，可是因爲讓他很不舒服，所以好像又回到原本的樣子，他就對大家都很兇，那時候老師也有再問過我一次我要不要換個案，但那時候我是覺得，**我都照顧他這麼久了，我算是對他有一點點了解，如果我換個案的話，可能不會有其他人會想要去關心他，所以我還是沒有換**。最後我覺得沒有換是對的，其實快結束的時候雖然有點感傷，但現在想起來會覺得是開心的吧，**覺得好像有做到護理該做的事情，在照顧那個病人的時候**。

5. 不換個案——護生的轉念

聽完J不換個案的考量，W也提出自己當時堅持下來的理由。我們可以看見，同樣都是面對病人的拒絕，但每個人應對的方式都不一樣。

W　照顧剛剛說的那個癌症病人時，一開始會覺得有點受挫。他那時候說他要出去散步，推著他的點滴架往外走，我問他「要不要陪你去？」後來才知道他每次出去都是要去抽菸，可能覺得我跟他去的話，好像是在監視他，所以那時候我開口提出來要跟他去的時候，他就說「我想要自己一個人靜一靜可以嗎？」可能剛好也有發生一些事情，他說「如果你有什麼問題，你就在病房問就好。」我就有跟他澄清說「我沒有要問你問題」，他就是防備心很重，覺得「我自己一個人就好」，我當下被拒絕會覺得受挫，但是我會想說，**他可以擁有自己的空間和時間，我沒有必要強制**介入。但是過了受挫的那個時期，後面就覺得比較好。（註2）

註 2：「遇到難搞個案，要換嗎？」解析

聽完W和J的分享，Y開始省思自己實習時爲什麼會輕易的換個案，遇到困難就換個案，可以立即解決當下的問題，卻也是一種逃避。I自發地詢問Y若當時知道父母的生氣可能不是對自己，而是疾病的恐懼和害怕，是否會願意留下來繼續照顧病人，Y表示願意試試看。這裡的討論點出一個關鍵，也許有時候，「病人不是針對我，他只是很害怕、很不舒服」，如果護生可以看見並了解這一點，或許不會急著要換個案。

換個案表面上看起來是一種挫折後的不得已，但實際上可能沒這麼簡單，我們會做換個案的決定，很大一部分是來自於「我們如何看待個案的拒絕」，個案的拒絕可能有很多種形式，指責護生技術不夠純熟、不想與護生交談、對護生發飆、抱怨治療的不適、拒絕治療等，這些拒絕可能都是「病人面對自己處境的挫折」所反映出來的表象，不一定是病人眞正在拒絕護生，但護生也不一定眞正了解病人眞正的意思，而這些拒絕似乎很容易戳中護生初出茅廬的脆弱，並很快地將個案的拒絕視爲「他拒絕我」，再加上老師傾向保護學生而提出換個案的建議時，對護生來說便可以逃離這種被拒絕的不舒服感，理所當然地朝「既然他不想要我照顧，那我換個案好了」的方向前進。而這次的討論即是停留在「個案的拒絕是否有其他可能？」大家試著在分辨「個案是在生氣什麼？是在氣我嗎？還是在氣治療很不舒服？」J和W在這裡又補充說明，J是秉持caring的理念，不管個案怎麼拒絕，他著重的是「個案需要被人照顧」，所以無論個案出什麼難題，都難不倒他。W則是轉念，給個案一些空間，換句話說，W可以將個案拒絕的對象從自己身上轉移開來，理解拒絕本身只是個案的狀態，並不是針對自己。

這段的同儕討論，Y、Z、J、W四人各提出了自己面對的難搞個案，也可以初步看出，面對困難的個案，有時我們會逃避，但有時候卻可以留下來面對，經由同學的交叉討論，Y和Z對於自己當時換個案的決定似乎有新的看見，表示若可以重來一次，自己會願意再試試看，因爲從J和W的經驗看來，熬過了最艱難的時刻，護生和病人的關係才得以開展。

三、護士的情緒

1. 護士也是人，也有情緒

前面在談論的是，我們如何看見病人拒絕背後的意思是什麼，但W此時轉了個彎，原先站在病人的立場，試著理解病人拒絕背後的意義；現在轉移到護理人員的立場，認爲護理人員沒有義務全盤接收病人的情緒。

W　我們在護理教育過程中，會告訴我們說「要對病人有同理心，病人的憤怒可能不是針對你」，感覺我們要要求自己的心理素質要提升，我覺得我可以同理病人的情緒和行爲，但是我覺得他不是一個可以被合理化的過程，譬如說他的層次已經變到謾罵啊，或是像這種兩小時的鬧罵，我就會覺得那是不合理的，我也會同樣用憤怒、受傷一些情緒去對這個他丟出來的東西做反應。之後進到職場，會不會需要變成心理素質很高，或是TC老師說的：「就把它當作是病人（重音），他就是病人（重音），他就是一個病態行爲，或是他就是在抒發情緒，我們對他冷處理就好。」我沒辦法接受這套說法，我並不覺得被病人罵我難過和我受挫是我心理素質不夠好。

師：心理素質是什麼意思啊？我聽不太懂。

W　感覺我們會被期待說「護理人員就是什麼愛心、耐心、同理心」，這邊對話字裡行間也是可以透露一些訊息是「我們必須自己去消化這些情緒，你可能會憤怒，但其實你可以不用憤怒；或是你可能會覺得挫折，但你可以把他轉換成你進步的力量。」我還滿常讀到這類的東西，感覺我們被期待、被要求的心理素質。但是我覺得我也是人，我可能沒辦法達到那些要求、那種標準。

J　可是我是覺得，**那些東西不一定你要是護理人員，你才要具備這些心理素質。我覺得不管去哪裡工作，有這些心理素質算是對自己是好的。**

W　對，那些心理素質對我們來講是很有幫助的，不會讓我們把病人、家屬、醫師、工作團隊的情緒往心裡去，我覺得對自己來說是好的沒錯。但我想表達的是，我對我自己的心理素質的要求可能沒有那麼高，我可能還是會對這些事生氣，或是會對這些不合理反應、情緒而感到不舒服。

2. 了解病人生氣的對象

X聯想到自己身上，經由案例的提醒，可以試著搞清楚自己到底是如何被病人的情緒牽動。

X　我也常常爲了別人的事情不開心，自己覺得「怎麼會這樣啊？」也會跟別人一直抱怨，別人就會說「那你就不要管啊，你爲什麼要管呢？」我就說「可是我沒辦法不管阿」，我朋友就跟我說：「『哭』這件事情也是只有你能讓你自己哭而已，而不是別人能夠讓你哭。」這個案例後面他就講到**「你要搞清楚，他對你的憤怒是眞的對你嗎？你要搞清楚，爲什麼你也會跟著憤怒？」**如果我們搞不清楚，我們就會覺得「他罵我啊，所以我就什麼什麼」，當你搞清楚之後，你就會覺得好像也沒有什麼必要要生氣。

3. 情緒的累積與爆發

延續前面的話題，護士的情緒經過多重積累似乎會一觸即發，身爲護生，看著已經在線上工作的學姊，是如何看待自己未來的生活呢？

J　我現在是護生，只要照顧好個案，其他什麼都不用管，可是學姊除了照顧個案，還要打紀錄，可能護理長還要叫他做行政，然後病人又罵他的話，我覺得就是一種憤怒的累加，我覺得**病人罵他只是一個爆發點**，但並不是最讓他生氣的事情。

師：所以有一天當你們成爲學姊的時候，你們可能會落入那種情境？

J　有可能，可是如果我以後變成學姊的話，會支持我做下去的就是，**雖然有很多會讓你生氣的事情，可是也有很多讓你有成就感、開心的事情**，我覺得生氣的事情不用那麼地在意他，不然其實做什麼工作都會不開心。

師：自己生氣的時候，**也要弄清楚自己到底對什麼事情生氣，表面上我是對著病人生氣，實際上我是對這個病人嗎？還是我是對我自己什麼東西？**他這裡說「你要探究你自己，你才能看清楚」你們已經活了二十幾年嘛，一定有很多東西，什麼時候是爆發點，我們也都不知道。所以怎麼樣分清楚所謂的探究自己？

4. 不是針對我——能夠分辨病人的情緒對象不是自己

H遇到一個阿公個案，他是大家口中很番的病人，認爲得所有治療都是要害他。但H試著用權衡利弊的方式告訴個案接受治療的好處，與之溝通接受治療可以更快出院，慢慢地，這位阿公開始接受治療。

H　一開始這種碰撞、磨合，後來會覺得他其實是個很可愛的阿公，開始對他有點感情，對他更用心。我是從他還有鼻胃管，照顧到他出院，看著他一天一天愈來愈好，一開始出去散步只能坐輪椅，走不到半圈，到他後來可以自己用拐杖、走完病房一整圈，就會覺得說**他雖然有一些憤怒，可是你就會知道說他其實是對整個治療不滿意，他不是對你自己**。如果你看到病人愈來愈好，會覺得這樣在這邊照顧他是對的，他那些憤怒只是他的發洩。因爲那段病房都是感染病房，學姊會需要一直穿脫隔離衣，很忙，所以他們只會說「如果他再番，你就不要理他就好」。可是只要花時間去告訴他這些醫療是對你好的，陪著他去體驗那些做完醫療

處置後的好處，他就會慢慢接受，回家之後的遵從性也會提高，你就會覺得這樣就夠了。（註3）

註3：解析

正當大家理出一條線，要弄清楚「病人在氣什麼」，而不要只停留在「他是不是針對我？」這樣的討論下來，似乎在透露一種訊息，「我們需要以病人爲主，盡可能去理解他所有行爲背後的意義。」此時，W也提出質疑，「難道護理人員一定要全然包容病人嗎？」護理人員也會有自己的情緒，且當臨床工作忙碌時，情緒時常會積累，某一個病人不斷要求的行爲變成是壓垮駱駝的最後一根稻草，而如何提升護理人員的心理素質，也是值得思考的方向。

然而，因爲臨床工作的繁忙、多種情緒的的累積，護理人員常常覺得自己很苦命，但是J也回應了W，他認爲各行各業都需要有心理素質，不單單是只有護理人員，J把護理專業普同化，讓我們試著不繼續待在同溫層裡取暖，思考在既有的忙碌工作裡，還能多些什麼。

四、對話後的學習

討論進入尾聲，大家分享經過今天的討論後，可能對過去產生新的省思，可能也更知道自己未來的方向。整理如下：

1. 勇敢嘗試

I　之前實習遇到挫折，我覺得我們的老師都很保護學生，所以我會比較偏向逃避的感覺。或是病人情況惡化之後，我就會不敢進去他的病房，經過今天討論之後，**我會比較願意勇敢去試試看**。

2. 與自己對話——先尋求自己內心的答案

C　遇到挫折或不開心的情境的時候，老師跟同學怎麼回應你對你的影響是很大的。如果老師習慣性的告訴你「這邊的家長都很難搞，你就不要理他了」，你就會覺得自己的逃避和遇到困難是理所當然的，不會想要去克服他、處理他。可是如果你遇到的老師跟同學是說「沒關係，你可以去試試看」的話，你就會覺得這好像沒有什麼，會去挑戰看看，可是我覺得這些都是外在的因素在影響你。經過今天的討論，剛剛有說「你要了解你的情緒是來自什麼樣的感受跟感覺」，如果之後實習再次遇到讓我覺得挫折，我覺得應該是**先尋求自己內心的答案**，看能不能自己去鞭策自己，就是**先了解你自己，而不是一直依靠外在對你的幫助**。

Y　我還滿同意前面兩個同學講的，如果我做了什麼，別人給我的回饋是負面的，我就會比較冷漠，不會更深層地去想，也是會有點逃避，等於沒有面對問題。再來就是，當我遇到某些問題，**我不太會在第一時刻自省，我反而會先去尋求幫助**，或是我遇到了什麼情況，期待別人給我一些回饋，我希望以後無論遇到挫折或是憤怒情緒的時候，第一時間應該先想一下「我爲什麼會有這樣的情緒？我下一步要怎麼去做？」

Z　我的感覺跟C有點像，因爲我過去一直都是跟同學或朋友抒發自己挫折的對話當中，來得到我應該要怎麼做，可是在這次的討論當中，遇到挫折之後我應該要想一下要怎麼做，如果嘗試過還是不行的話，再去尋求別的幫助。因爲**過去我覺得我是一個逃避心態的人，遇到挫折的時候不會自己想要怎麼去改善，所以我通常都是透過其他人的建議，再去做自己的改變。我覺得透過今天，會讓我有多一點自己的想法**。

3. 與他人對話——觸發自己新的思考

W　我覺得在跟自己相處的過程中，還是會有一些盲點是自己看不到的。我發現在跟朋友或是家人訴可憐、訴苦的時候，我可以藉由抒發、抱怨這個情緒的時候，藉由這些對話在反思、在療癒自己，可能講一講，我就閉嘴了，因爲比較知道自己該往哪走了。今天的討論有讓我比較知道怎麼去改善，或是去尋求第二意見；或是先冷靜下來，先理性，再把情緒放出來，或許都是不一樣的方法可以嘗試。

J　我覺得我也比較像是在抒發情緒的同時跟自己對話的人，我比較習慣先跟比較親近的人講，從跟他聊天、抒發情緒中，可能從對方講的東西裡面想到一些什麼。如果有不開心的事情，我不希望別人跟我一起抱怨，反而比較希望別人跟我說「加油」之類的。（註4）

註 4：解析

今天團體的話題從「難搞的個案」起頭，J和W分享了陪伴難搞個案度過艱難時刻的經驗，不僅個案發生轉化，團體也發生了轉化。話題開始走向「換個案」的思考，Y和Z也曾有過面對困難個案的經驗，但當時都是以直接換個案做處理，「因爲老師建議我換個案，所以我就換了。」這樣沒有多加思考、將結果歸因於他人的傾向在這次的討論發生了轉變，大家開始試著思考並有意願開發自己新的能力，多想一點，不要急著向他人尋求答案。同學的經驗讓他們看見自己的立場，讓他們看見自己應該要往哪裡去，這是同儕討論最可貴之處。

倫理思量

護理活動最珍貴的地方是能與病人相逢，Zeisel（2009）提出，當一個人與另一人交會時，可以使用以下問題了解自己的經驗（Zeisel, 2009）。

1. 我感覺到什麼？
2. 爲什麼我會這樣感覺？
3. 我現在該對他說些什麼或做些什麼？（有時候得先問對方）
4. 如果我說了或做了我想做的事情，那會對我們的關係造成什麼影響？
5. 對方現在感覺怎麼樣？
6. 他爲什麼是這樣感覺？
7. 在了解他之後，我現在會跟他說些什麼？

上述的問題利於回應「遇到難搞的個案，有解嗎？」、「遇到難搞的個案，要換嗎？」。

1. 遇到難搞的個案，有解嗎？

J和W同樣都感覺到個案的不舒服和拒絕，從病人吐口水、謾罵、抗拒治療、拒絕談話等行爲可以感受到病人的拒絕，當時，J和W可能有些錯愕，也猶豫著要乾脆放棄換一個個案，還是繼續熱臉貼冷屁股、堅持下去。但J的想法是「如果我離開，就沒人關心他了」，不僅這段關係就斷了，病人與外在世界的正向連結也幾乎會變成零，所以J選擇不換個案，因此得以有機會理解病人並不是故意要兇大家的，臨走前J還寫卡片給外勞，讓她可以繼續支持病人，不因自己的離開而讓病人的支持系統斷裂。

2. 遇到難搞的個案，要換嗎？

在聽完J和W的分享，Y和Z回想起自己實習時不被病人父母信任的經驗，當時沒有去感受太多，便直接換個案。但在這次的對話裡，他們被前面的經驗給觸動了，他們當時感覺到被拒絕，也不知道該如何是好，後來因爲老師提出換個案的建議，便直接結束關係，因而停留在Zeisel（2009）的第四個問題，沒有繼續往下深入。但課程的討論讓Y和Z回到當時去思考，他們能夠去思考第五個問題，去思考對方的拒絕背後的感覺可能是什麼，是無力？生氣？還是緊張？而他們之所以會有這些感覺，是否和他們對孩子的狀況感到焦急、不知所措有關？也許他們本來就感到挫折和無力，已經沒有絲毫空間可以讓渡給護生有犯錯或技術不純熟的機會，所以心中複雜的情緒很容易受外界點燃而一觸即發？在試想過這些後，Y和Z提出不同的選擇－留下來繼續照顧個案，這是非常難能可貴的，因爲這是討論後他們自己的領悟，並非教條式的規定他們要繼續留下來。外在動機難以長久，唯有觸發內在動機，才能讓護生將經驗內化，產生不一樣的自我抉擇。

參考文獻

Zeisel, E. M. (2009). Affect education and the development of the interpersonal ego in modern group psychoanalysis. *International Journal of Group Psychotherapy*, 59(3), 421-432.

跋

《倫理手藝：照護者的情感與行動》，這本書的誕生，是源自現象學的學習、心理學的涉入、以及護理照護活動的省察。書名的擬定，經過反覆思考，最初是以《人性化照護的倫理實踐》，想要呼應著本書對情境自我、情緒工作、照護立場等人性情懷與人文關懷的闡述。然而倫理實踐一詞，偏重於專業行動的結果，無法呈現倫理生發的過程，尤其照護倫理更是由親手的實境互動而生，不僅是技術，也是心的鍛鍊，是修行。

余德慧等學者曾以「手藝」說明倫理療癒（遇），道出一種照護倫理不是由規範而是需要經由鍛鍊而生的身體功夫，是人自然本性的彰顯；而技術一詞，偏向於預先設計或制訂而強行置入，無法表達出一種由內而生且因人而異的藝術性，因此書名以「倫理手藝」取代「倫理技術」。

現象學家列維納斯，指出人的生存處境是「無法逃避對他者的責任」。照護者處於爲他人苦而苦的境地，唯有透過不去逃避對他人的責任，認眞面對被他人病痛引發自身操煩之悲憫心，才能讓自己活得更踏實，擁有像個人活著的存在感。因此，悲憫，不僅是相應於他者，也需要相應於自身。對應自身的自我善待或自我疼惜（self-compassion），不是自私自利，而是在他人苦而苦的境地，省察自身、鍛鍊自己，以至於己立立人，幫助自己也幫助別人。

倫理手藝，關注的是照護者的情感與在照護情境中的行動反思。當我們談論照護立場時，通常著重於如何照護他人，卻忽略執行照護行動的主體，意即照護者自身。實際上，照護者自身的處境，深切影響照護品質。如果，照護者善用天賦的自主性良知，在照護行動中自我發現、自我引導，並產生喜悅與樂趣、發現意義。那麼，照護行動，不僅改善他人生活品質，也能激發自己的成長，奠定出生命的崇高感，展現助人爲快樂之本的意涵。

國家圖書館出版品預行編目資料

倫理手藝：照護者的情感與行動／蔣欣欣著.
——初版.——臺北市：五南，2019.04
面；　公分
ISBN 978-957-763-360-6（平裝）

1.護理倫理

419.61619　　108004592

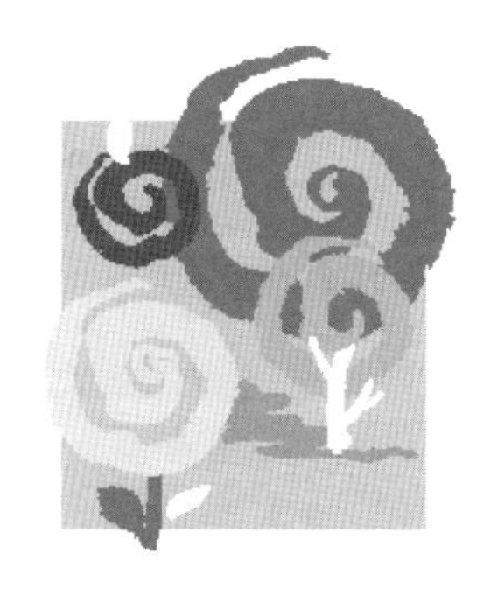

5KB3

倫理手藝：照護者的情感與行動

作　　者— 蔣欣欣（511.1）
發 行 人— 楊榮川
總 經 理— 楊士清
副總編輯— 王俐文
責任編輯— 金明芬
封面設計— 王麗娟
出 版 者— 五南圖書出版股份有限公司
地　　址：106臺北市大安區和平東路二段339號4樓
電　　話：(02)2705-5066　　傳　　真：(02)2706-6100
網　　址：http://www.wunan.com.tw
電子郵件：wunan@wunan.com.tw
劃撥帳號：01068953
戶　　名：五南圖書出版股份有限公司
法律顧問：林勝安律師事務所　林勝安律師
出版日期：2019年4月初版一刷
定　　價：新臺幣450元

蔣欣欣

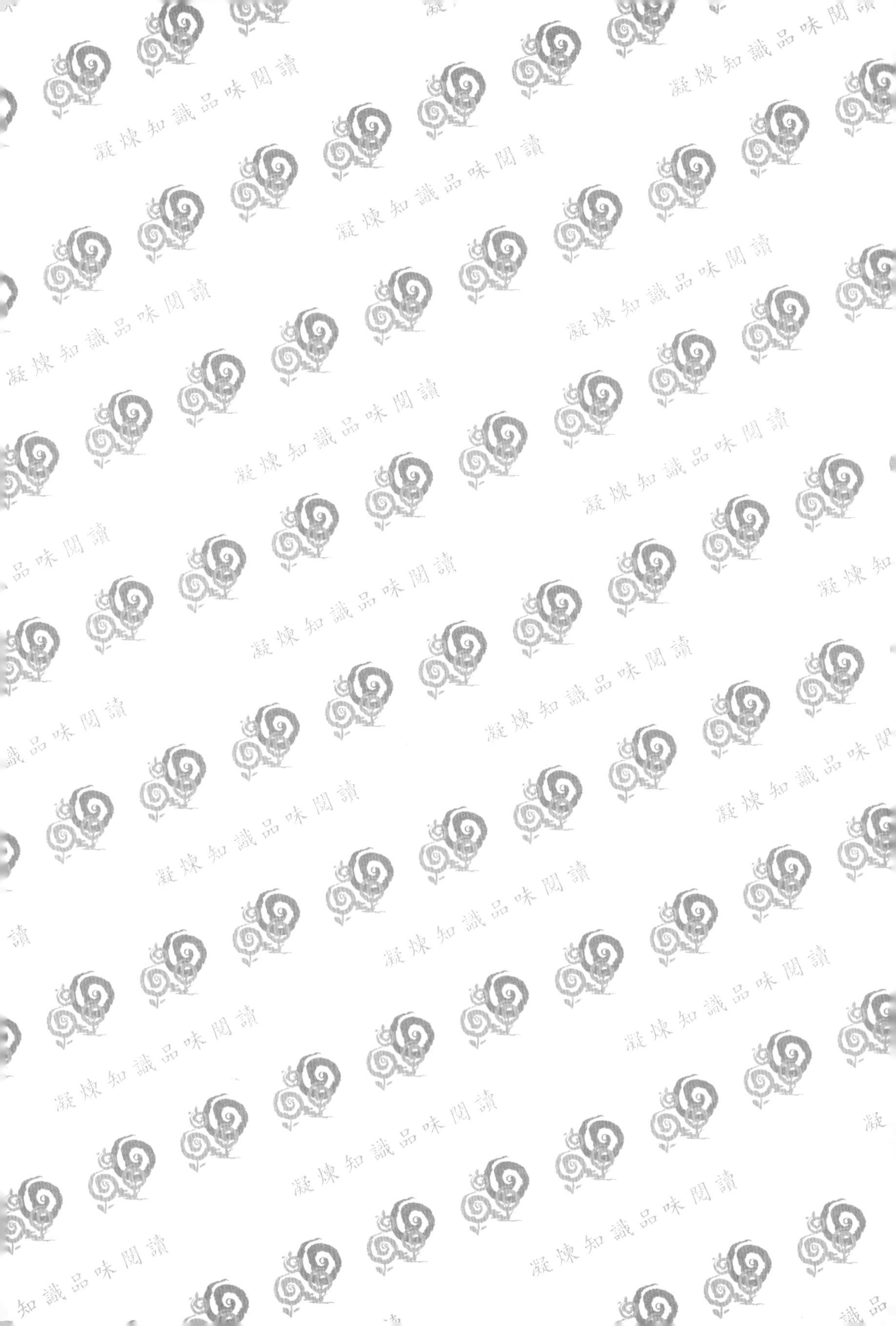

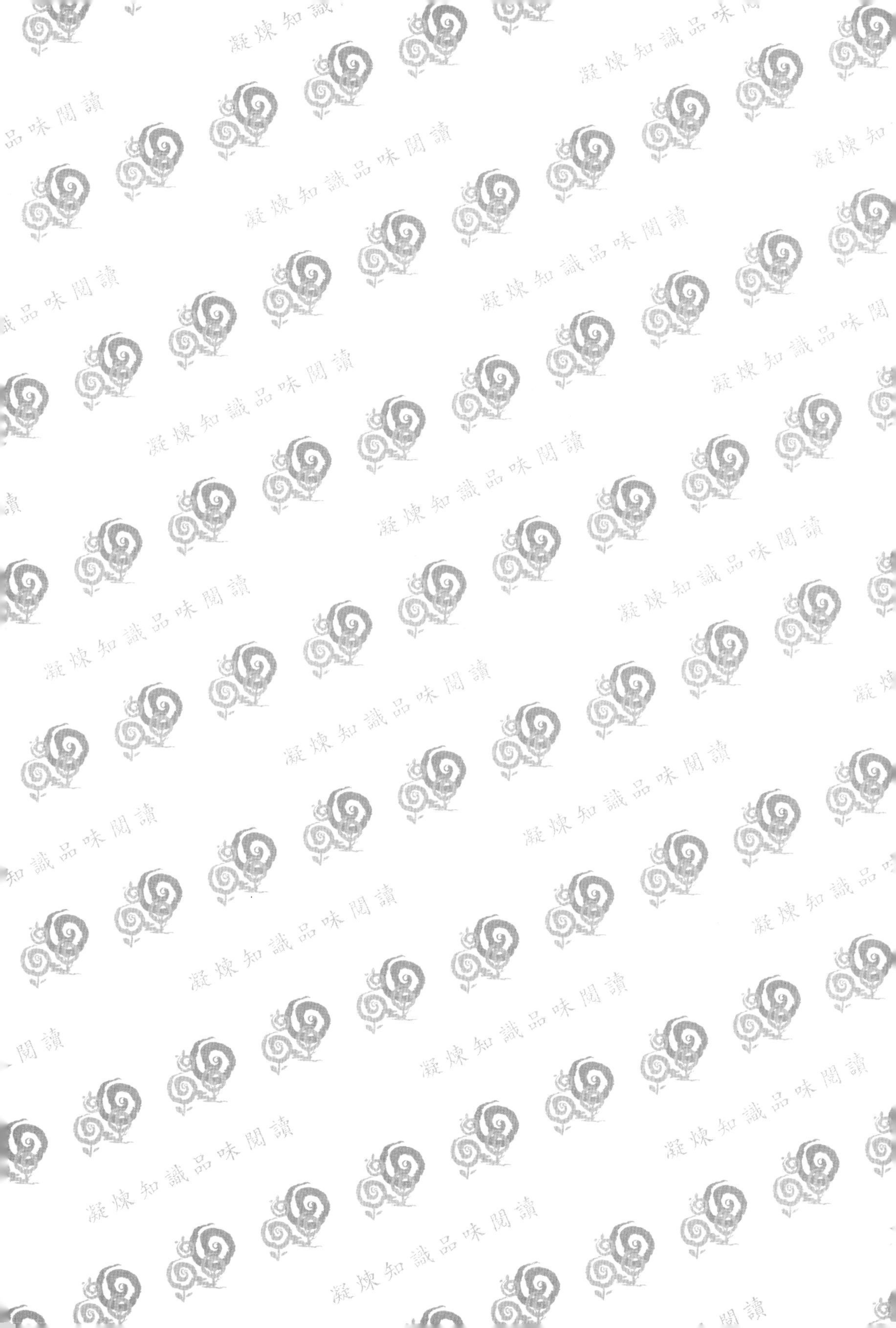